OBSERVATIONS CLINIQUES

SUR

LES DIFFORMITÉS

DE LA TAILLE

ET DES MEMBRES.

Montpellier, Imprimerie de Jean MARTEL le Jeune.

OBSERVATIONS CLINIQUES

SUR LES

DIFFORMITÉS

DE LA TAILLE

ET DES MEMBRES,

AVEC LA DESCRIPTION ANATOMIQUE DE CHACUNE DE CES MALADIES, L'ÉTUDE DE LEURS CAUSES, ET L'EXPOSÉ DES MOYENS PROPRES A LES COMBATTRE OU LES PRÉVENIR, AINSI QUE DE CEUX QUE L'EXPÉRIENCE ET LE RAISONNEMENT ONT FAIT RECONNAITRE DANGEREUX OU ILLUSOIRES;

Accompagnées

D'un Atlas in-4.° de soixante planches lithographiées avec soin;

PAR

LE PROFESSEUR DELPECH,

Fondateur de l'Établissement Orthomorphique de Montpellier;

et

LE D.ʳ TRINQUIER,

Directeur de ce même Établissement.

OUVRAGE ORNÉ DU PORTRAIT DU PROF. DELPECH.

———————⋄———————

PARIS.

DEVILLE-CAVELLIN, Libraire, successeur de GABON, rue de l'École de Médecine, n.° 10.

MONTPELLIER.

L. CASTEL, Libraire-éditeur, successeur de GABON, Grand'rue, n.° 29.

1833.

AVIS.

Cet ouvrage, composé en 1831, allait être livré à l'impression, lorsque un assassinat vint terminer la carrière de son principal auteur. J'ai dû mettre à exécution ce qui avait été projeté par M. Delpech et moi. D'un côté, c'est un désir de mon maître que j'accomplis religieusement; d'autre part, ce sont des observations rigoureuses faites dans l'intérêt des infortunés malades par difformités, et d'une Science dont les applications peuvent, sinon effacer des vices de conformation devenus incurables par l'incurie des parens ou des gens de l'art, du moins arrêter leurs progrès, éviter leur influence trop souvent nuisible sur les organes principaux de l'économie, enfin les prévenir. Devais-je les laisser ignorées? Un autre motif se joint aux précédens. Demeurant chargé de la direction de l'Établissement que j'administrais sous M. Delpech, de nouveaux faits se sont accumulés dans mes cartons, de nouvelles combinaisons dans les moyens mécaniques ou autres ont dû être faites pour des cas spéciaux ou inconnus. Ils seront publiés plus tard. La différence d'époque entre les uns et les autres pouvant en apporter dans leur explication, je n'ai pas voulu les confondre en soumettant de force ces derniers à la théorie de ce livre, ou en remaniant les principes de cette même théorie, si les progrès de l'art l'exigaient.

On lira dans cet ouvrage toutes les idées chirurgicales du Prof^r Delpech; la rédaction générale lui appartient. Mais soixante observations prises dans son Établissement ou dehors, les recherches d'opinions étrangères ont été faites par moi, ainsi que tous les dessins qui, s'ils ne manifestent entièrement un artiste, prouveront tous les efforts que j'ai faits pour saisir tous les mouvemens insolites d'un torse déformé, et pour les rendre exactement.

Montpellier, le premier janvier 1833.

V.^r TRINQUIER.

AVANT-PROPOS.

Des efforts nombreux ont été tentés en Europe dans l'intention d'arrêter les progrès des difformités auxquelles le squelette humain est exposé, ou même de les effacer entièrement. Les ouvrages publiés en France sur cette matière, et l'attention qu'y a portée l'Académie des Sciences, prouvent l'empressement avec lequel les Médecins Français désirent voir réunir ces efforts vers un but honorable, et les faire profiter à l'humanité. C'était trop long-temps abandonner à d'ignorans et dangereux empiriques une question importante, mais neuve et difficile, et il était urgent de la revendiquer en faveur de la Médecine, qui ne peut manquer d'en rendre les applications utiles, si elle y apporte les lumières de l'étude et de l'expérience.

Ce même sentiment et la provocation qu'il dicta, firent éclore en Angleterre, il y a plusieurs années, des ouvrages intéressans, dans lesquels on peut puiser des matériaux utiles, au milieu d'un grand nombre d'erreurs.

Traiter une pareille question aujourd'hui, ne peut être que le partage d'un praticien qui a sous son observation continuelle une maison destinée au traitement des difformités. Mais, quel est celui qui peut avoir tout vu ? Le sujet est neuf et vaste : la Science ne possède encore que peu de traditions, et l'on ne peut se défendre de quelque défiance en prenant des faits dans les travaux déjà publiés ; car, dans une question peu familière à chacun, l'observation est difficile ; d'ailleurs il est impossible que tout ait été examiné avec l'attention nécessaire pour mettre chaque chose à sa place. Il arrivera donc que les faits ne concorderont pas encore, que les théories, s'il en est de proposées, ne présenteront pas une série d'idées et de propositions, enfin qu'il y aura des lacunes. Peut-être aussi telle proposition bien fondée aujourd'hui en apparence, ne tardera pas à être ébranlée par des faits nouveaux ou mieux appréciés.

Se livrer à des recherches avec la réserve que doit inspirer un tel état de la science, n'être affirmatif qu'autant qu'on aura pu vérifier sur soi-même les faits énoncés par les autres, et ne produire ses observations propres qu'autant qu'elles auront été répétées suffisamment, sont les seuls moyens d'éviter l'erreur et de faire avancer la science. Nous les avons employés : puissent-ils être appréciés dignement, et effacer l'incrédulité ou l'indifférence des personnes qui n'ont pas foi aux progrès d'un art si utile et si long-temps négligé.

Le plan de ce travail est simple : la description anatomique des difformités d'abord ; leurs causes, leur influence sur les fonctions de l'économie ensuite ; enfin le traitement général et particulier pour chacun des cas, auquel on a joint l'examen critique des procédés et machines employés jusqu'à ce jour. Les dessins faits avec le plus grand soin par l'un des auteurs, et de l'exactitude desquels on peut se convaincre en visitant les modèles en plâtre qui ornent le Musée de l'Établissement, attestent les nombreux succès obtenus et les grandes variétés qu'offrent ces maladies, soit dans leurs symptômes, soit dans leurs effets.

OBSERVATIONS CLINIQUES

SUR

LES DIFFORMITÉS

DE LA TAILLE

ET DES MEMBRES.

CHAPITRE PREMIER.

DESCRIPTION *générale et anatomique des principales difformités qui peuvent affecter la colonne vertébrale, le thorax, le bassin et les membres.*

ARTICLE PREMIER.

QUE faut-il appeler difformité ? Les anatomistes notent la symétrie des formes humaines ; les artistes en admirent la beauté. On se ferait cependant une idée bien fausse du véritable état des choses, si l'on regardait comme bien fondées les préventions admises sur ce point. Il est vrai que les deux côtés du corps

humain sont *faits sur le même modèle ;*
mais , l'exacte symétrie est très-rare et n'a
peut-être jamais existé. Ce fait est important
à bien connaître , afin de ne pas risquer de
prendre pour des conditions morbides, ce qui
n'est que le résultat d'anomalies tellement
communes, qu'elles pourraient presque passer
pour la norme.

Il est facile , en comparant deux membres
parallèles , de s'assurer qu'ils ne sont presque
jamais de la même longueur ni du même volume. Il faut, dans cette vérification , prendre
pour repaires des saillies osseuses apparte-
tenant au même os , autant qu'il se peut ; par
exemple , le sommet de l'apophyse olécrâne
du cubitus et l'apophyse carpienne du même
os appelée styloïde ; ou bien, des saillies très-
voisines , appartenant à des os solidement
articulés et pris dans une attitude détournée ,
comme l'extrémité scapulaire de la clavicule
et le sommet de l'apophyse olécrâne , le corps
étant debout, le bras fixé contre le tronc, et
l'avant-bras fléchi à angle droit et appuyé sur
l'épigastre ; comme aussi le sommet du grand
trochanter et la tête du péronée ; ou bien, le
sommet de la malléole externe , le corps étant
couché horizontalement. En comparant sur

les deux côtés d'un même sujet, la distance des divers points saillans et essentiellement fixes, on peut apprécier très-exactement la longueur de l'ensemble d'un membre, celle de son parallèle, et celles de ses diverses parties. Cette opération facile, appliquée à un grand nombre d'individus de divers âges, prouvera aisément qu'il est presque sans exemple que deux membres pectoraux, deux membres pelviens, soient précisément de la même longueur; qu'il y a même souvent d'assez notables différences.

Il faut tenir compte, à cet égard, d'une circonstance assez curieuse, fort peu connue et qui se recommande à l'attention des embriogénistes. Dans quelques cas, l'ensemble d'un membre est assez exactement de la même longueur que son parallèle; mais, si l'on en compare les détails, on les trouve dissemblables, quoique d'ailleurs les différences ne se correspondent pas dans les mêmes parties. Ainsi, par exemple, le bras droit, l'avant-bras gauche, le carpe et le métacarpe droit, les doigts gauches sont plus grands; et le désavantage des parties intercallaires est tel qu'il en résulte un balancement parfait, et que l'ensemble présente une longueur exactement égale des deux côtés. Il n'en est pas toujours ainsi ; mais, cette disposition est assez fréquente pour devoir être tenue en compte et ne pas se laisser induire en erreur.

Si l'on compare des mesures de circonférence, on s'assurera également que le volume subit des variations tout aussi étendues, mais qu'elles ne marchent pas toujours d'accord avec celles de la longueur, quoique telle soit ordinairement la règle commune. Le corps étant debout sur un plan horizontal, et considéré par la région antérieure ou par la postérieure, que l'on compare la distance qui sépare la ligne médiane et les contours latéraux, on s'apercevra facilement que, dans la plupart des cas, cette distance n'est pas la même des deux côtés. Cette remarque fournie par la région du thorax, permet de supposer que les côtes ne sont pas de la même longueur des deux côtés ; et, par la région abdominale, que les deux os coxaux n'ont pas la même étendue antéro-postérieure. En effet, que l'on prenne des mesures, soit directes par un compas, qui représentent la corde de l'arc que ces os forment ; soit par un fil, et en suivant les contours, ce qui

(5)

donne l'étendue véritable, et l'on verra confirmer la première donnée.

Si l'on considère une tête par devant, c'est-
à-dire, par l'ovale facial, et que l'on prolonge
idéalement les lignes verticales et horizon-
tales sur lesquelles les artistes distribuent les
traits de cette partie; de même encore, si
l'on interpose entre l'œil et l'objet considéré
un cadre chargé de fils formant des carrés,
comme on les emploie pour réduire un tableau, on obtiendra la preuve facile et démonstrative que les traits de la face ne sont
comparables entre eux, d'un côté à l'autre,
ni par leurs formes, ni par leurs dimensions,
ni surtout par leur situation. Il est bien clairement démontré par cette opération, que l'un
des côtés de la face est plus petit que l'autre;
et que, dans un même côté de cette région,
il y a des dissemblances entre ses diverses
parties, comme nous en avons fait remarquer tout à l'heure entre les diverses parties
d'un même membre.

Si l'on se place derrière un homme assis, en
sorte que le regard plane au-dessus de l'ovale
crânien de la tête, on sera frappé aussitôt de
ce que les bosses frontales, les arcades sour-
cilières, l'angle externe du coronal ne font

pas la même saillie des deux côtés. Ces parties saillantes de l'un des côtés du front avançant moins que celles du côté opposé, le côté déprimé est ordinairement celui des deux qui a le moins d'étendue à la face ; et, en même temps, on trouvera que, dans la région occipitale, des phénomènes inverses se font remarquer : du côté de la bosse frontale déprimée, la bosse occipitale est en saillie ; du côté de la bosse frontale proéminente, la bosse occipitale est déprimée. Mais, ce balancement est rarement tel qu'il en résulte une compensation complète ; presque toujours un des côtés du crâne est plus petit ; le plus souvent c'est celui qui correspond à la bosse coronale déprimée, et de ce même côté on peut remarquer une dépression de la bosse pariétale. On croirait, après un examen attentif des parties, qu'un effort antérieur a donné une impulsion contraire aux hémisphères du cerveau ; qu'ils ont été poussés, l'un en devant et l'autre en arrière ; et que, en même temps, celui qui a été déplacé dans ce dernier sens, a été gêné dans son développement.

Nous citons à dessein cette dernière défectuosité, parce qu'elle peut être remarquée par un coup-d'œil attentif, et que cette observation facile peut conduire à chercher et à trouver les autres, dans les cas où ces dernières sont importantes à connaître. En effet, les défectuosités de la construction du squelette peuvent entrer, pour leur part, dans la production des difformités, comme causes occasionelles : les constater n'est donc pas seulement un objet de curiosité purement physiologique ; la chose peut aussi intéresser le diagnostic et l'étiologie d'un état morbide.

ARTICLE DEUXIÈME.

Description générale et anatomique des difformités de l'épine.

§. I.ᵉʳ *État normal de l'épine.*

DANS le fœtus, la colonne vertébrale décrit une courbe uniforme, un arc de cercle auquel toutes les parties prennent une part à peu près égale : résultat de l'attitude dans laquelle se développent les embryons de toutes les espèces ; et, d'après la loi générale, chez les vertébrés, les crustacés, les mollusques, etc., l'embryon est courbé vers le côté où naissent les instrumens de la circulation, comme pour les emboîter et les protéger.

Après la naissance, lorsque la déambulation établit de nouveaux rapports, la colonne vertébrale, dans les animaux qui en sont pourvus, se conforme à cette nouvelle utilité. Chez l'espèce humaine, lorsque les muscles sont devenus assez puissans pour soutenir le squelette dans l'attitude droite qui lui est destinée, les besoins d'une égale répartition de poids autour d'une ligne perpendiculaire et axuelle, déterminent des inflexions en harmonie avec eux-mêmes.

Si l'épine de l'homme passait par le milieu de toutes les parties de son corps, elle n'aurait pas besoin d'incurvations. Il en serait de même, si le corps humain était destiné à vivre le plus souvent étendu horizontalement et obliquement dans un milieu liquide ou fluide, comme les poissons où les oiseaux, dans lesquels, en effet, la totalité ou la plus grande partie de l'épine est droite (1). Mais,

(1) Nous estimons ici ces diverses parties de l'épine, plus par leur importance de relation et de fonctions, que par leur étendue. Dans les oiseaux, la région cervicale n'est pas droite, n'a pas même de direction déterminée ; mais les régions dorsale, lombaire, pelvienne et caudale sont droites, et leurs rapports sont là des plus variés et des plus importans.

la densité et le volume du corps, l'attitude bipède, le besoin de reposer alternativement tout le poids sur un seul membre, la liberté du cœur, des artères, des poumons, des bronches, des organes digestifs, etc., entraînent la nécessité de déviations, lesquelles rapprochent le point d'appui commun du centre, autant que le permet la nature des parties qui occupent nécessairement ce dernier, et qui rejettent ce même point d'appui hors de ce même centre, toutes les fois que l'exercice des fonctions viscérales est incompatible avec l'accomplissement de la plus simple des lois de l'équilibre.

L'incurvation antérieure de l'extrémité spinale des côtes est sensiblement destinée à porter l'épine aussi près qu'il se peut vers le point central du thorax, en accordant aux poumons tout l'espace libre nécessaire, et en fournissant au cœur, à l'artère aorte, aux bronches, un point d'appui dont la solidité est garantie par le moins de mobilité possible entre les vertèbres dorsales. Ainsi, dans cette région importante, la participation de la colonne vertébrale et de la portion correspondante du coffre thoracique, à la formation d'une base solide pour l'édifice total, est accomplie par sa déviation en arrière et l'immobilité presque complète des vertèbres correspondantes.

En outre, vers les trois pièces de cette même région qui suivent la quatrième, il se fait une légère déviation à droite, dont le sinus tourné à gauche emboîte la crosse de l'aorte, et qui correspond trop constamment à ce même vaisseau pour n'être pas déterminé par lui.

A la région lombaire, l'épine jouit d'une mobilité moins remarquable qu'à la région cervicale ; dans les deux, elle sert, par rapport au point de vue dont il s'agit ici, à reporter facilement le poids vers le point central. Dès-lors, on conçoit pourquoi cette mobilité est moindre en bas, où la plus petite inclinaison suffit quelquefois pour opérer de grands déversemens dans le haut. Mais, dans l'une et l'autre région, la mobilité n'est pas telle que le point de repos ne donne une attitude fixe ou à peu près, avec liberté de dévier la tête et avec elle les vertèbres cervicales ; cependant, la mobilité de ces dernières n'a rien de comparable à l'encolure des quadrupèdes, ni surtout au cou prolongé des oiseaux. Et pour celle des lombes , si on la vérifie sur le cadavre, on voit bientôt qu'il ne faut pas moins que les muscles puissans du tronc, pour mettre en jeu le mouvement réciproque des vertèbres de cette partie de la colonne. Enfin , dans les deux ; celle du cou et celle des lombes , l'état de repos est une inflexion prononcée dont la concavité est dirigée en arrière.

Lorsque les deux membres inférieurs ont une différence notable de longueur , le bassin n'est pas établi horizontalement sur le sommet des deux fémurs ; il s'ensuit que l'épine ne s'élevant pas perpendiculairement sur cette base commune , le fardeau serait jeté du côté du membre le plus court , si quelque artifice ne rétablissait l'équilibre. Une flexion légère du membre trop long , en permettant un léger surbaissement au point latéral correspondant du bassin , rétablit l'horizontalité de ce dernier et la verticalité de l'épine. Cependant , comme une attitude gênante ne peut être que passagère , celle-ci , en cessant , établit une autre nécessité. Les muscles des gouttières vertébrales agissent alors avec assez de force pour incurver les vertèbres du côté du membre le plus long , en leur faisant former une courbe prolongée, à laquelle toutes ou la

plupart participent. Le but de cette incurvation est de masquer la disproportion en
longueur des deux membres et de rétablir
l'équilibre perdu. Mais, si l'on étend le sujet à
examiner sur un plan horizontal et dur, on
voit disparaître alors toute incurvation, et la
différence de la longueur des deux membres
devient évidente.

Il était important de connaître ces dispositions natives de l'épine ; elles étaient nécessaires pour ne pas se méprendre sur le véritable état de cette partie dans les conditions
normales et leurs variétés, et pour apprécier
exactement les changemens qu'un état morbide peut y apporter.

§. II. *Mobilité insolite de l'épine.*

LA colonne vertébrale ne doit jouir, dans
l'état normal, que de mouvemens dans lesquels les fibro-cartilages inter-vertébraux cèdent à la manière d'un ressort, c'est-à-dire,
en résistant et se restituant aussitôt que l'action motrice a cessé.

Il est un état de l'épine peu connu encore,
et dont la seule description, très-imparfaite,
a été donnée par *Shaw* (1) et par *Ward* (2).

(1) *On curvature of the spine.*
(2) *On the descases of the spine.*

qui en ont fait un mode général de difformités imminentes, mais qui n'y ont pas reconnu une catégorie distincte parmi celles
qui altèrent les formes de la colonne. Dans
les cas de cette espèce, qu'il faut considérer
séparément et qu'il est important d'étudier,
parce qu'ils tiennent une grande place dans
la pratique, tous les ligamens des articulations de l'épine, dans sa totalité ou dans quelques-unes de ses parties, sont ramollis, alongés ; en sorte que la pression exercée sur les
apophyses épineuses des vertèbres, les fait
marcher l'une après l'autre horizontalement.
Ce mouvement n'est pas toujours appréciable
dans l'os déplacé lui-même. Mais alors, si le
sujet est debout, il éprouve une commotion
soudaine, qui fait fléchir tout à coup involontairement les membres inférieurs, et qui
ferait choir le corps, si l'on ne prenait quelque précaution ; et, si le sujet est couché, il
en résulte une douleur qui retentit en avant,
au point parallèle du tronc.

Avant que cet état ait été annoncé par la
difficulté, ou même l'impossibilité de rester
debout ou assis, il est facile à soupçonner par
la nécessité où sont les malades de rester couchés continuellement, ou de se tenir dans un

fauteuil avec des précautions particulières , quoiqu'ils jouissent d'ailleurs d'une bonne santé, que leurs fonctions s'exécutent régu- lièrement, que tous les membres soient dis- pos, et qu'il ne paraisse aucune difformité dans l'épine.

Tantôt, les malades éprouvent du froid passager ou permanent, du fourmillement, de l'engourdissement , des secousses convulsives dans les membres inférieurs; de l'engourdis- sement ou des crampes dans les supérieurs : tantôt , cette mobilité insolite des vertèbres est accompagnée d'accès d'hystérie , que les recherches aggravent ou multiplient.

Cet état peut être le prélude, , surtout chez les très-jeunes enfans , de la formation de dif- formités qui , toujours alors , deviennent fort grandes et variées ; mais , dans d'autres cas connus , comme il arrive souvent chez les adultes, les déformations ne s'accomplissent pas , le relâchement des articulations verté- brales se maintient avec tous les accidens qui l'accompagnent , et cette triste existence peut se prolonger long-temps. Si l'on place le ma- lade debout ou assis , et que l'on contemple ainsi la colonne vertébrale par la région pos- térieure , on peut la croire affectée de diffor-

mités nombreuses et avancées ; mais , si l'on
étend ensuite le corps horizontalement sur
la face antérieure et sur un plan dur , on voit
disparaître toutes les inflexions , surtout si
l'on pratique sur l'épine le moindre degré de
traction par la tête ou par les membres : on
voit alors clairement que les apparences précédentes n'étaient que le résultat du poids des
parties supérieures et de l'infirmité des organes destinés à le soutenir.

OBSERVATION PREMIÈRE.

Une femme délicate , mariée depuis quinze
ans , et n'ayant pas eu d'enfans , éprouva
d'abord des douleurs à la région lombaire ,
qui devinrent fort intenses et que rien ne
calma. Après diverses conjectures que rien ne
justifia, touchant la part que les viscères abdominaux , notamment l'utérus et les reins ,
auraient pu prendre dans cette singulière affection , on vit survenir des mouvemens convulsifs dans les membres inférieurs , qui portèrent l'attention vers l'épine. La maladie s'ag-
grava pendant l'année qui suivit ; et , lorsque
nous fûmes appelés à prendre connaissance de
l'état des choses , il fut aisé de reconnaître que
toutes les articulations des vertèbres étaient

relâchées. La mobilité était fort évidente aux lombes où la maladie avait commencé. Cette partie de l'épine prenait toutes les inflexions qu'on lui donnait ; on pouvait à volonté lui faire former une saillie en devant ou en arrière, ou même sur les côtés, quoique ces dernières fussent un peu moins libres. Les articulations de la région dorsale avaient perdu une grande partie de leur solidité ; mais elles étaient soutenues par les côtes. La région cervicale présentait le commencement du même état : il y avait de la crépitation, trop de liberté dans les mouvemens, qui prenaient quelquefois une extension énorme. Tant que la malade était étendue sur un lit dur, elle ne souffrait que peu ; mais, si elle exécutait un mouvement, si on la transportait dans un fauteuil, si on la plaçait debout en l'y soutenant, les douleurs se faisaient sentir de nouveau, surtout dans les points les plus mobiles : alors aussi les membres inférieurs éprouvaient des crampes, des saccades convulsives, que les membres supérieurs partageaient bientôt. Les uns et les autres étaient habituellement froids et difficiles à rechauffer. Les muscles du tronc et ceux des membres inférieurs étaient *fondus* et remarquables,

sous ce rapport, au milieu de la maigreur générale de tout le corps. Nous avons revu cette
femme deux ans et puis quatre ans plus tard,
l'état de l'épine ne s'est pas amélioré ; il est
même survenu un relâchement semblable
des ligamens de l'articulation fémorale , de
celles des genoux des deux côtés , et même de
celles du bassin. Nous mentionnerons de nouveau ce fait , à propos de la thérapeutique.

OBSERVATION II.

UNE demoiselle, âgée de 18 ans , née dans
un pays froid et humide , de parens peu développés et presque tous entachés de scro-
fules , éprouva, à l'époque de l'établissement
des fonctions utérines, à l'âge de 13 ans , des
douleurs à la région lombaire, qui se propa-
gèrent lentement à tout le reste de l'épine
jusqu'à la nuque. La marche devint incer-
taine , mal assurée , pénible ; il survint des
accès d'hystérie , et la menstruation éprouva
enfin quelques anomalies. Plus tard , il survint
un affaiblissement très-marqué des quatre
membres , qui, dans certains momens , allait
presque jusqu'à la paralysie.

Lorsque nous pûmes examiner la malade ,
nous la trouvâmes dans l'état suivant. Elle ne

2

pouvait garder d'autre attitude que celle d'être
étendue sur un lit ; il était pénible de soulever
les membres et surtout de les soutenir ; il y
avait de crampes habituelles , des fourmillemens , qui traçaient le cours des principaux
nerfs ; ces mêmes membres, particulièrement
les inférieurs , étaient habituellement froids ;
plusieurs fois dans la journée , et même dans
la nuit, il survenait des accès d'hystérie, dans
lesquels il y avait mutisme , roideur des membres et du tronc ; quelquefois des convulsions
et des cris inarticulés , mais jamais perte des
sens. Un vomissement très-fréquent rendait
la nutrition fort difficile. Il y avait des douleurs dans la région inter-scapulaire et dans la
lombaire de l'épine ; mais il n'y avait pas la
moindre difformité. En plaçant la malade en
pronation , la pression perpendiculaire de
chaque apophyse épineuse séparée, produisait
un déplacement de chacun de ces os , qui se
laissaient déprimer et se restituaient aussitôt.
Chacun de ces déplacemens était suivi d'une
sensation , au moins incommode et quelquefois douloureuse, dans le point pressé et dans
le point correspondant de la région antérieure.
Le point le plus sensible répondait aux cinquième , sixième, septième , huitième et neu-

vième vertèbres dorsales. Cependant, aucune d'elles n'était déplacée et ne formait la moindre difformité ; elles étaient plus mobiles que les autres, mais elles se restituaient aussitôt que la pression cessait. Lorsque cette dernière était portée à son *maximum*, il en résultait un tiraillement des membres inférieurs. Si l'on plaçait la malade assise, la tête ne pouvait se soutenir droite ; il fallait fournir un point d'appui, pour l'empêcher de tomber involontairement en devant, ou en arrière, ou sur les côtés. Toutes ces recherches étaient très-fatigantes et provoquaient un accès d'hystérie, pour peu qu'elles fussent prolongées. Le pouls était naturel et n'éprouvait que rarement un peu de fréquence. Les viscères abdominaux étaient indolens ; seulement les gaz intestinaux se déplaçaient parfois avec bruit. La respiration était souvent un peu courte, surtout après les recherches de l'épine ou aux approches des accès d'hystérie. Les vomissemens augmentaient ordinairement en même temps ; lorsque les alimens n'étaient pas rejetés, ils étaient facilement digérés.

OBSERVATION III.

En 1826, on nous montra, dans une ville opulente, une jeune demoiselle, âgée de 9 ans, d'une constitution débile, née de parens chargés de graisse molle et étiolés, laquelle n'avait aucune force et se refusait aux exercices de son âge. Elle était habituellement couchée ou appuyée sur les genoux de sa mère. Si elle marchait, elle s'entravait avec ses propres pieds; elle serait tombée très-fréquemment, si l'on n'avait eu le soin de ne pas la perdre de vue et de la tenir presque constamment par une main. Ses fonctions se faisaient assez bien, excepté la digestion qui était lente et la défécation irrégulière. La région de l'épine, lorsque l'enfant était appuyée vers la face, formait une courbe légère et uniforme en devant; mais, si on la couchait en pronation, l'épine paraissait parfaitement droite. L'enfant étant debout et marchant, l'épine paraissait prendre diverses inflexions qu'elle perdait aussitôt. La pression exercée horizontalement sur les vertèbres dorsales, surtout les moyennes, les déplaçait sensiblement, et, en cessant, permettait une lente restitution; mais, cette même pression, quand elle était suffisante , faisait manquer tout à coup les deux jambes , de manière à causer une chute : les bras n'éprouvaient pas d'affaiblissement. Il y avait des douleurs habituelles à la tête , quelques vertiges et quelques légers épistaxis. Il n'y avait pas eu d'accident auquel on pût rapporter ce relâchement des articulations vertébrales.

OBSERVATION IV.

Un homme, âgé de 24 ans , doué d'une bonne constitution , très-actif , grand et proportionné , dans une course à cheval et en franchissant un fossé assez large , éprouva une violente secousse dans le bas de la région lombaire. Peu de temps après , il traversa , avec son cheval , une pièce d'eau très-froide et fut mouillé jusqu'au niveau de l'ombilic. Des douleurs très-vives aux lombes et la paralysie des membres inférieurs furent les suites immédiates de ce double accident , auquel on opposa d'abord des ventouses sanglantes , et , peu de jours après , deux moxas. Il survint des crampes douloureuses , de la fièvre, que les bains tièdes calmèrent. La sensibilité du membre se rétablit , les mouvemens et les forces reparurent ; mais bien moins complétement. Les facultés viriles éprouvèrent un très-grand décroissement, et le volume des testicules diminua. Des eaux minérales très-variées produisirent des effets bien inégaux: une fois, le malade fut presque entièrement délivré de ses incommodités, par l'usage des bains de mer ; une autre fois, à la suite de celui d'eaux thermales hydro-sulfureuses. Lorsque nous le vîmes, les membres inférieurs avaient perdu par l'atrophie une partie de leurs muscles ; les forces y étaient suffisantes pour la marche, mais non pas sans précaution. A un certain point de la flexion du genou et de la cuisse, pour les détacher du sol, il y avait une tension douloureuse dans les lombes, qui faisait cesser tout à coup la contraction des muscles, en sorte que le malade était obligé de marcher à très-petit pas pour éviter les chutes. En examinant de près les circonstances de ces phénomènes, on s'apercevait que les vertèbres lombaires, moins la dernière, étaient mobiles dans leurs articulations, que la contraction des muscles psoas les faisait monter en devant, et que c'était là la cause de la secousse que le malade éprouvait en marchant, s'il élevait le membre inférieur pour faire de longs pas. La

pression exercée par le pouce sur les apophyses épineuses de ces mêmes vertèbres , produisait une sensation toute pénible. Telle
était aussi la raison pour laquelle le malade
ne pouvait s'empêcher , après une promenade
lente de six minutes , d'aller s'étendre sur un
canapé dur , ou de s'asseoir dans un grand
fauteuil à dos renversé , avec la précaution de
garnir la région lombaire de coussins de crin ,
qu'il était obligé de porter partout avec lui.
L'exercice de la voiture était devenu très-
difficile , le malade ne pouvait y être que
couché ; celui du cheval était devenu impossible. Enfin , il avait paru dans la longueur des
membres inférieurs des douleurs marquant
le trajet des ners , subissant les variations de
l'atmosphère , et ayant entraîné une atrophie
remarquable de tous les muscles de ce même
membre.

— Nous ne pouvons donner ici , d'après
l'autopsie , la description anatomique de l'état
des moyens articulaires relâchés au point que
nous venons de le dire dans l'observation.
Nous n'avons pas vu succomber de malades
en cet état, et nous ne connaissons pas de fait
de cette espèce recueilli par d'autres , où

l'étude ait pu être poussée au-delà de l'observation du sujet vivant.

L'état des choses nous a paru tellement
semblable à celui des membres paralysés par
leur propre poids déplacé, qu'il nous semble
bien difficile, en attendant mieux, de ne pas
admettre au moins de grandes analogies.

En étudiant les faits du déplacement habituel ou fréquent des membres paralysés,
on n'a tenu compte que de l'alongement
passif des ligamens par le poids des parties.
Il nous semble cependant que, puisque la
paralysie a produit sur les muscles un défaut
de nutrition que l'on constate par leur atrophie, il est difficile de concevoir que ce vice
soit entièrement borné à l'appareil musculaire. Il est plus sensible par la suppression
plus ou moins complète d'une propriété, la
contractilité, même par la diminution du
volume et la perte de la couleur qui caracté-
risent la fibre musculaire. Mais est-il bien vrai
que l'atrophie est bornée aux muscles ? N'est-
il pas constaté, au contraire, que la graisse
disparaît, que le tissu cellulaire se fond, que
la peau devient plus mince et plus sèche,
lorsque, en même temps, elle perd sa sensibilité ? Enfin, n'est-il pas reconnu que les os

eux-mêmes d'un membre paralytique deviennent plus légers , les parois de la cavité médullaire plus minces, qu'ils sont dans un état
d'atrophie, tout comme les muscles ? S'il en
est ainsi, comment concevoir que les ligamens échappassent seuls à cette ruine devenue commune à tous les tissus d'un membre
et reconnaissable dans tous ? L'atrophie des
ligamens serait donc , au moins , l'une des
causes qui tendraient à vaincre leur résistance
passive ; et leur densité serait alors diminuée,
en même temps que le défaut d'action des
muscles les abandonne à leur propre consistance , cause d'ailleurs fort efficace de leur
alongement.

Si l'on peut établir une analogie d'état entre
les ligamens relâchés des membres paralysés
et le relâchement des fibro-cartilages des articulations vertébrales , la condition anatomico-
physiologique de ces derniers peut se présu-
mer : un défaut de nutrition, un certain degré
d'atrophie est probablement l'état morbide.

Cette induction semble fortifiée par les considérations suivantes :

1.º Nous avons montré dans l'un des faits
précédens, cet état morbide consommé depuis
long-temps dans les articulations vertébrales ,

s'étendant ensuite à toutes les articulations des membres inférieurs; et, dans ce même sujet qui était d'une grande maigreur, les muscles du tronc et de ces mêmes membres étaient remarquables par un amaigrissement plus grand encore que celui de tout le reste.

2.° Dans tous les cas où nous avons pu constater la mobilité insolite des vertèbres, l'atrophie des muscles a été évidente.

3.° Un grand degré de faiblesse, un étiolement de la peau, des digestions imparfaites ou l'inappétence, accompagnent le plus souvent aussi cette mobilité des vertèbres et des membres.

4.° A la suite des maladies prolongées des articulations que l'on a le rare bonheur de voir guérir sans le sacrifice d'un membre, si les ligamens ne sont pas contracturés ou les surfaces articulaires unies intimement, il arrive quelquefois que ces mêmes ligamens sont alongés et permettent toutes sortes de mouvemens; mais, en même temps, les muscles sont atrophiés.

5.° Si, dans ces mêmes cas, l'on parvient à rétablir l'énergie de nutrition ou de contraction dans les muscles du membre guéri, on voit se rétablir aussi la solidité de l'articula-

tion (1) ; ce qui démontre que les ligamens
ont recouvré leur densité , en même temps

(1) Voyez une belle observation de ce genre , dans
l'*Orthomorphie*, que nous allons transcrire ici.

OBSERVATION V.

« UNE dame, âgée de 38 ans , douée d'une constitution délicate, long-temps sujette à des accès d'hystérie, ayant été progressivement débilitée par plusieurs maladies aiguës et par une maladie chronique
et très-prolongée de l'utérus , laquelle donnait lieu ,
depuis long-temps, à une leucorrhée abondante, nous
consulta , en 1825 , pour une douleur profonde dans
la région lombaire de l'épine , sans paralysie , ni
fourmillement des membres inférieurs , et sans difformité dans le point correspondant de la colonne
vertébrale. L'ensemble des symptômes nous donna
l'idée d'une affection profonde des vertèbres , dont il
fallait redouter les progrès et les conséquences ; et ,
à titre de préservatif, nous conseillâmes des exutoires
profonds placés sur la région lombaire. Ce conseil
fut suivi ; mais, il ne put empêcher la maladie , que
nous n'avions pu connaître alors , de faire de grands
progrès. En novembre 1827, nous retrouvâmes la
malade aux eaux minérales de Balaruc , où elle avait
été envoyée et dont elle avait fait usage , mais sans
succès. Son état était alors le suivant. Les douleurs des lombes avaient beaucoup augmenté ;
mais elles disparaissaient, lorsque la malade était
placée sur un plan horizontal, soit en pronation, soit

que les muscles ont récupéré leur nutrition :
cette fonction languissait donc dans les deux
systèmes d'organes , et sans doute pour des
raisons communes.

C'est donc probablement une atrophie véritable des ligamens inter-vertébraux , qui produit cette mobilité insolite des vertèbres ; et ,
selon toute apparence , elle est commune aux

supination ; elles reparaissaient aussitôt qu'on la plaçait assise ou debout. Dans la première de ces posi-
tions, la région lombaire de l'épine formait un grand
arc en sens contraire. On pouvait changer à volonté
la forme de cette partie de l'épine , en variant les
attitudes , ou en exerçant diverses pressions. Des douleurs s'étaient manifestées dans le genou droit. Peu à
peu cette articulation était devenue si lâche , que
l'extension de la jambe pouvait aller jusqu'à un véritable renversement en devant. Dans cette attitude ,
la partie antérieure du genou formait un angle rentrant d'environ 70 degrés. Il était aisé aussi d'imprimer à la jambe des mouvemens latéraux , soit lorsqu'elle était étendue , soit dans l'état de flexion. La
malade avait fait construire un appareil très-grossier ,
pour empêcher l'extension excessive et les déversemens latéraux de la jambe. Nous en fîmes construire
un plus léger et plus commode , à la faveur duquel
la malade pouvant faire quelque exercice, a amélioré la santé générale et diminué la faiblesse de ses
muscles. »

muscles , soit que la cause ait agi en même temps sur les deux systèmes ; soit que celle de l'un ait entraîné celle de l'autre. La sympathie doit unir étroitement , en effet , deux systèmes d'organes qui ont une circonstance capitale commune; l'un et l'autre sont fibreux. Cette circonstance qui est sous la dépendance de l'acte nutritif et qui marque le rang élevé des organes qui la possèdent, ne peut persister qu'autant que la nutrition est prospère ; et l'on voit fondre , en effet , les muscles plus rapidement que la graisse elle-même , dans les sujets , surtout les plus jeunes , qui ont long-temps souffert ou fait de grandes déperditions. On sait d'ailleurs que l'inaction fait perdre les muscles et qu'elle ne raffermit pas les articulations. Que l'un des deux systèmes, par l'effet d'une maladie propre , voue un membre au repos , les muscles et les ligamens en seront réciproquement débilités et atrophiés.

§. III. *Incurvations latérales de l'épine.*

Les cas de ce genre sont les plus communs ; ils sont aussi les plus connus. Ce sont eux que les écrivains anglais, tels que *Shaw , Ward , Harisson ,* ont désignés sous le nom de *ser-*

pentine curvature, dénomination qu'il serait peut-être plus rationnel de réserver pour une autre espèce, que nous décrirons plus loin. On peut les distinguer en deux variétés bien distinctes, soit par leurs formes, soit pour les besoins de la pratique : dans l'une, il y a de un à trois contours latéraux dans l'épine ; dans l'autre, il y en a un plus grand nombre.

A. *Incurvations latérales de l'épine à un seul foyer.*

Ce titre fait déjà pressentir quel est le fondement essentiel de la distinction qu'il consacre.

Toute inclinaison de l'épine suppose une perturbation dans les formes des pièces qui la composent, ou dans les liens qui les assemblent. Mais, l'épine est composée d'un grand nombre de pièces ; chaque paire forme un assemblage ; chacun de ces points peut se prêter à l'anomalie qui entraîne le changement des formes de l'ensemble. Ainsi, savoir si tous, si quelques-uns, si un seul est altéré, est nécessairement d'une grande importance ; et l'expérience constate que, en effet, il y a de grandes variations à cet égard, mais qu'elles peuvent être groupées systématiquement, selon des données pathologiques sûres.

Avec de l'attention, particulièrement dans les cas où les déformations de l'épine sont accompagnées de douleurs dans la partie malade elle-même, ceux où une violence extérieure a marqué d'une manière plus précise encore le point positif qui souffre, où l'obsertion est amenée à constater les premiers progrès de la maladie, on peut s'assurer qu'il n'y a d'abord qu'un seul point qui perde son aplomb. Il faut une certaine habitude pour en juger sainement, parce qu'une seule vertèbre ayant contracté une inclinaison latérale sur la suivante, les ascendantes se laissent déverser du même côté, faute de pouvoir être soutenues d'abord par les muscles du côté opposé. Il faudrait, de leur part, une action constante, et la contraction musculaire est nécessairement intermittente. Le secours des muscles devrait s'exercer par une force plus grande qu'à l'ordinaire ; et nous ferons voir plus tard, qu'il est démontré que le fait lui-même de la déviation leur a ôté une partie de leur puissance. Il faudrait que les muscles du côté convexe trouvassent dans les articulations ascendantes un peu plus de mobilité qu'à l'ordinaire , et l'état normal y est conservé. Le seul poids des parties déviées met en jeu le degré de mobilité naturelle de ces mêmes articulations , par où les vertèbres correspondantes forment une véritable courbe prolongée égale , excepté le point inférieur , où l'inflexion commence brusquement et se marque davantage.

Une cause particulière vient se joindre quelquefois à celles que nous venons d'énumérer , pour empêcher que les muscles du côté convexe ne soutiennent les vertèbres ascendantes, et ne les préservent de se prêter ainsi en apparence à l'extension de la difformité naissante. Lorsqu'une douleur existe dans le point de l'épine primitivement affecté , elle est augmentée par toute inclinaison contraire exercée avec une certaine force. De là , non-seulement le soin instinctif de ne jamais faire agir des muscles dont la contraction est une occasion de douleur; mais encore celui de choisir dans un lit, dans un siége , debout , une attitude dont la constance est déjà remarquable , et qui n'est recherchée que dans la vue d'éviter toute inclinaison contraire à celle de la difformité et la douleur qui la suit. Plus tard , des soins contraires et tout aussi assidus amènent les changemens subséquens.

Le *désaplomb* des parties supérieures, et son accroissement qui en augmente leur poids, rendent la station et la progression de plus en plus incommodes, en augmentant l'inclinaison première. La nécessité de l'équilibre impose inévitablement celle d'un transport artificiel du fardeau supérieur vers le côté opposé. Cette translation s'opère d'abord par une position latérale ou une rotation constante du bassin, mouvement accompli par les membres inférieurs seuls, en s'inclinant obliquement vers le côté concave de la déviation spéciale. Bientôt, par une légère inclinaison lombaire que le changement de position du bassin favorise, le fardeau supérieur est ramené vers le côté convexe, sans que rien soit changé dans les rapports vicieux des parties élevées primitivement. Peu à peu l'inclinaison opposée au-dessous du point malade, prenant plus de fixité, son insuffisance amène une inclinaison semblable au-dessus du foyer primitif. Mais, les muscles du côté convexe n'ayant pu éviter d'agir pour empêcher les chutes, leurs efforts ont fini par triompher de la résistance des moyens articulaires au-dessus et au-dessous de la maladie : et, dès-lors, deux ondulations contraires à la première s'unissent à celle-ci. Ces courbures secondaires, auxquelles l'un de nous a cru devoir donner la dénomination de *subsidiaires* (*De l'Orthomorphie*), ne se prononcent pas toujours ensemble. C'est pourquoi il y a des cas et des temps où on n'en observe que deux, la primitive et la première *subsidiaire*, ordinairement inférieure ; plus tard, la troisième se prononce. La quantité des deux subsidiaires lorsqu'elles viennent de s'accomplir, égale en somme celle de l'inflexion primitive ; circonstance à laquelle on peut déjà les distinguer. Mais, avec le temps, les subsidiaires ou l'une d'elles peut recevoir un grand accroissement. Dans ces cas, pendant long-temps encore, la distinction est possible par la mobilité que conservent, du moins en partie, les vertèbres qui les forment, et la réduction plus ou moins complète à laquelle elles se prêtent.

Ainsi s'accomplissent toujours trois ondulations en sens opposé, lorsqu'un seul point de l'épine a subi une inclinaison latérale, pourvu, toutefois, que le foyer primitif se trouve placé au moins au-dessous de la première pièce de l'épine ou au-dessus de la dernière; dans les cas contraires, il n'y a que deux ondulations, et l'on doit aisément en sentir les motifs.

Nous allons placer ici les faits nécessaires, seulement pour constater les assertions précédentes, bien que, à l'époque actuelle, elles soient devenues triviales pour tous les observateurs.

OBSERVATION VI. (Planche V.)

Une demoiselle, âgée de 10 ans, née dans un climat septentrional, transportée depuis quatre ans dans un climat contraire, issue de parens lymphatiques et faibles, élevée mollement, avait beaucoup à souffrir des inégalités que son humeur avait contractées, depuis deux ans, à l'issue d'une maladie aiguë, dont elle ne s'était jamais complétement remise. On remarquait en elle, en même temps, des attitudes singulières, bizarres, dont on la reprenait en vain. Nous fûmes consultés ; et les premières remarques portèrent sur de l'oppression à un degré fort notable, de la toux, une petite fièvre habituelle, avec des exacerbations fréquentes, irrégulières et quelquefois assez violentes. En plaçant la jeune malade debout , il fut aisé de remarquer que la direction des deux membres inférieurs n'était pas verticale , mais qu'ils inclinaient tous les deux par leur partie supérieure vers le côté droit : il s'en-suivait que le bassin porté à droite , était un peu exhaussé de ce même côté et surbaissé du côté gauche. Par là , l'épine partait de la base du sacrum , non pas dans une direc-tion verticale , mais obliquement à gauche. Les motifs de cette singulière disposition fu-rent bientôt trouvés dans une longue incur-vation à droite , qui commençait à la dou-zième vertèbre dorsale , et qui s'étendait par une courbe égale , jusqu'au milieu de la région cervicale. La respiration et la circula-tion étant vérifiées , les battemens des ventri-cules se trouvèrent démesurés en force et en étendue , et la respiration débilitante et râ-leuse. Une douleur légère existait dans le côté droit de la poitrine. Elle augmentait par tous les efforts , notamment ceux de la toux et ceux de moucher avec force. En appliquant une légère extension à la tête , on voyait dispa-raître toute la courbure dorsale , moins celle qui correspondait aux douzième et onzième

vertèbres , laquelle paraissait alors convertie
en une sorte d'angle. La suite démontra que
les symptômes morbides du poumon et du
cœur , ceux même de la plèvre droite, dépendaient de la déformation de l'épine , des changemens opérés dans les cavités de la poitrine
et dans l'état des parties qui en forment les
parois.

— Ce fait , comme on vient de le voir , est
un exemple de maladie dans deux articulations vertébrales , qui , ayant donné lieu à
l'inclinaison latérale des deux dernières pièces
du dos , a entraîné l'incurvation uniforme de
tout le reste de l'épine. L'artifice par lequel le
désaplomb a été racheté , n'avait pas encore
intéressé l'épine elle-même : le seul déplacement du bassin , l'inclinaison du plan horizontal formé par la base du sacrum , circonstance opérée par l'obliquité des membres
pelviens , avaient suffi pour placer la courbe de
telle sorte que la ligne médiane aurait représenté *la corde de l'arc formée par l'épine
dorsale incurvée.* En cet état des choses , il
était naturel que , dans l'attitude debout, le
membre inférieur gauche fût rarement tendu,
que le genou fût presque toujours un peu

fléchi , le pied gauche posé sur le sol plus en avant que le droit , et sa pointe plus tournée en dehors. Cette attitude faisant reposer la plus grande partie du bassin sur le fémur droit, son côté gauche ne pouvait manquer d'être surbaissé , et cette *pose* ne coûtait presque rien à l'action musculaire. De même , dans l'attitude assis , la jeune malade plaçait son bassin sur le côté droit du siége , afin de profiter du léger exhaussement qui relevait l'ischion correspondant. Ainsi , l'inclinaison du bassin étant obtenue par l'inclinaison du plan du siége et par une légère projection en avant du membre inférieur gauche , qui lui donnait une légère tension , elle obtenait du repos pour ses muscles. Couchée dans un lit , elle choisissait le côté gauche de préfé-rence ; ce côté était celui de la convexité de l'incurvation spinale. En en faisant la base de son *decubitus ,* la courbe formée par les vertèbres était soutenue au même point, ten-dait même à augmenter , et , aucun effort ne pouvant menacer d'un redressement doulou-reux les vertèbres du foyer morbide , la jeune malade pouvait jouir d'un sommeil autant paisible qu'il est permis de se le promettre , avec une gêne mécanique soufferte par les viscères les plus importans.

OBSERVATION VII.

Une jeune enfant de 9 ans , habitant , le plus souvent, une campagne voisine d'une côte marécageuse , y contracta d'abord la coqueluche ; depuis , une fièvre intermittente très-irrégulière, et qui résista à toutes les médications pendant dix-huit mois. Il survint de vives douleurs à la tête ; leur siége principal était la nuque. Elles se répandaient ensuite au crâne, vers les oreilles et jusque dans les orbites : les sens de la vue et de l'ouïe devinrent délicats, faciles à offenser par les plus légères sensations. Lorsque nous vîmes la malade , elle était dans un état de maigreur extrême ; la fièvre était continue, mais avec des exacerbations quotidiennes très-prononcées , précédées même de frissons ; le plus souvent , l'insomnie et le dégoût étaient complets. Les douleurs de la tête paraissaient jouer le principal rôle , et l'altération de deux sens rendait très-suspect l'état du cerveau. Cependant , l'attitude de la tête fixa notre attention. Elle était singulière ; mais elle avait été attribuée jusque-là à l'habitude que la jeune malade avait prise de tenir sa tête à deux mains, comme pour la presser et chercher à soulager ses douleurs ; d'ailleurs, elle craignait l'impression de la lumière, et cette attitude pouvait être prise pour un soin propre à s'en défendre. Cependant, un examen plus attentif fit découvrir de meilleures raisons.

L'enfant placée debout, ses bras pendans le long des côtes, la tête se trouva penchée sur l'épaule gauche et la face tournée à droite. Cette attitude était fixe ; on pouvait en varier le degré, mais on ne pouvait la faire cesser. La première vertèbre cervicale avait suivi la tête dans cette double inclinaison : le mouvement s'était porté entre la première et la seconde vertèbre, et un peu aussi entre la seconde et la troisième. Au-dessous était une incurvation prolongée, qui ramenait la tête et les trois premières pièces cervicales à droite ; elle comprenait tout le reste de la région du cou et la moitié supérieure de celle du dos.

En examinant avec attention le point où paraissaient s'être consommés les mouvemens qui constituaient la difformité réelle et primitive, on y trouvait de l'engorgement profond , qui correspondait aux articulations des trois premières vertèbres. La maigreur du sujet permettait de constater exactement par les rescifs osseux le siége positif des objets remarqués : ainsi , l'on put s'assurer que des douleurs dont le foyer était dans ces mêmes articulations , étaient le véritable motif des soins que l'enfant se donnait pour conserver exactement et constamment la même attitude. C'était là aussi la cause de la fièvre qui subsistait depuis si long-temps , et que l'on avait si vainement combattue par le quinquina et par toute autre médication. Quant à la courbe prolongée à sinus gauche , que formait presque tout le reste de l'épine , elle était évidemment un balancement subsidiaire , uniquement propre à rétablir l'équilibre , et opéré par l'action des muscles : la preuve en fut acquise par la facilité avec laquelle elle s'effaçait par le *decubitus* en pronation , et par la plus légère traction exercée alors sur les membres inférieurs.

— Voilà donc un fait qui présente un exemple d'incurvations latérales au nombre de deux seulement ; mais , l'une est placée à l'extrémité supérieure de l'épine , et l'autre

est répandue au-dessous ; la supérieure ne
comprend que trois vertèbres , l'inférieure
en embrasse seize; la première forme dans un
court espace , un sinus plus profond que celui
de la seconde dans toute l'étendue du dos ;
la courbure supérieure est fixe et douloureuse , l'inférieure est variable et indolente.
Ces différences suffisent pour établir des dates
et des motifs différens entre les deux courbures. Il est incontestable que la supérieure
est l'état morbide, et que l'inférieure n'est que
la conséquence du besoin d'équilibrer le
poids du corps. Mais, l'état douloureux et l'intumescence du foyer morbide méritent une
attention particulière, en ce qu'ils signalent
une catégorie spéciale dans les conditions des
organes intéressés : ces phénomènes ne permettent guère de douter que les surfaces
fibro-cartilagineuses des deux premières vertèbres , l'appareil fibreux qui leur est commun avec la tête , le fibro-cartilage et les
ligamens communs à la seconde et à la troisième , ont été mis dans un état inflammatoire, dont l'intensité a dû être plus grande
d'un côté que de l'autre ; état qui a déterminé l'inclinaison de la tête et des vertèbres
vers le côté où le mouvement soulageait le

plus les douleurs. En effet, le repos, le *de-cubitus* permanent, pendant un certain temps, ont produit d'abord un grand soulagement ; mais, des effusions sanguines, des topiques émolliens, des anti-phlogistiques plus énergiques n'avaient pu, jusque-là, que débiliter la malade sans la soulager : ce qui porte à croire que l'état inflammatoire n'avait pas l'acuité, nous dirons presque la sincérité qu'il présente dans les mêmes organes, lorsqu'il est provoqué par un agent extérieur, une chute, une profonde contusion, etc. Car, nous montrerons plus tard, par la nature des moyens par lesquels une guérison parfaite a pu être obtenue, que l'inflammation était de la nature de celles que l'on connaît dans les sujets débiles appelés lymphatiques, et qui sont si exposés aux lésions organiques.

OBSERVATION VIII. (Planche IV·)

UNE demoiselle, âgée de 22 ans, douée d'une taille ordinaire, d'un développement assez régulièrement proportionné, éprouva des douleurs à la région lombaire, que l'on crut devoir attribuer à quelque altération dans la marche des fonctions menstruelles. Cependant, ses épaules parurent perdre leur niveau ; la gauche s'éleva , et la tête parut portée à droite. Il survint alors des coliques prolongées , de l'oppression et de la toux. Deux ans se passèrent ainsi , pendant lesquels la malade usa de médications variées , sans aucun avantage. Les déformations firent alors des progrès qui les rendirent sensibles pour tout le monde. Nous fûmes consultés.

La malade avait maigri. Son pouls était habituellement fréquent , sa température élevée, et très-souvent un état de fièvre décidé se manifestait et durait plusieurs jours. Quelquefois une bronchite légère , une irritation passagère de la membrane muqueuse des voies alimentaires, semblaient liées à l'état fébrile et en donner l'explication ; mais, le plus souvent, la fièvre était sans motif connu. Les menstrues avaient perdu leur régularité, et chacune de leurs époques était l'occasion de nouvelles souffrances lombaires et abdominales. L'examen des viscères du ventre et de la poitrine n'y fit rien découvrir qui pût servir à expliquer de pareils symptômes. L'examen de l'épine en donna la clef. Les trois dernières vertèbres lombaires s'étaient inclinées réciproquement et sur l'os sacrum, formant ainsi une courbe dont le sinus était à gauche. Les pièces ascendantes de la même région semblaient continuer cette même marche par une ligne oblique ; mais, toutes celles de la région dorsale étaient ramenées à droite et formaient une seconde courbe prolongée, bien plus étendue, plus dense et servant de balancement à la première. En soulevant la malade par la tête, on effaçait, en grande partie, la courbe supérieure ; l'inférieure même perdait une portion de son sinus, mais bien moins que l'autre et avec un peu de douleur. Cependant, la pression exercée, soit sur les apophyses épineuses, soit sur les transverses, ne causait point de douleurs.

— L'état de difformité de la région lombaire pouvait servir à expliquer les phénomènes morbides qui étaient inexplicables sans cela. Un traitement que nous exposerons plus loin, fut entrepris ; et son succès, quoique incomplet, ainsi qu'il avait été prévu, démontra que, en effet, il n'y avait pas d'erreur. Nous pouvons dire ici par anticipation, que du moment que, par l'effet du traitement, les vertèbres lombaires ne portèrent plus que momentanément le poids du corps, les phénomènes morbides diminuèrent et disparurent. Déjà les progrès de la déformation étaient sensiblement arrêtés ; et lorsque l'on eut réussi à diminuer l'étendue de l'incurvation première , la santé se rétablit ; la malade recouvra ses forces , son embonpoint et la faculté de résister aux variations atmosphériques , à l'influence desquelles elle était si sensible auparavant. Ce qu'il faut faire ressortir de ce fait en ce moment , est le léger état de douleur que l'on provoquait encore après deux ans , mais seulement par l'extension de l'épine et nullement par la pression. Ce phénomène et la diminution de la difformité lombaire dans la même épreuve , démontrent que les articulations inter-vertébrales étaient relâchées , et que l'engorgement des parties fibro-cartilagineuses qui les forment , était de nature inflammatoire , comme le précédent. Cependant , la mobilité était bien moins grande que dans d'autres cas déjà cités , et la douleur ne pouvait être provoquée par l'extension , c'est-à-dire , par un effort qui s'appliquait à toutes les vertèbres à la fois et à toutes leurs articulations : c'est qu'il y avait deux ans que la maladie avait commencé , et que déjà une partie de l'intumescence qui la constituait , avait diminué.

L'épreuve de l'extension , le corps étant debout, c'est-à-dire, tout le poids du corps faisant la contre-extension , est une des meilleures pour connaître le véritable état des choses sur ce point. On a dû remarquer qu'il a été employé en même temps , dans la même vue , des pressions successives sur les apophyses épineuses et transverses. Les praticiens anglais ont pratiqué avec succès ce mode de recherche sur les apophyses épineuses seulement. Nous avons retiré souvent un grand parti de la pression des apophyses transverses , parce qu'elle imprime à l'os correspondant un mouvement de rotation bien propre à faire manifester une mobilité peu étendue , et surtout un foyer douloureux difficile à reconnaître par toute autre épreuve , et cependant utile à saisir , parce qu'il peut signaler le véritable point de départ de la maladie.

Il n'échappera d'ailleurs à personne , que ce fait est là surtout pour montrer un exemple de déformation essentielle du bas de la région lombaire , avec un seul balancement symptomatique, ou , si l'on veut , subsidiaire placé au-dessous.

Les exemples de formation de deux courbures subsidiaires sont si communs , que nous pourrions nous dispenser d'en citer pour démonstration ; cependant , nous allons placer ici le suivant , comme intéressant en même temps sous d'autres rapports.

OBSERVATION IX.

UNE demoiselle , âgée de 12 ans , née dans un pays montueux et humide , de parens faibles et mal constitués , essuya une pleuropneumonie du côté gauche des plus intenses. La vie de l'enfant fut long-temps dans le plus grand danger. Cependant, après plus d'un an de soins assidus , pendant lesquels une expectoration abondante , mais quelquefois difficile, et une oppression des plus fatigantes donnèrent les plus vives alarmes , la santé se rétablit. Mais , alors, on s'aperçut que l'épaule droite était plus élevée que la gauche , et que les côtes moyennes de ce dernier côté étaient rétractées. Une incurvation prononcée de la région dorsale de l'épine devint évidente pour tout le monde. On nous amena la jeune malade.

Elle avait alors 14 ans. Son accroissement avait fait peu de progrès depuis ceux que l'on avait remarqués dans la convalescence de la maladie aiguë; mais , comme il était grand

auparavant , elle avait une taille assez proportionnée à l'âge. Le corps était maigre ; les
muscles , et surtout ceux du tronc , étaient
atrophiés. La respiration éprouvait une gêne
considérable qui augmentait par intervalles ;
cependant , elle était *puérile* du côté droit
et presque nulle du côté gauche. Les battemens du cœur étaient sonores et donnaient
une grande impulsion ; ils se faisaient si immédiatement sous les côtes , qu'on eût dit
qu'ils étaient extérieurs ou dans le cylindre
même du stéthoscope. Les cinquième , sixième , septième et huitième vertèbres dorsales
formaient une courbe très-aiguë du côté gauche , c'est-à-dire , qu'elles étaient si fortement
déversées à gauche , qu'elles en formaient la
cavité de la circonférence d'un petit cercle
dont le foyer aurait été à gauche. Les côtes
gauches correspondantes étaient rétractées
jusque dans le centre de cette cavité thoracique; les droites étaient relevées bien au-dessus
de la ligne horizontale : il s'ensuivait une
élévation de l'omoplate droite qui la portait
presque au niveau de l'oreille , et un abais-
sement de l'os parallèle qui le plaçait au niveau des côtes inférieures. Cependant, les
dernières vertèbres dorsales et les lombaires ,

les premières dorsales et les cervicales formaient en haut et en bas deux autres courbes
dont le sinus était tourné à droite , qui ba-
lançaient , quoique bien imparfaitement, l'incurvation produite dans le milieu du dos ,
par le travail de la pneumonie. La malade
étant debout , la succession de ces trois courbures était bien évidente : on voyait clairement que la supérieure et l'inférieure faisaient
ensemble , à quelque chose près , une somme
égale à celle du sinus de l'incurvation moyenne.
Mais , lorsque la malade était couchée sur
sa région antérieure , en portant la tête et
le bassin avec les membres inférieurs dans la
suite de la courbe moyenne , on voyait disparaître complétement les courbes supérieure
et inférieure ; la moyenne seule était fixe.
L'extension ne pouvait faire varier cette dernière , du moins que très-peu.

_ On imagine bien que rien ne pouvait
être tenté en faveur de cette jeune personne ,
deux ans après l'accident qui avait décidé du
changement de ses formes : on doit en pressentir les raisons , qui seront déduites tout au
long en traitant des causes. Mais , le fait est
cité ici , à raison de la cause spéciale qui a

déterminé les déformations de l'épine, et qui
en a marqué indubitablement le foyer primitif. Il est incontestable, en effet, que la pneumonie a été l'origine de l'incurvation moyenne ;
c'est la phlegmasie qui a rétracté les côtes,
qui les a fait agir comme des leviers sur les
vertèbres, et qui, par l'action des premières,
a opéré le déversement des dernières. On ne
peut donc pas douter que la déformation
moyenne en situation a été la première formée ; que les deux autres sont de formation
secondaire, et ont eu pour objet de rétablir
l'équilibre rompu par l'incurvation première ;
que la supérieure et l'inférieure tiennent à
des conditions différentes de celles de l'inflexion moyenne, puisque les premières s'effacent par le seul effet d'une attitude, tandis
que l'extension même change à peine quelque chose à la dernière. En effet, un travail
analogue à celui des cicatrices, attache les
côtes rétractées aux vertèbres correspondantes, à la superficie d'un poumon flétri et cou-
vert lui-même d'une sorte de coiffe fibreuse
et dense ; tandis que le seul alongement des
ligamens des articulations vertébrales a permis l'inclinaison en sens contraire des vertèbres, qui se sont prêtées aux courbes de ba-

lancement. On a donc pu constater facilement dans ce fait , on peut constater dans les analogues , la formation successive de trois courbures : une moyenne, essentielle , primitive ; deux secondaires au-dessus et au-dessous de la primitive.

La différence de date , la distinction entre les unes et les autres, ne sont pas toujours aussi claires. Il est des cas dans lesquels la courbure primitive ayant acquis de la solidité , détermine la formation des incurvations subsidiaires. Bientôt , celles-ci perdent la mobilité qui était d'abord leur partage ; et tendent à prendre autant de fixité que la première. Ce changement s'opère le plus souvent avec lenteur ; en sorte que , long-temps encore après que ces inflexions secondaires ont paru , elles ont une mobilité sensible , quoique bornée. Plus tard , tout paraît immobile. Cependant , si l'on fait durer l'extension un certain temps, soit debout et prenant le corps pour contrepoids ; soit , et bien mieux , par une nuit entière employée à tenir le corps horizontalement sur un plan dur et soumis à l'action d'un tenseur doux , mais continu et progressif , on trouvera , le plus souvent , un alongement sensible et quelquefois très-grand ;

et si, avant l'épreuve, on a pris le soin de mesurer le sinus de l'incurvation moyenne, on trouvera, dans la plupart des cas, qu'elle n'a gagné que peu de chose, et que presque tout l'alongement est perdu sur le redressement des incurvations secondaires. Ce trait suffit pour faire bien distinguer l'ordre dans lequel se sont formées les unes et les autres, et pour reconnaître leur caractère respectif ; chose d'une certaine importance, comme nous l'exposerons plus loin, parce qu'elle doit exercer une influence notable sur les indications et les moyens de traitement.

Il serait superflu de citer ici des faits propres à démontrer l'exactitude des assertions dernières, touchant la formation constante de deux autres courbures, lorsqu'une première a rompu l'équilibre de l'épine. Il n'y a pas de praticien qui n'en puisse citer plusieurs exemples : la chose a été observée et dite jusqu'à satiété. Mais, nous ferons remarquer, sans l'approfondir davantage en ce moment (parce que nous en aurons une occasion prochaine et plus utile), cette fixité des vertèbres déviées, laquelle s'établit d'abord dans la déformation essentielle, et qui gagne ensuite peu à peu les incurvations subsidiaires, quoique ces dernières ne soient dues d'abord qu'au simple alongement des moyens articulaires.

———

C'est ici le lieu de placer quelques considérations touchant un phénomène d'une grande généralité, mais qui n'est pas sans exception, comme on l'a cru. On a remarqué qu'il est très-commun que l'épine se courbe, de manière à présenter à gauche le sinus de sa courbure ; on a été porté à croire qu'il en était toujours ainsi, et l'on en a donné deux raisons : la situation de l'artère aorte sur le côté gauche de l'épine, et la supériorité du bras droit sur le gauche.

Parmi les faits qui sont cités jusqu'ici, il y en a déjà de contraires à cette prévention, et nous en citerons plusieurs autres ; mais, il est vrai de dire que, lorsque la déviation primitive ou essentielle d'une épine se fait dans le milieu ou le haut de la région interscapulaire, c'est le plus souvent à gauche que l'épine se dévie. On peut donc croire que, lorsqu'une cause suffisante a ébranlé la solidité des articulations vertébrales dans la région dont il s'agit, il se trouve dans cette dernière , quelque motif spécial qui décide la direction de la déformation.

Deux raisons anatomiques et qui, à ce titre, nous paraissent pouvoir seules renfermer le motif de la constance du phénomène , nous semblent propres à l'expliquer : le cœur repose par sa base sur le côté antérieur et gauche des vertèbres , auxquelles correspondent les incurvations qui affectent si souvent cette direction. Or , on sait quelle force d'impulsion les ventricules et les oreillettes communiquent aux parois du thorax : si , comme on n'en saurait douter , l'impulsion est la même en arrière et en avant, il paraîtra difficile que des vertèbres mal assemblées ou mal assujetties ne s'en laissent pas déplacer.

La seconde raison anatomique est la situation de la crosse de l'artère aorte qui correspond précisément au même point: Ce vaisseau est destiné à soutenir le choc de toute la colonne de sang injecté par le ventricule gauche ; sa diastole doit exercer un *heurt* considérable sur les parties environnantes, et elle s'exerce précisément sur le côté gauche des vertèbres dont il s'agit.

Cependant , cette seconde cause nous paraît moins efficace que la première , parce que c'est surtout le fond du sinus aortique , sa paroi supérieure qui est la plus exposée au choc de la colonne, et que l'effort latéral de cette même colonne , celui qui peut agir sur les vertèbres , doit être beaucoup plus faible , tandis que le cœur et ses cavités parallèles s'emplissant et se vidant alternativement , ne peuvent manquer d'agir parallèlement à leur axe sur les parties environnantes. Or , l'axe du cœur et de ses cavités étant presque perpendiculaire à celui de la poitrine , c'est presque sous un angle droit que se font les percussions de cet organe sur les cartilages des côtes moyennes gauches , et sur la région antérieure et gauche des vertèbres correspondantes. Il est exact aussi de remarquer que la déviation du milieu de la région inter-scapulaire , qui présente son sinus à gauche, n'est pas purement latérale; le sinus est tourné obliquement à gauche et en devant. Enfin , il faut rappeler ici la remarque que nous avons signalée ci-dessus , d'une légère déviation de la même sorte que présente constamment ce même point dans l'état normal , et de l'incurvation bien plus grande encore que présentent constamment aussi les fœtus ; incurvation à laquelle toute l'épine participe , et dont le but évident est là nécessité d'emboîter les organes de la circulation. L'inflexion latérale normale qui survit à cette dernière, est une trace trop évidente de la primitive incurvation , pour que l'on puisse méconnaître son origine.

Il nous semble donc démontré par l'expression des faits , que les impulsions du cœur et de la crosse de l'artère aorte peuvent déterminer , déterminent, en effet , le déplacement à droite , par conséquent l'inclinaison à gauche des vertèbres correspondantes , *lorsque d'ailleurs leurs articulations sont altérées*. On voit de même les anévrismes de ce même vaisseau principal dévier et transporter à droite les restes des vertèbres correspondantes , détruites , en grande partie , par l'absorption ; mais, le déplacement ne commence , que lorsque la continuité des os est détruite : ce sont des débris qui se laissent déplacer , mais jamais des vertèbres entières.

Que l'on note bien ce fait , parce qu'il peut servir à donner la véritable mesure de la puissance de quelques autres causes accessoires qui ont été assignées aux déviations des vertèbres. Que l'on ne perde pas de vue que , avant d'avoir détruit les vertèbres soumises à sa progression et à ses battemens, un anévrisme a long-temps exercé de grandes violences sur ces mêmes os, et que jamais il ne s'ensuit de déplacement, de déviation, d'alongement suffisant des ligamens, pour ébranler leurs articulations. Nous pourrions argumenter d'hors et déjà de cette remarque, contre les effets probables de la prétendue supériorité du membre pectoral droit ; mais, ces considérations concernent plus spécialement l'étude des causes, et c'est là qu'elles devront se trouver avec l'étendue convenable.

B. *Incurvations latérales de l'épine à plusieurs foyers.*

DANS la variété dont il s'agit ici, on n'observe plus cette marche régulière d'une difformité essentielle, suivie bientôt de deux autres, situées au-dessus et au-dessous, qui ne partagent que plus tard la fixité de la première, qui représentent ensemble la somme du sinus de celle qui les a précédées, et qui quelquefois demeurent mobiles et susceptibles d'être effacées en tout ou en partie, par l'extension ou le simple repos, pendant toute la durée de la vie. On observe, au contraire,

dans les cas dont il s'agit en ce moment ,
une série de difformités qui se succèdent et
se conservent , en se répandant dans toute
l'épine ou dans la plus grande partie de sa
longueur. Tantôt, ces déformations commencent par une extrémité de l'épine , la cervicale ou la lombaire , et se propagent vers
l'extrémité opposée ; tantôt, elles commencent
vers la partie moyenne et se propagent en
haut et en bas. Dans quelque sens qu'elles
procèdent , elles se succèdent dans une direction alternative et en se balançant réciproquement : ainsi , une première ayant
tourné son sinus à gauche , la seconde se
dirige à droite et ainsi de suite. Une autre
remarque essentielle et propre aux déviations
de cette espèce , c'est qu'elles sont rarement
grandes , et qu'à partir de la première , elles
vont en décroissant. Il y a donc dans le cas de
cette sorte , une série d'ondulations latérales
et alternatives; et , parmi elles, la plus grande
mérite une attention particulière, parce qu'elle
désigne le point par lequel la maladie a commencé , par conséquent celui où elle est la plus
avancée. Enfin , cette espèce mérite d'autant
plus d'être distinguée des autres , que , pour
peu qu'elle soit ancienne , elle oppose une

grande résistance. Dans l'état actuel de la question, ce point est le moins connu ; c'est de ce côté qu'il importe de diriger l'étude.

Les faits de cette espèce qui sont venus à notre connaissance, quoique très-nombreux, ne nous ont pas fourni de remarque particulière, touchant les conditions de constitutions qui pouvaient favoriser le développement de ces difformités. Nous les avons vues se former sur des sujets qui paraissaient faibles, mais qui, dans la suite et une fois guéris, ont pris un beau développement. On pourrait croire que la guérison serait ce qui aurait opéré des changemens favorables à un développement qui, sans cela, eût été plus chétif ; mais, nous avons observé les mêmes phénomènes chez de jeunes personnes traitées sans succès, et dans lesquelles seulement la marche de la maladie aurait été enrayée.

OBSERVATION X. (Planche XLVIII.)

Une demoiselle, âgée de 14 ans, acquit rapidement un accroissement de treize pouces, qui porta sa taille à cinq pieds trois pouces. Aussitôt, on s'aperçut qu'elle avait perdu sa gaîté, son agilité ; elle maigrit beaucoup et fut oppressée. Ce dernier symptôme fut celui qui acquit le plus d'intensité, et pour lequel on consulta divers médecins, dont les efforts, d'ailleurs très-méthodiques, furent sans effet. A 15 ans, on s'aperçut qu'elle perdait une partie de sa hauteur et qu'une épaule semblait disparaître. On conçut de plus vives inquiétudes; et de la fièvre, sans motif connu, s'étant manifestée par intervalles, on se décida à nous conduire la malade.

Elle avait alors 16 ans. Elle était pâle, faible et craintive; ses muscles étaient réduits à presque rien, sans consistance, sans énergie. Elle toussait fréquemment : l'oppression n'était guère plus remarquable, que lorsqu'elle avait fait quelques pas un peu vite, et alors les battemens du cœur étaient plus tumultueux que violens ; la température du corps était élevée.

L'examen de l'épine démontra qu'elle formait quatre inflexions alternatives, dont la plus haute et tout à la fois la plus grande répondait aux troisième et quatrième vertèbres dorsales ; les suivantes intéressaient chacune trois vertèbres, mais elles formaient des courbes dont le sinus allait décroissant de la deuxième jusqu'à la quatrième. La

courbe supérieure , la plus profonde , formait une excavation dans le côté gauche de
la poitrine par la rétraction des côtes correspondantes , dans laquelle semblaient logés
le bord supérieur et l'angle postérieur de
l'omoplate correspondante. De là , l'apparence
que cette épaule aurait comme *disparu ,* selon
le langage de la mère. La courbe suivante et
opposée ayant aussi rétracté les côtes correspondantes, l'épaule droite n'était ni élevée ,
ni saillante , comme on aurait dû s'y attendre ;
elle paraissait dans son niveau naturel :
circonstance remarquable , en ce qu'elle est
caractéristique. Les deux contours suivans
étaient plus sensibles , quoiqu'ils fussent moins
prononcés , et le dernier même moins encore que le troisième. Mais , ils étaient à nu ;
les omoplates ne les couvraient pas. Le dernier surtout , qui anticipait sur les vertèbres
lombaires , en avait rendu les apophyses transverses droites saillantes , par l'effet d'un mouvement de rotation que nous allons bientôt
exposer , et qui rendait ce point d'un aspect
fort disgracieux. La région inter-scapulaire ,
au premier coup-d'œil , présentait une disposition qui n'eût point signalé comme remarquable le point correspondant de l'épine ,

si l'expérience ne nout eût tenu sur nos gardes ; le bord postérieur des deux omoplates ,
particulièrement celui de la gauche , était
comme perdu dans les parties molles du dos.
La crête formée par les apophyses épineuses
était également enfouie. On ne pouvait prendre
une idée exacte de l'état des choses, qu'en portant les bras fortement en devant et les croi-
sant sur la poitrine : en entraînant par là les
omoplates sur les côtés du thorax , nous pûmes
dénuder la région postérieure , et connaître la
véritable disposition de l'épine et des côtes ,
qui en avait suivi les os déplacés. Les bras ,
abandonnés à leur propre poids , ramenaient
les omoplates sur les parties déformées de
l'épine et en dissimulaient complétement les
défectuosités. En cet état , le dos avait l'apparence d'être entièrement aplati. Ces parties
étaient indolentes : la pression la plus forte
exercée sur les apophyses épineuses ou transverses ne produisait aucune sensation ; il n'y
avait jamais eu de douleur dans la région de
l'épine.

Il n'était pas difficile de concevoir les motifs des anomalies que présentaient les fonctions du poumon et du cœur : la distension
des branches antérieures des paires dorsales

desnerfs spinaux, entraînées dans la déviation
des points correspondans, suffisait pour les
expliquer, Il eût été bien difficile, en cet état,
que la nutrition fût prospère. La restauration
de la colonne vertébrale était donc l'indication fondamentale. Les moyens ordinaires y
furent employés ; ils améliorèrent singulièrement l'état général de la santé. Le cours des
difformités fut arrêté, une partie même fut
effacée ; mais, il s'en fallut de beaucoup que
la restauration fût complète, et cependant
les muscles prirent un grand développement.
La jeune personne acquit les plus belles proportions, et une force dont on ne l'aurait
jamais crue susceptible.

— On conçoit aisément que des formes si
spéciales dans les difformités de l'épine, pouvaient avoir quelque chose de spécial dans
les causes ; mais, on voit dans une même famille, plusieurs individus difformes présentant chacun des formes particulières, quoiqu'il
soit probable que des dispositions natives
communes ont influé sur la formation des
unes et des autres.

OBSERVATIONS XI et XII. (Pl. XLIX et L.)

UNE famille opulente , habitant une grande ville , a eu la douleur d'avoir deux demoiselles atteintes de difformités de l'épine. Les parens sont fortement constitués et jouissent d'une santé constante. Les deux enfans sont bien venus , et n'ont eu que les incommodités familières à leur âge. Il est vraiment impossible d'assigner une cause manifeste de l'événement qui à affligé leur famille , à moins de l'attribuer à l'action d'un rhumatisme , qui , en effet , n'est pas sans quelque probabilité.

L'aînée des deux demoiselles éprouva , à 8 ans , des douleurs vers les lombes et une déviation remarquable qui portait les deux premières vertèbres lombaires à droite , et bientôt une autre , d'abord médiocre , mais qui , dans la suite , devint bien plus étendue , et qui rejetait le dos à gauche , avec les épaules et la tête. Plus tard , une troisième inflexion s'annonça dans les dernières vertèbres cervicales, et , comme la supérieure , elle rejetait à gauche la tête et le thorax, et complétait ainsi avec elle le rétablissement de l'équilibre. Des moyens insuffisans n'ont pu , ni arrêter , ni effacer de pareilles déformations ,

qui subsistent encore, mais qui n'ont pas empêché la jeune malade d'acquérir beaucoup
de force et une bonne santé.

La cadette, bien plus faiblement constituée, éprouva, à la suite d'une maladie aiguë
dont elle était encore convalescente, des douleurs à la région de l'épine, qui s'étendirent
à la tête, au point de produire d'abord des
vertiges, puis quelques instans d'extase et de
délire. Ces accidens se renouvelèrent souvent
et furent combattus par des sangsues appliquées, tantôt sous les oreilles, tantôt à l'épine.
On s'aperçut bientôt d'une déformation de
l'épine à la région lombaire, qui en avait été
rendue saillante et contournée à gauche.

Elle nous fut présentée, un an après la
manifestation des premiers symptômes ; elle
avait alors près de 14 ans. Sa taille était assez
élancée ; mais les muscles étaient presque
nuls. Il y avait, parfois, des battemens du
cœur assez remarquables par leur force. Les
douleurs à la tête étaient fréquentes ; elles
étaient très-vives ; elles duraient vingt à trente
heures ; elles étaient accompagnées d'une
forte injection de la tête et d'un état de stu-
peur très-prononcé. Après ces souffrances, la
jeune malade conservait de la tristesse pendant

deux jours ; après quoi , toute trace s'effaçait complétement. L'état de l'épine était tel que la région lombaire tout entière formait un seul et grand foyer d'inflexion latérale et oblique en arrière et à gauche , courbure dont le sinus était tourné à droite ; au-dessus , le dos présentait trois autres courbures alternatives , décroissantes , plus courtes et moins profondes, mais toutes fixes.

Il était probable que les méninges du rachis avaient éprouvé une affection primitive ; que l'épilepsie était fort à craindre dans un avenir très-prochain. Un rhumatisme était la cause la plus vraisemblable , d'après les précédens. Des ventouses scarifiées à l'épine, des cautères avec la potasse dans les mêmes points , n'eurent pas d'abord un succès fort encourageant ; il fut même assez évident que les douleurs que ces procédés entraînaient , ajoutaient à la susceptibilité nerveuse , déjà très-remarquable. Il devenait plus probable par ces premières tentatives , que les déformations de l'épine étaient pour beaucoup dans les prodromes d'épilepsie , qui nous avaient beaucoup occupés. Il fallut donc employer les procédés propres à combattre les difformités ; et la diminution de celles-ci , au point d'être presque entièrement effacées , fut suivie d'un amendement rapide de ces symptômes affligeans , et peu à peu de leur extinction totale.

— Voilà donc deux sœurs , avec l'identité que leur origine et les apparences de leur constitution permettent de supposer frappées probablement par une cause semblable , éprouvant , toutes les deux , des difformités de l'épine , mais chacune d'une manière très-différente. Sans doute , il doit y avoir , quant au fond des choses, de grandes analogies entre les déformations de l'épine que nous comparons ici. Cependant , celles à foyers multiples ne peuvent pas être confondues avec les autres ; leur apparition est ordinairement spontanée , et , à part le prodrome , la manière dont elles s'accomplissent , est bien différente. Il est surtout fort remarquable que chaque nouveau point de l'épine envahi aussitôt , perd sa mobilité et conserve son inflexion : on a vu , d'ailleurs , que le diagnostic a des difficultés particulières. Enfin , le traitement est loin d'être toujours aussi satisfaisant que dans les autres espèces , quelques soins que l'on se donne.

(69)

Les inflexions latérales de l'épine à foyers multiples , présentent une autre disposition qui leur est propre et que nous allons exposer : c'est une torsion qui incline la région antérieure des vertèbres vers le côté opposé à celui auquel correspond le sinus de l'inflexion latérale. Ce phénomène est connu , il a été signalé par les écrivains ; mais, il n'a peut-être pas obtenu toute l'attention qu'il mérite. Il est propre à l'espèce dont il s'agit ici , et il se répète , le plus souvent, à chacune des inflexions latérales , à mesure qu'elles se succèdent. C'est là ce qui mériterait , à juste titre, l'épithète de *serpentine curvature*, que l'on pourrait traduire par *ophédiorachie*.

Si l'on prête quelque attention aux manières des jeunes personnes en proie aux déformations de cette espèce , on observera aisément qu'elles ne se placent jamais droit dans un siége. Elles se placent toujours notablement de côté ; elles s'appuient fortement , soit sur l'un des accotoirs , soit sur le dossier du siége, en faisant une rotation de la partie supérieure du corps , pour atteindre le point d'appui auquel elles tendent. Il en arrive tout autant devant une table à laquelle elles sont assises , ou devant tout autre point d'appui : c'est toujours de biais et par une rotation du corps qu'elles y atteignent. La constance de cette attitude est remarquable ; elle annonce un besoin inévitable. Or , ce besoin consiste à chercher , dans les corps environnans , un point de secours contre le *désaplomb* que la déformation de l'épine a déjà opéré. L'inflexion de l'épine vers un de ses côtés , dans un point quelconque de sa longueur , a rompu l'équilibre : pour que la station soit encore possible , malgré cette inflexion première , il faut qu'il se fasse des inflexions ou une inflexion contraire. Mais, si la déformation première a été accomplie rapidement , il est possible que l'équivalent du sens opposé ne puisse pas être obtenu avec la même rapidité : les ligamens résistent , ils ne peuvent céder qu'avec le temps. En attendant , une rotation plus facilement obtenue, sans doute , qu'une inclinaison latérale contraire , tient lieu de celle-ci provisoirement , parce qu'elle ramène le poids des parties supérieures vers le côté d'où il avait été détourné. Or , on concevra facilement , pourquoi la rotation du corps vers le côté opposé à celui de l'inflexion première , est plus facilement obtenue qu'une inflexion secondaire opposée à la première , si l'on considère que c'est le point lui-même qui a subi la première inflexion , qui se prête à la rotation. En effet , il est devenu mobile par l'effet même de l'état maladif qui amène la déformation : et c'est dans ce point et dans chacun des subséquens où de pareilles déformations s'accomplissent, que se retrouve cette rotation ; car , elle se conserve aussi bien que l'inflexion latérale qu'elle était destinée à balancer.

Les pièces anatomiques qui constatent ces faits , existent dans tous les cabinets où l'on a conservé des squelettes de *bossus*. On y trouve partout où une inflexion latérale a dû s'accomplir rapidement , et où il n'a pas été possible qu'elle fût balancée avec la même rapidité , une rotation dans le lieu même de l'inflexion , mais en sens inverse.

Tous les écrivains qui se sont occupés de la partie anatomique de la question des difformités, ont tenu compte de ce phénomène, l'ont fait représenter même dans leurs gravures, comme on le voit dans l'ouvrage de *Shaw* (1) , par exemple, dans celui du pro-

______

(1) *On distorsions of the spine.*

fesseur *Delpech* (1) , etc. Ce dernier est celui qui paraît avoir le mieux senti et exposé les véritables raisons de cette singulière combinaison de déformations qui sembleraient devoir s'exclure; mais , il n'a pas rapporté , dans son ouvrage , la rotation à l'espèce particulière des difformités à laquelle elle appartient spécialement , les inflexions latérales à foyers multiples. Or , la nature du fait lui-même démontre qu'il n'en peut pas être autrement , en même temps qu'elle sert à justifier la distinction que nous avons consacrée à cet égard. Car , par cela même que l'inflexion et la rotation se trouvent réunies dans chacun des points différens , il est démontré que chacun d'eux a été successivement le seul où il se trouvait de la mobilité entre les vertèbres : sans cela , tout autre point supérieur ou inférieur aurait cédé au rappel contraire opéré par les muscles, comme il ne manque jamais d'arriver dans les autres espèces. Si , dans ces derniers cas , l'inflexion de l'épine , dans le sens opposé de la difformité , ne manque jamais , c'est , sans doute , parce que cette dernière s'accomplit lentement et dans la proportion du temps nécessaire à l'accomplis-

(1) *De l'Orthomorphie.*

sement des inflexions subsidiaires par l'alongement progressif des ligamens. Le temps est
donc ce qui a dû manquer dans la formation des inflexions latérales accompagnées de
rotation ; il est donc très-probable que ces
difformités s'accomplissent rapidement dans
chacun des points où elles se forment, et que,
dans ces cas, l'état morbide des ligamens qui
recule la déformation possible et qui l'amène ,
se manifeste d'abord et successivement dans
un point limité , les articulations de deux ou
trois vertèbres seulement. Les choses étant portées rapidement en cet état, il faut , de toute
nécessité , que la déformation et son balancement s'opèrent dans le même point, dans le
premier qui est atteint , comme dans chacun
de ceux qui le sont dans la suite. Ainsi , une
atteinte soudaine et limitée dans un point peu
étendu des ligamens de l'épine, est ce qui distingue et qui caractérise l'espèce particulière
que nous avons appelée *inflexions latérales
à foyers multiples*. C'est là ce qu'elle a d'essentiel ; les autres choses sont des conséquences nécessaires. Nous pourrions dire en pas-
sant et par anticipation , que cette combinaison d'inflexion et de rotation dans chacun des
points altérés de l'épine , est probablement

l'une des principales raisons des difficultés que l'on éprouve dans la restauration complète des épines ainsi altérées.

Quelle est l'espèce d'altération anatomique qui amène les déformations dont nous venons de présenter l'étude? Ici les faits ne permettent plus l'isolement ; il faut grouper et confondre de nouveau les inflexions latérales de l'épine à foyer simple ou multiple. L'état des pièces anatomiques tirées des cas où la maladie de l'une et de l'autre espèce était consommée et ancienne , aussi bien que l'autopsie, c'est-à-dire , l'étude du cadavre frais, s'accordent pour démontrer que , dans les uns et dans les autres , il y a altération profonde des fibro-cartilages inter-vertébraux.

OBSERVATION XIII.

Nous rangerons ici le résumé d'une assez grande masse de faits qu'il serait trop long et inutile de rapporter dans tous leurs détails , à raison de leur uniformité. Nous avons eu plusieurs occasions de disséquer des sujets morts avec les premiers degrés ou dans un état plus avancé de déformations de l'épine , et avec l'affection tuberculeuse du corps des vertèbres qui constitue la maladie appelée de

Pott, et qui agit sur les fibro-cartilages voisins, de manière à exercer sur eux une influence à peu près pareille. Dans les cas de cette sorte, on trouve les fibro-cartilages inter-vertébraux beaucoup plus épais, mais beaucoup moins consistans. Si l'on incline l'épine dans un sens quelconque et que l'on porte assez loin le mouvement, on voit le corps inter-articulaire former un bourrelet qui dépasse notablement le niveau des parties osseuses, du côté du sinus de l'inflexion : cette espèce de reflux vient de la pression que les deux vertèbres voisines exercent sur lui, du volume qu'il a acquis, et de la diminution de sa consistance. En effet, si l'on fait des coupes dans le fibro-cartilage, on le trouve moins dense, plus humide, véritablement infiltré, et dans les parties les plus profondes, la substance de ce même corps est réduite à une sorte de pulpe molle. En cet état, la substance fibro-cartilagineuse semble avoir changé ; il n'y a plus aucune trace de cette élasticité qui restitue les vertèbres, comme par l'action d'un ressort ; l'organe est devenu pâteux, celluleux, et, dans certains cas, il est même rougeâtre.

La circonstance, pour un semblable état, de se montrer sur la limite des altérations tuberculeuses des corps des vertèbres , où il existe toujours de l'inflammation , semblerait propre à inspirer la pensée que ce pourrait bien être le mode inflammatoire des organes de ce genre ; mais , pour conclure , il manque à la science l'anatomie relative à un ordre de faits dont l'étude eût été bien précieuse , si elle eût été faite ou conservée. Le rhumatisme a souvent altéré l'état normal de l'épine ; il y a produit même des incurvations spéciales propres à démontrer que les corps fibro-cartilagineux devaient être profondément altérés. Leur altération a dû y être indubitablement le résultat d'une inflammation ; mais aucune autopsie de cette espèce n'a été consignée dans les immenses recueils de ce genre. Ces faits eussent été les seuls directs et démonstratifs. A leur défaut, on ne peut user que de l'analogie et de l'induction.

Les faits anatomiques observés à la suite d'une violence des symphyses sacro-iliaques pubiennes dans un accouchement difficile, ou dans la désarticulation des os pubis par une opération chirurgicale ; ceux qui, à l'occasion de la métro-péritonite et de ses accidens , se rapportent à l'altération de ces mêmes articulations , ou simplement à l'état morbide de ces dernières par l'effet de certaines grossesses , démontrent que , dans les cas les plus simples , 1.º il y a infiltration dans les fibro-cartilages qui les constituent, 2.º alongement de leur tissu , 3.º mouvement sans élasticité et accompagné de douleur ; trois phénomènes morbides que le simple repos et la compression suffisent , le plus souvent , pour guérir. On doit conclure de là , savoir : que l'irritation est peu de chose ; que , dans des cas graves , l'alongement est assez grand pour permettre un déplacement considérable de l'os coxal, déplacement qui s'opère lentement par la marche ou par l'équitation , mais qui a pu faire varier de deux pouces alternativement en plus et en moins la longueur du membre inférieur correspondant (1) ; enfin que, dans des cas *plus graves encore* , le déplacement permanent ou variable de l'os coxal et l'alongement apparent du membre inférieur qui en était la conséquence , ont été accompagnés de douleurs vives très-prolongées et de danger ; et alors

____

(1) *Journal* de Fourcroy ; Boyer , *des Maladies chirurgicales* , etc. ; un fait célèbre qui a occupé l'ancienne Académie de chirurgie.

les moyens anti-phlogistiques les plus énergiques ont été nécessaires , lesquels , dans des circonstances déplorables n'ont pu prévenir des foyers de suppuration , dans le sein même des articulations , sans tenir compte des cas de rupture, où la suppuration a dû être fournie par les parties environnantes.

D'un autre côté, nous raconterons plus loin des faits de difformités de l'épine , dans lesquels on a pu assigner une cause traumatique , des symptômes d'inflammation , et obtenir d'heureux effets par les effusions sanguines locales et autres soins de la même nature, sans que les circonstances de déformation présentassent rien d'insolite , rien que de connu dans les catégories analogues.

Nous raconterons aussi des faits dans lesquels un traumatisme ayant ébranlé lentement la solidité de l'épine et altéré ses formes , la seule sympathie des tissus similaires à déterminé un relâchement indolent des articulations pelviennes , qui a guéri par le secours de la compression circulaire du bassin, tandis que la maladie de l'épine cédait à des moyens qui n'étaient nullement anti-phlogistiques.

On peut donc conclure , en attendant des

documens anatomiques spéciaux plus précis , que l'inflammation la plus légitime , mais avec des formes particulières à des organes d'une structure aussi dense , peut être signalée comme la source de l'altération morbide que les fibro-cartilages éprouvent dans les déformations de l'épine ; et que , à cause de son peu d'acuité ou d'évidence , on peut assimiler l'état morbide des organes affectés , à l'état comme pseudo-inflammatoire des organes influencés par la diathèse ou par la cachexie scrofuleuse. Au reste , deux observations qui semblent corroborer l'opinion que nous venons d'émettre , et qui méritent d'être citées ici , sont , 1.º que certaines incurvations de l'épine proviennent de l'atrophie ou de l'absorption définitive des fibro-cartilages malades ; 2.º que la production d'une lame osseuse de formation nouvelle entre le périoste et l'os , unit souvent entre elles et par-dessus leurs fibro-cartilages alors conservés , deux vertèbres déviées par l'effet de l'état morbide de leurs moyens articulaires. Ces deux faits généraux supposent nécessairement la co-existence de l'inflammation , tandis que , parmi les précédens , il en est qui , démontrant la similitude des fibro-cartilages vertébraux et des fibro-cartilages sacro-coxaux , permettent d'appliquer à l'étude anatomico-morbide des premiers les résultats mieux connus de la même étude concernant les derniers.

§. IV. *Incurvations antéro-postérieures de l'épine.*

UNE difformité rare et bien plus urgente mérite une mention à part, quelques analogies qu'elle ait , d'ailleurs, avec celles que nous venons de signaler. Les incurvations proprement dites de l'épine , ne sont pas toujours d'un côté à l'autre ; il en est qui se forment d'avant en arrière et réciproquement. Or, il en résulte nécessairement une projection plus ou moins considérable d'un ou de plusieurs points de l'épine à l'intérieur du thorax ; ce qui fait que les difformités de cette espèce gênent bien davantage les fonctions du cœur et des poumons, et sont ainsi bien plus dangereuses.

L'état morbide capable d'incliner l'épine dans cette direction antéro-postérieure , peut n'affecter qu'un seul point ou un plus grand nombre ; il s'ensuit que l'épine peut présenter , comme dans les cas de l'espèce précédente., trois ondulations alternatives , dont la moyenne plus grande que les autres ; ou bien , une série plus nombreuse d'inflexions décroissantes , de la plus ancienne jusqu'à la plus récente.

Les effets qui résultent de ces difformités , sont ordinairement si graves , qu'il peut arriver aisément qu'on en ignore la cause , et que l'on ne soit occupé que de ses effets. L'observation suivante , que nous transcrivons du *Traité de l'Orthomorphie*, donnera une idée assez exacte des cas de cette espèce , sur lesquels il importe beaucoup de ne pas se méprendre.

OBSERVATION XIV.

« Nous avons observé un cas .... où la dépression du sternum , qui avait entraîné en arrière tous les cartilages de prolongement des côtes , était telle que le cœur était comme renfermé dans une espèce de berceau formé par les côtes gauches , beaucoup plus arquées qu'à l'ordinaire , en sorte que la main embrassait l'espèce de cylindre vertical qui logeait le principal mobile de l'articulation , et que l'on pouvait distinctement sentir et voir même le mouvement de toutes ses parties. Cet organe était peu gêné ; cependant, le malade éprouvait des palpitations douloureuses dans la nuit. Les battemens donnaient une forte impulsion extérieure ; mais ils étaient peu sonores. C'est surtout les poumons et les bronches qui avaient souffert par l'effet de cette difformité. Le sujet, âgé de 16 ans, doué d'une taille disproportionnée (cinq pieds six pouces), éprouvait de l'oppression , une toux fréquente , une expectoration puriforme et souvent sanguinolente, une fièvre assez vive avec des redoublemens marqués aux approches de la nuit. L'auscultation indiquait une respiration équivoque dans beaucoup de points , un râle muqueux à grosses bulles , étendu et profond. Ces phénomènes morbifiques étaient bien évidemment le résultat des difformités. Ils s'étaient manifestés et accrus avec elles ; ils cédèrent sans retour , après deux ans de durée , du moment que le traitement eut changé quelque chose de notable à l'état des difformités. »

— Les caractères dominans, dans le fait que nous venons de citer , sont la cambrure du sternum , le défoncement de l'épine et la

phlegmasie sub-aiguë du poumon et des bronches qui provenaient de cette déformation.
L'ensemble des symptômes formait un état
très-grave, lequel, cependant, était fort
accessible aux ressources de l'art. Il s'ensuit
que, dans les cas d'affection inflammatoire
indéfiniment prolongée, il importe de rechercher les causes; et, puisque certaines
déformations de l'épine peuvent produire de
semblables effets, il ne faut pas manquer
d'examiner la poitrine à nu. Or, dans de
semblables recherches, il est besoin de quelque habitude pour ne pas s'en laisser imposer, et ne pas croire que la déformation qui
porte l'épine vers le centre de la poitrine,
saute aux yeux du praticien le moins expé-
rimenté, et soit reconnaissable au plus simple coup-d'œil. Lorsqu'une telle déformation
a lieu dans la région inter-scapulaire, par
exemple, les deux omoplates, les deux muscles rhomboïdes qui semblent prolonger leur
plan en dedans, le muscle trapèze qui s'étend
de la nuque vers le bas du dos, et qui ni-
velle, pour ainsi dire, tout ce grand espace,
dissimulent une partie de la difformité, en
comblant, en quelque sorte, la dépression
qu'elle forme en arrière. Pour ne pas se

laisser aller à l'erreur, il est nécessaire de se souvenir que, dans cette région, l'épine doit être cambrée selon l'ordre naturel, de manière qu'elle présente en dehors une convexité. Or, cette voussure en devant n'existe pas, ce qui est déjà fort remarquable. En second lieu, les omoplates presque planes, posées sur une surface qui doit être très-notablement convexe, tant de la part des côtes que de celle des vertèbres dorsales, doivent être, jusqu'à un certain point, isolées par leurs bords, notamment le postérieur. Ces bords doivent au moins être exprimés, faciles à sentir, même au plus simple coup-d'œil. Il arrive, au contraire, dans les cas dont il s'agit, que les omoplates sont comme ensevelies, particulièrement leur bord postérieur, dans la dépression postérieure de l'épine; ces deux os ne sont sentis ou marqués que par un relief arrondi formé par le muscle sous-épineux, par le sur-épineux, par l'apophyse épineuse elle-même confondue avec eux, ressif dont la limite intérieure n'est pas définie, et que l'on ne sent pas mieux avec les doigts qu'avec les yeux seulement. Cet état des choses, cet aspect peuvent facilement en imposer à des praticiens peu versés dans cette sorte de recherches. Pour découvrir la vérité, pour la rendre bien sensible , il faut , après avoir dénudé le corps et l'avoir placé *debout*, ordonner au malade de croiser ses bras, devant lui , ou de porter et fixer ses deux mains sur sa tête. Dans ces deux attitudes , les omoplates sont amenées en dehors et en devant ; elles tournent , en outre , sur leur axe central , de manière que le déplacement de leur angle inférieur est le plus grand. Alors , on voit se découvrir la région posté- rieure de l'épine , et sa dépression est mise à nu. En même temps , même dans les cas les plus simples , ceux où la maladie n'a qu'un seul foyer, les balancemens subsidiaires supé- rieur et inférieur , qui sont nécessairement en saillie en arrière , ne peuvent manquer de fixer l'attention. L'apophyse épineuse de la dernière vertèbre cervicale doit bien for- mer une saillie sensible dans l'ordre naturel ; mais, il est tout-à-fait insolite que , dans la région qui lui succède , les apophyses épi- neuses disparaissent soudainement , ce qui rend la saillie d'autant plus remarquable. Elle l'est plus encore dans certains cas , où la dé- pression étant bornée à un petit espace , le *retour* supérieur comprend quelqu'une des vertèbres dorsales voisines du cœur , dont le relief se confond ainsi avec celui de la *proéminente*. Une disposition plus insolite encore est le retour ou le balancement inférieur, qui le plus souvent soulève , ramène en arrière les vertèbres lombaires , et place ainsi une convexité , une saillie , là où , dans l'ordre naturel, il devrait y avoir une dépression, une concavité.

Le diagnostic n'est pas aussi simple , lorsque la maladie qui déforme l'épine dans le sens antéro-postérieur , n'est pas bornée de la sorte et qu'elle a plusieurs foyers. Ordinairement chacun d'eux est médiocre , et nul ne fait une dépression sensible , sans que l'on prenne le soin de déplacer les épaules ; il faut même noter que le point déprimé étant peu étendu , il ne peut loger les omoplates. Ces deux os ne peuvent donc pas en paraître déprimés , effacés. Mais alors , deux remarques fort intéressantes, parce qu'elles conduisent à la connaissance de la vérité, consistent en ce que , un point de contour des omaplates répondant à la dépression de l'épine, celui-là se trouve comme isolé ; et ce phénomène est d'autant plus sensible , qu'il se prononce dans le même point du contour des

deux os parallèles , par la raison que la dépression de l'épine a lieu entre les deux os
et ne peut manquer de faire sentir ses effets
dans l'un et dans l'autre. La seconde remarque est fournie par la région lombaire : les
inflexions alternatives étant nombreuses dans
les cas dont il s'agit , il est impossible qu'elles
n'arrivent pas jusqu'aux vertèbres de cette
région , dont quelques-unes au moins sont en
saillie.

On a vu , dans le fait que nous venons de
citer , une cambrure très-remarquable du
sternum. Nous l'avons retrouvée quelquefois
dans les faits de la même espèce que nous
avons eu l'occasion de voir. Nous avons même
vu quelquefois la cambrure en sens inverse ,
c'est-à-dire , l'os présentant en devant une
concavité , au lieu d'une convexité ; mais ,
nous avons vu aussi les incurvations antéro-
postérieures de l'épine sans altérations dans
les formes du sternum , et l'on voit très-
souvent le sternum saillant ou déprimé , sans
altération des formes de l'épine. Néanmoins ,
les déformations spinales sont une cause si
puissante de celles du sternum , que , lorsque celles-ci existent, on est autorisé au moins
à rechercher celles-là.

Enfin, une remarque que nous avons déjà présentée, à propos des incurvations latérales, s'applique également aux incurvations antéro-postérieures. Il est rare que les contours de l'épine aient lieu dans une direction simple, parce que, presque toujours, il y a un peu d'obliquité; et la rotation que nous avons signalée comme propre à donner, par anticipation, les résultats équilibraux des ondulations successives, a lieu également dans les incurvations de l'une et de l'autre espèce.

Il va sans dire que les unes et les autres ne sont distinguées au fond, que parce que l'altération des fibro-cartilages inter-vertébraux qui les forme, est plus prononcée sur un point de la circonférence du contact. Il est même plus que probable qu'il suffit qu'il en soit ainsi dans le premier moment et dans le premier point altéré, pour que les conséquences de la première altération, les altérations subséquentes même, conservent le même caractère; et nous n'eussions pas proposé la distinction, s'il n'y avait, le plus souvent, d'aussi grandes différences dans les effets de la maladie par le seul fait de la direction particulière des déformations de l'épine.

Il est une autre espèce d'incurvations an-

téro-postérieures, dans laquelle toutes ou un
très-grand nombre de vertèbres prennent
part, de manière à former une grande courbe
régulière. Elle est d'autant plus remarquable,
qu'elle ne ressemble à rien de ce que nous
avons décrit jusqu'ici.

Portée au plus haut degré possible, cette
difformité transforme la totalité de la colonne
vertébrale, à partir de l'os sacrum jusqu'à la
région cervicale et quelquefois jusqu'à l'occiput, en une courbe uniforme et régulière,
représentant le tiers, la moitié d'un cercle;
inclinant la face vers le sol ou même en arrière, rendant la marche et la station impossibles, et le *decubitus* très-difficile. Nous
allons en citer un exemple très-important, tiré
de l'*Orthomorphie*.

OBSERVATION XV. (Planche LV).

« Un jeune homme, exerçant la profession
de tailleur d'habits, habitant un rez-de-chaus-
sée humide, avait éprouvé souvent des douleurs vagues et passagères dans les articulations des membres. Ces douleurs acquirent
plus d'intensité, produisirent une fièvre violente, et parcoururent ainsi toutes les articulations, de manière à mettre les jours du

malade en danger. Elles se fixèrent long-temps sur la colonne vertébrale et dans toute sa longueur ; en sorte que, tandis que la résolution avait effacé toutes les traces du rhumatisme dans les membres, le tronc demeura fixé dans la flexion la plus extrême qu'il soit possible d'imaginer, et comme on peut le voir par la figure ci-jointe. Lorsque nous observâmes le malade pour la première fois, deux ans après la guérison du rhumatisme , il ne pouvait se soutenir debout qu'à l'aide de béquilles ; et , en cette position , l'arc prolongé que l'épine décrivait en devant était tel , que la tête se trouvait située plus bas que les épaules et la face inclinée vers la poitrine. Un grand effort des muscles du cou parvenait à redresser la tête et à isoler la mâchoire. Le mouvement avait lieu entre les premières vertèbres cervicales, dont les articulations étaient un peu moins gênées ; mais cet effort ne pouvait durer que quelques instans.

« Il est toujours difficile de juger exactement par une description , le degré d'une difformité ; nous ne saurions donc garantir que, dans le cas que nous avons rapporté le premier , la difformité fût portée à un point extrême ; mais , quant à celui que nous avons observé, nous pouvons assurer qu'elle surpassait tout ce qu'on pourrait imaginer. Nous n'aurions jamais cru, si nos yeux ne l'avaient vu , qu'une inflexion antérieure de l'épine pût aller jusque-là , et nous aurions encore moins soupçonné qu'une pareille difformité fût susceptible de guérison , ni du moindre soulagement. Mais , ce que nous en raconterons dans la suite , prouvera que si cette affection peut entraîner les plus grands dangers dans la durée de son état aigu , les déformations qu'elle laisse , sont de toutes les moins difficiles à effacer. »

— Ce fait est très-remarquable par la forme particulière de la déformation , par la cause qui l'a déterminée, et par le résultat des procédés de l'art.

Il n'y a pas d'autre condition morbide que le rhumatisme, propre à déterminer l'inclinaison générale et uniforme de toutes les vertèbres en devant , de manière à former une courbe à peu près régulière. Si l'on considère cette cause dans le cas actuel, on sentira que le rhumatisme provoquant une phlegmasie égale dans tout l'appareil fibreux qui enveloppe les corps des vertèbres , particulièrement la région antérieure, et la seule permanence de cette phlegmasie doivent donner lieu à une rétraction des organes affectés, qui ne peut manquer d'incliner les vertèbres en devant. On conçoit aisément qu'il résulte une grande différence de la rétraction de tous les appareils fibreux antérieurs, et du ramollissement des fibro-cartilages. Dans le dernier cas, le déversement peut avoir lieu de toutes parts : une condition anatomique, une contracture accidentelle, un simple sentiment douloureux suffisent pour marquer la déviation. Mais, dans le premier, il ne peut y avoir d'inclinaison que dans un seul sens, la région antérieure, parce qu'elle est la seule dans le sens de laquelle s'exerce l'effort capable d'accomplir la déformation.

L'état rhumatique peut être borné à une partie de la colonne vertébrale, et donner lieu de la sorte à une *voussure* limitée. Les formes de la maladie sont moins frappantes; mais elles sont encore assez marquées pour être reconnues. Nous allons en citer un exemple non moins curieux que le précédent.

OBSERVATION XVI. (Planches I, II et III.)

Un jeune Espagnol, portant un nom célèbre dans les fastes des révolutions de cette nation, éprouva, à l'âge de 14 ans, et pendant son plus grand accroissement, de violens chagrins et des besoins. Obligé, pour dérober sa tête, à préférer souvent des habitations malsaines, il contracta un rhumatisme dont les effets se firent d'abord sentir dans les grandes articulations. Lorsque celles-ci furent délivrées, il survint des douleurs aux épaules, de l'oppression, de la toux, accompagnées de quelques crachats muqueux et rares. Bientôt, parurent des battemens violens du cœur, de la suffocation et de la fièvre. Cet ensemble de symptômes fit croire d'autant plus facilement à une maladie des ventricules, que la face se colorait en bleu, et qu'il se manifestait de véritables accès d'asthme. En conséquence, pendant près de deux ans, il fut saigné fréquemment au bras, et mis à l'usage de la digitale et de l'assa-fœtida. On prévint, en même temps, la malheureuse mère de ce jeune homme, qu'elle ne pouvait garder aucune espérance, que tout traitement, loin d'être curatif, ne pourrait être

que ruineux ; qu'il ne restait aucune ressource.

On le conduisit en France, et on nous le
montra. Il était grand ; il avait été fort, quoique blond. Son caractère moral était énergique ; sa volonté de guérir et de vivre pour la
vengeance (1), était ferme. La moitié supérieure de la région dorsale formait une courbe
antérieure très-prononcée ; dans le bas de la
région dorsale et dans la région lombaire, la
courbe se prolongeait, mais bien plus douce
et en formant un arc d'un bien plus grand
cercle. La rétraction des côtes moyennes opérée par l'effet de l'incurvation, avait amené la
partie inférieure du sternum en arrière, de
manière à cambrer cet os dans la même direction, à marquer une césure très-prononcée à l'épigastre entre le thorax et l'abdomen,
et à gêner beaucoup les mouvemens du cœur.
Les côtes moyennes gauches avaient éprouvé
une rétraction plus grande que les droites,
par l'effet d'une légère inclinaison latérale :

(1) Son père avait péri sur un gibet, victime du
plus lâche despotisme ; sa mère, vraie romaine,
élevait son fils dans l'espoir de le voir venger l'igno-
minie de son père, et soutenait le courage du jeune
homme par l'ambition de cet avenir.

il s'ensuivait une compression très-notable du cœur et les apparences d'hypertrophie des ventricules que l'on avait si vainement combattue. Le malade était affaibli par le traitement qu'il avait subi , autant que par la perturbation qu'éprouvait la circulation. Il avait de la toux , il crachait souvent des matières bronchiques sanguinolentes; il avait habituellement un peu de fièvre.

Malgré un état aussi grave en apparence , nous pûmes pronostiquer un avenir heureux, parce que toutes douleurs de l'épine , toute manifestation de rhumatisme avaient cessé, et que l'irritation d'un cœur comprimé, de poumons gênés , paraissant la seule raison de la fièvre et de tous les autres symptômes, la guérison du rhumatisme devait donner quelque facilité pour la restauration des formes , et pour faire cesser la gêne des viscères. Nous prononçâmes donc un succès certain , et l'enthousiasme du jeune malade se chargea de réaliser nos promesses. Il a si bien réussi, qu'il a pu prendre une part fort active à la dernière et malheureuse tentative d'affranchissement de sa patrie (1).

(1) En 1830.

Il est encore une espèce de difformité qui se montre assez souvent, qui dépend sans doute de causes bien variées, et sur laquelle on n'a que des données très-vagues. Elle a été appelée *torticolis*, et consiste dans l'inclinaison de la tête vers une épaule, avec ou sans rotation permanente de la tête du côté opposé à celui de l'inclinaison. Nous ne devons dire là-dessus que ce qui nous est bien connu, et ce qui peut passer réellement pour difformité.

Il sera question plus loin de l'affection tuberculeuse des vertèbres, particulièrement de leurs apophyses transverses ou obliques, qui donne lieu aux plus prolongées et aux plus difficiles à guérir de ces difformités.

Nous ne devons pas faire mention de l'affection paralytique des muscles sterno-mastoïdiens. Nous parlerons seulement de deux espèces qui sont peu connues, et qu'il importe de distinguer.

Une affection rhumatique des surfaces articulaires s'exerçant sur les apophyses obliques, donne souvent lieu à l'inclinaison de la tête et à la rotation du côté opposé. Les surfaces enflammées sont douloureuses, le sentiment instinctif de la douleur à éviter, déter-

mine une inclinaison et une rotation constantes de la tête, propres à éviter ce contact
et surtout la pression. Le rhumatisme pouvant se prolonger indéfiniment à l'état chronique, l'attitude vicieuse qui en résulte, ne
cesse pas plus que lui.

On peut distinguer l'espèce, en ce que le
point douloureux de la colonne vertébrale est
en arrière et latéral, répondant au côté de la
rotation de la tête et à l'opposé de celui de
l'inclinaison de l'oreille. On sent, en effet,
que cette combinaison porte l'apophyse oblique inférieure de la vertèbre supérieure, au-
dessus et en arrière du niveau de l'apophyse
oblique supérieure de la vertèbre inférieure.
Le muscle sterno-mastoïdien du côté sain
est tendu, mais dans la veille seulement ; il
est relâché dans le sommeil, et l'on peut le
surprendre en cet état et faire un effort de
restitution, auquel rien ne s'oppose alors que
la douleur. La tête ne peut être ramenée à sa
position naturelle, qu'autant que toute douleur, toute sensibilité insolite ont entièrement cessé dans les surfaces articulaires malades.

Une contracture musculaire, surtout celle
qui résulte de l'inflammation des muscles

7

sterno-mastoïdiens, peut donner lieu au même phénomène : alors, la face est tournée du côté sain, et l'oreille inclinée du côté malade. D'ailleurs, le muscle sterno-mastoïdien contracturé est tendu constamment, et oppose à la restitution de la tête une résistance, qui ne peut être vaincue qu'avec le temps et par des efforts progressifs.

Une autre espèce de rotation permanente de la face avec inclinaison de la tête en sens opposé, est déterminée par la briéveté native du muscle sterno-mastoïdien.

OBSERVATION XVII.

Nous avons vu une jeune enfant, née avec la rotation permanente de la tête à droite et l'inclinaison de la tête à gauche, au point que l'oreille de ce côté reposait sur l'épaule correspondante. Le muscle sterno-mastoïdien gauche était court, et l'équilibration simple de son antagoniste donnait pour résultat la position vicieuse que nous venons d'indiquer. La nature de l'affection a été complétement justifiée par la nature du traitement, qui a réussi et que nous indiquerons plus tard.

§. V. *Incurvation angulaire de l'épine.*

Nous comprenons dans cette dénomination les affections connues sous le nom de maladies de *Pott*, qui constituent les lésions organiques les plus graves des vertèbres.

Il paraît bien démontré aujourd'hui, que le développement de tubercules dans la propre substance des vertèbres, est la véritable raison de la maladie dont il s'agit. La dénomination de *carie*, appliquée par presque tous les écrivains à cette lésion, quand elle était inconnue dans sa nature, doit cesser maintenant que l'on peut déterminer l'espèce d'altération qui détruit, dans ces cas, la substance des vertèbres, et que l'on peut assigner son analogue dans les lésions des parties molles. Ainsi, nous conserverons la dénomination d'*affection tuberculeuse* des vertèbres, consacrée par l'un de nous. La distinction introduite par un autre écrivain et suivie par un grand nombre, en *carie superficielle et carie profonde*, doit être entendue comme celle qu'il faut admettre entre les tubercules qui naissent sur un point des surfaces extérieures et libres des vertèbres, et ceux qui se forment dans l'intimité de la propre substance de ces mêmes os. Il n'y a point de déformation primitive dans les cas de la première espèce; elle résulte nécessairement des lésions de la seconde.

Un point important de l'histoire des lésions de cette espèce, si utilement discuté dans ces derniers temps, et presque à la fois, en Allemagne par le savant *Wantzel*, et en France par le professeur *Delpech*, consiste en ce que, en général, les périostes ne périssent pas, du moins en totalité, dans cette espèce d'affection, et que cette membrane conservant ses propriétés malgré les épreuves morbides dans lesquelles elle se trouve si long-temps engagée, reproduit des lames, des masses osseuses autour des vertèbres perdues, très-capables avec les secours de l'art, de suppléer tout ce qui manque. Ce travail de nutrition appliqué à la restauration des vertèbres, est extrêmement précieux ; c'est lui qu'il faut avoir en vue dans tout le cours de la maladie.

Décrire ici cette dernière dans toutes ses phases, serait déplacé et superflu : il ne doit entrer dans ce travail que ce qui a des rapports directs avec les déformations de l'épine.

afin d'y exposer les ressources que l'art peut proposer sous ce même rapport.

En nous renfermant dans ce point de vue, nous devons dire que, dans les cas où des tubercules ont eu lieu sur le contour des vertèbres et déterminé la formation d'abcès froids qui se sont manifestés à l'extérieur sans incurvation anguleuse de l'épine, il faut se défier de la solidité de ce qui reste des corps des vertèbres. Si les tubercules sont liés entre le périoste et l'os, comme il arrive fréquemment, ce dernier est attaqué et détruit en partie par l'absorption. La destruction peut avoir été portée si loin, que ce qui en reste, réduit à une lame mince, ne suffit plus pour porter le poids du corps ou pour résister à de certains efforts ; en sorte qu'une rupture est possible et qu'une déformation soudaine survient, tandis qu'il ne paraissait pas qu'elle dût être à craindre. On n'aura pas de peine à concevoir que les accidens de ce genre, que l'on peut considérer comme l'espèce la plus dangereuse de fractures, sont accompagnés de plus grands dangers, à cause du très-prochain voisinage de la moelle-épinière, et de la participation de cet organe important ou de ses annexes aux conséquences fâcheuses d'un traumatisme accompli, au milieu d'une pareille lésion organique.

Quelquefois la rupture de ce qui restait du corps d'une vertèbre, affaibli par ce mode de lésion, se fait par un véritable événement, qui fait cesser tout à coup la faculté de se tenir debout et de se mouvoir sans douleur, avec le sentiment d'une solution de continuité et même quelquefois de crépitation, toutes les fois que le malade se meut. Nous allons en citer un exemple remarquable.

OBSERVATION XVIII.

Un jeune homme, âgé de 21 ans, éprouvait, depuis long-temps, de l'oppression, des palpitations du cœur accompagnées de douleurs, de toux sèche et de fièvre. La respiration n'avait presque pas de râle, mais seulement quelque sibilation. En arrière, sur le trajet de la colonne vertébrale, on sentait une égophonie bien prononcée; cependant, dans les précédens, rien n'annonçait qu'il y eût eu de pleurésie, et, pour le moment, l'absence de la respiration dans le lieu où l'égophonie se faisait remarquer, ne pouvait expliquer que cette dernière. Il n'y avait pas la moindre difformité à l'épine. Peu de jours après que nous eûmes vu le malade pour la première fois, il se montra une tumeur sous l'omoplate droite ; elle était fluctuante , mais presque sans douleur. Elle fut vidée par une piqûre. Une quantité énorme de sérosité roussâtre , mêlée à des débris nombreux de tubercules , expliqua tous les phénomènes précédens : un abcès froid avait succédé à la fonte d'une masse de tubercules formés devant les vertèbres dorsales moyennes ; le détritus avait donné lieu à une phlegmasie grave et étendue dans toute l'enceinte de la cavité qu'il avait habitée. L'évacuation procura quelque amendement ; et, quoique l'on ne pût pas se promettre grand'chose de bon de la suite d'un événement aussi grave , cependant on avait un avenir ; mais un incident vint tout détruire. Dans un violent mouvement que le malade avait fait avec ses bras , il éprouva un craquement, une vive douleur à la région inter-scapulaire , et dès-lors, les symptômes s'aggravèrent. La piqûre qu'il avait fallu réitérer, fournissait une grande quantité de matière fétide. Cet écoulement prit dans le dernier temps le caractère gangréneux , et le malade succomba. A l'examen du cadavre, on trouva le corps d'un grand nombre de vertèbres dorsales érodé par leurs faces antérieures et latérales ; plusieurs de ces excavations occupées encore par des débris notables et solides des tubercules ; d'autres tapissées par une production organique membraniforme, granulée ; quelques-unes entièrement nues. La vertèbre la plus profondément altérée était la sixième dorsale. Son corps creusé d'avant en arrière, n'avait conservé qu'une lame mince en arrière. Cette portion avait cédé, sans doute, à l'effort que le malade avait fait. Elle était rompue horizontalement, et le sang coagulé qui entourait les fragmens et qui avait infiltré le tissu graisseux intravertébral et comprimé les méninges, démontrait que l'accident avait eu lieu du vivant du sujet.

OBSERVATION XIX.

On trouvera dans l'*Orthomorphie*, deux faits de la même espèce qui sont fort instructifs. Le premier concerne une dame, chez laquelle une paraplégie ancienne donnait à suspecter l'état de l'épine, quoiqu'elle ne présentât aucune déformation, et qu'il n'y eût pas d'abcès froid manifeste à l'extérieur.

Néanmoins , dans un mouvement de rotation violente , il se fit une rupture dans la région lombaire , bien caractérisée par le craquement dans le premier moment , une crépitation manifeste dans la suite , l'impossibilité de faire le moindre mouvement à l'instant même et pendant plusieurs mois de suite , enfin par la guérison elle-même , qui eut lieu comme celle d'une fracture. Un second événement semblable survint dans une autre occasion , et se termina tout aussi heureusement , à la faveur des soins les plus assidus.

OBSERVATION XX.

Le second fait , cité dans le même ouvrage , concerne un soldat suisse qui ne cessait de contenir et d'assujettir sa tête avec les deux mains , et qui se plaignait d'un point tuméfié de la région cervicale attenant l'occiput. Des infirmiers l'ayant transporté sans précaution , le malade mourut soudainement dans leurs bras. L'apophyse odontoïde de la seconde vertèbre cervicale avait été profondément altérée par une masse tuberculeuse ; ce qui en restait venait d'être rompu dans le mouvement du transport , par le poids de la tête qui n'avait pas été soutenue.

OBSERVATION XXI.

Instruits par les détails du fait précédent, bien digne de faire une profonde impression sur l'esprit de tous les lecteurs, nous avons pu tirer un plus grand parti de l'étude d'un grand nombre d'autres, où nous avons vu de jeunes enfans ayant une courbure *angulaire* de la région cervicale, tenant leur tête à deux mains, ou lui fournissant seulement un point d'appui solide par une main ou les deux placées entre le sternum et le menton. Nous avons pu, par les inductions de ces faits, prévenir de funestes accidens, qu'il était facile de prévenir, notamment dans le cas suivant.

Un enfant, âgé de 5 ans, présentait, depuis un an, les symptômes d'une affection tuberculeuse de la région cervicale dans le corps de la quatrième vertèbre de cette région. Le poids de la tête était devenu très-incommode. Le petit malade la soutenait tant qu'il le pouvait avec ses deux mains ; mais ses forces étaient insuffisantes. Souvent son fardeau lui échappait ou éprouvait de notables secousses malgré ses efforts ; et alors , il pleurait amèrement , en indiquant la source de ses douleurs. Un appareil propre à fixer plus efficacement sa tête et à en faire une seule pièce avec le corps , le dispensa des soins d'une surveillance à laquelle il ne pouvait suffire , et assura son salut.

OBSERVATION XXII.

Des observations analogues furent fournies par un enfant , âgé de 8 mois seulement, dans lequel une déformation angulaire de la région lombaire , accompagnée des plus vives douleurs , toutes les fois que l'on imprimait le moindre mouvement à l'enfant ; annonçait un état déjà très-avancé de désorganisation du corps des vertèbres correspondantes. La nature et l'urgence des symptômes annonçaient combien il y avait à craindre qu'une rupture ne survînt , et qu'un enfant aussi jeune ne pût survivre à un événement aussi grave pour lui. Un appareil solide l'ayant assujetti et rendu tout mouvement impossible, cet enfant a été sauvé.

— Toute douleur persévérante dans la région de l'épine est suspecte à bon droit : cette forme est celle sous laquelle s'annoncent , en général , les lésions organiques de cette espèce. Quoiqu'une douleur soit un symptôme bien vague et que des causes bien variées puissent en produire dans cette région, néanmoins la marche de celles dont il s'agit , en est remarquable ; et lorsque l'on peut la constater , on ne risque pas une grande erreur , en pronostiquant une lésion organique. Ces douleurs sont spontanées ; elles n'ont jamais de causes sensibles. Elles sont vives , au point d'interdire tout mouvement , au moins pendant quelques jours. Elles sont profondes et fixes , quoique les malades ne puissent assigner un siége bien précis. Elles ne sont presque jamais suivies ni d'ictère , ni de vomissemens , ni d'hématurie , ni de rétraction d'un testicule. Elles cessent , mais de manière à laisser un trou facile à retrouver. Ce tableau suffit pour se tenir sur ses gardes , et même pour prendre un parti. Si l'on voit paraître ensuite un abcès froid , il n'y a plus de doute possible ; mais , il est tard alors pour les mesures à prendre. Heureusement que l'on peut joindre au tableau précédent une confirmation aussi valable que celle d'un abcès froid, sans courir les chances défavo-

rables et presque toujours fatales de cet événement. Avant que les débris des tubercules
aient assez fatigué les parties qui les renferment pour se frayer une voie au dehors,
ils forment une masse molle, demi-liquide
ou totalement liquide. Or, cette masse peut
être reconnue par la sthétoscopie.

OBSERVATION XXIII.

Un homme adulte fut atteint d'une esqui-
nancie assez grave, dont la guérison fut jugée
incomplète. Il en avait gardé des douleurs,
dont il indiquait le siége le long de la colonne vertébrale, en avant jusqu'à l'épigastre,
et en arrière jusqu'au niveau de la douzième
vertèbre dorsale. Dans le dernier point, les
douleurs avaient été assez vives pendant huit
jours pour l'obliger à garder le lit ; mais,
ensuite, les sensations de ce point avaient
diminué et se confondaient depuis dans celles
du reste de l'épine. Après des soins inutiles
qui avaient duré près de deux ans, le malade nous fut présenté. La circonstance des
douleurs plus vives qu'il avait éprouvées au
bas du dos, fixa notre attention sur ce point,
et nous détourna de l'histoire de l'esquinan-
cie, que les praticiens précédens avaient prise

pour point de départ et qui les avait égarés. Le
sthétoscope nous fit reconnaître une égophonie très-prononcée , répondant précisément
sous les quatre dernières vertèbres dorsales ,
et s'étendant vers l'un et l'autre côté de la
poitrine , d'environ trois pouces à droite et
à gauche. Il n'y avait pourtant pas la moindre oppression , et rien dans les précédens
ne pouvait donner l'idée d'une pleurésie
des deux côtés , qui eût pu donner lieu à un
épanchement. Nous conclûmes que la fonte
des tubercules développés sous le périoste des
dernières vertèbres dorsales , avait formé l'é-
panchement que les symptômes indiquaient ;
qu'il fallait s'attendre à un abcès par conges-
tion , et s'efforcer d'en diminuer l'importance
par des dérivations pratiquées à l'extérieur.
Des cautères furent établis ; l'état du malade
en fut amélioré. Mais , une collection fluctuante et d'origine profonde vint confirmer
le diagnostic , trois mois plus tard. La matière fit saillie entre le bord externe du muscle carré des lombes et le postérieur du
muscle oblique externe. Il est très-probable
que le malade a dû son salut à la possibilité
de former un diagnostic exact , assez tôt pour
réduire l'étendue de l'abcès froid , et rendre

ainsi l'épuisement de celui-ci moins dangereux qu'il ne l'est d'ordinaire.

— Lorsque les tubercules se développent
dans l'intimité du tissu osseux du corps
des vertèbres, leur masse suffit d'abord pour
soutenir le poids des parties supérieures,
même lorsqu'elle est assez volumineuse pour
avoir entraîné l'absorption de la plus grande
partie de l'os. Cependant, la masse morbide
finit par pénétrer jusque sous le périoste ;
elle le distend, elle l'enflamme, et quelquefois elle en fait périr quelques parties. Mais,
celles qui échappent à la destruction, fidèles
à leur destinée physiologique, organisent
sur leur surface profonde, devenue libre,
des lames, d'abord cartilagineuses, puis osseuses, qui s'unissent aux limites de la lésion,
et lui forment une enceinte incomplète et
qui, plus tard, peut devenir solide. Dans
les cas où la totalité, ou du moins la plus
grande partie des périostes s'est conservée,
il se forme une sorte de boîte plus ou moins
complète, avec des points plus forts qui
représentent des espèces de colonnes qui
s'étendent souvent d'une limite à l'autre. Cependant, quelques points de cette enceinte

cèdent et livrent passage aux débris des tubercules fondus, à la sérosité ou pus dans
lesquels les flocons sont suspendus ; il se présente une tumeur à la surface extérieure du
corps ; l'évacuation du contenu achève l'affaissement de la cavité intérieure que le déplacement des matières avait commencé. Cet
affaissement est complet , si , parmi les productions osseuses nouvelles , il n'en est pas
d'assez solide pour soutenir le poids du corps.
Il peut même arriver que l'inflammation qui
résulte du grand changement qui vient de
s'opérer , entraîne la mortification de toutes
ou de la plus grande partie des productions
osseuses nouvelles. Alors , point de guérison
possible. Mais , si , parmi ces productions nouvelles , il s'en trouve d'assez avancées pour
suppléer les parties perdues , l'affaissement
est médiocre , ou progressif, ou même nul.
Dans les trois cas , la guérison peut s'opérer.
Des fistules d'une très-longue durée taris-
sent enfin ; il se fait une véritable réunion ;
l'assurance des mouvemens se rétablit , et la
santé peut être recouvrée.

La peinture que nous venons d'esquisser
rapidement ici , n'est que la formule abrégée
d'un grand nombre de faits anatomiques ,

conservés textuellement et par des gravures , et dont il eût été trop long de faire ici des extraits étendus. Nous nous contenterons de citer les beaux travaux de *Sandifort* , le savant et magnifique ouvrage , publié par *Wantzel* dans ces derniers temps , et quelques-unes des gravures du *Traité de l'Orthomorphie*.

Il est facile de concevoir que , dans tous les cas de cette sorte , s'il survient des déformations de l'épine , elles sont constamment dirigées d'arrière en avant , et qu'elles doivent former un angle plus ou moins aigu. C'est toujours une perte de substance que la maladie a produite ou dans le centre ou dans la circonférence du corps d'une ou de plusieurs vertèbres ; et, lorsqu'une lame conservée jusque-là , vient à se rompre , les mouvemens en ont bientôt usé les fragmens , de manière à permettre l'affaissement le plus complet.

Ce dernier phénomène des frottemens et de l'usure qu'ils opèrent , donne souvent à la maladie et aux déformations une bien plus grande étendue. Deux surfaces osseuses dénudées ne peuvent frotter l'une sur l'autre sans se détruire : or , les circonstances de la maladie dont il s'agit , font nécessairement périr les fibro-cartilages inter-vertébraux , après avoir détruit les os sous-jacens. Dès-lors , les vertèbres situées au-dessus et au-dessous de la maladie , sont dénudées ; elles s'inclinent, se touchent, et tous les mouvemens du corps les usent. Souvent les malades rendent témoignage eux-mêmes de la partie sensible de cette destruction ; ils éprouvent une crépitation indolente , et, en même temps , on observe une grande augmentation des déformations de l'épine. Ainsi , tandis qu'une seule vertèbre était atteinte dans le principe , un bien plus grand nombre peut se trouver détruit dans la suite. Les gravures publiées dans l'*Orthomorphie* , et dessinées par l'auteur, offrent un bel échantillon, où l'on voit onze vertèbres contiguës comprises dans la même destruction ; et la coupe oblique des fragmens conservés , ainsi que le déplacement progressif et manifeste des pièces osseuses de nouvelle formation , parmi lesquels il y a une colonne fort volumineuse , attestent que cette énorme destruction n'a pas été opérée primitivement par les tubercules , mais bien consécutivement et par les frottemens réciproques des surfaces osseuses dénudées. Cette remarque était importante à constater , parce qu'il s'ensuit la nécessité de prévenir les mouvemens et la possibilité d'empêcher ainsi l'accroissement du désordre, point par lequel l'étude des affections tuberculeuses des vertèbres rentre parfaitement dans celle des incurvations de l'épine.

Les faits anatomiques , aussi bien que l'observation pratique , démontrent une différence notable dans la marche de la maladie dont il s'agit et dans ses apparences extérieures , lorsqu'elle affecte la région cervicale. Les vertèbres de cette région ont un corps peu épais, mais plus large ; les parties latérales y forment une masse plus grande relativement à celle du corps , et elles ne sont séparées de ce dernier, que par des échancrures moins étendues que celles des autres vertèbres ; les trous conjugués n'avaient pas à admettre des nerfs aussi volumineux ; si ce n'est inférieurement. Il suit de ces dispositions , que les tubercules naissans dans le corps des vertèbres cervicales peuvent s'étendre latéralement et produire des incurvations qui n'ont pas toujours leur sinus tourné exclusivement en devant ; souvent , la face est portée obliquement vers le côté opposé à celui de la maladie, et quelquefois la torsion est très-prononcée. Non-seulement, la seule interposition de la masse formée par des tubercules saillans à l'extérieur, suffit pour dévier ainsi les vertèbres précédentes et la tête ; mais encore l'engorgement du périoste des apophyses transverses, des obliques, peut en augmenter le volume, au point que les vertèbres en soient soulevées, déplacées, tordues. On peut contempler dans le *Museum anatomicum de Sandifort*, une pièce anatomique de cette espèce fort curieuse, dans laquelle on voit une production osseuse qui passe de l'os occipital aux apophyses des deux vertèbres suivantes et qui les a confondues ; on voit dans la structure des parties, très-exactement rendues par le dessin, des preuves évidentes que l'inflammation des périostes est la seule cause qui ait pu provoquer une pareille production anormale, et souder ensemble la tête et les premières vertèbres dans un état de déplacement qui intercepte très-notablement le canal vertébral. Pour déplacer les pièces, pour réduire ainsi une cavité importante, il a fallu de la force : il serait impossible d'en assigner la source, si l'on ne considérait que l'inflammation progressive des périostes qui, placés si près, ont dû se toucher bientôt, a été suivie immédiatement de la formation de masses osseuses au-dessous, et que l'un et l'autre ont dû faire l'office d'un coin.

Nous avons cité ce fait, parce qu'il est fort connu. Nous pourrions en ajouter d'autres, tendant à donner la même démonstration : nous nous contenterons d'un seul qui nous est propre et que nous choisissons de préférence, parce qu'il présente une différence importante, et dont nous ne connaissons pas d'autre exemple.

OBSERVATION XXIV.

Un jeune homme éprouva des douleurs à la nuque, accompagnées d'une tuméfaction attenant l'os occipital. La tête se renversa en arrière, au point que l'occiput touchait la région postérieure du cou. Après bien des vicissitudes, il devint paralytique des quatre membres ; mais il conserva l'usage des sens. Au bout de deux ans, il mourut soudainement dans un mouvement brusque qui avait porté l'extension de la tête à un point extrême. L'autopsie présenta les traces d'une affection tuberculeuse qui avait détruit l'arc postérieur de la première vertèbre cervicale

et une partie de ses masses latérales : il s'ensuivait de cette dernière altération, une *chute*
des condyles de l'os occipital en arrière et
une inclinaison inévitable et constante de la
tête de ce même côté. Le poids constant de
l'occiput sur la région postérieure du cou,
avait donné lieu à deux phénomènes très-
remarquables : par le premier, les restes de la
première vertèbre cervicale étaient demeurés
inclinés en arrière, appliqués immédiatement
sur la lame postérieure de la seconde, et y
avaient été unis par un *travail ossifiant* ;
par le second, l'apophyse odontoïde de la seconde vertèbre se trouvait couchée obliquement d'avant en arrière par le centre du
trou occipital, n'étant séparée du point mé-
dian postérieur que par un intervalle de cinq
lignes, le divisant presque en deux parties
latérales, et comprimant nécessairement la
moelle-épinière dans le point même de son
origine. De là, sans doute, la paralysie générale dans laquelle le malade a vécu, et la
mort soudaine qui a terminé ses jours.

— On voit, dans ce fait, l'exemple d'une
altération dont on n'avait pas encore parlé,
la destruction des lames postérieures des

vertèbres. On voit, en même temps, quel danger accompagne cette variété de l'état tuberculeux des vertèbres. La maladie ayant lieu au cou, le malade ne peut soutenir sa tête, comme lorsqu'elle s'incline en devant, c'est-à-dire, lorsque c'est le corps de ces os qui est atteint. Car, dans ce dernier cas, l'*imbriquement* des lames postérieures, les ligamens jaunes, les supérieurs, les inter-épineux, le cervical postérieur, etc., résistent, fixent ces mêmes lames, et conservent au canal sa longueur normale. Dans les cas contraires, il faut que les corps des vertèbres culbutent les uns sur les autres; il n'y a rien à leur région antérieure qui puisse préserver du glissement, comme le font en arrière les apophyses épineuses et les obliques. Les corps des vertèbres sont des espèces de cubes, et dans cette forme leur inclinaison postérieure doit tendre à les placer selon la diagonale de leur action verticale, ce qui alonge d'autant le canal vertébral et tend à gêner singulière-ment la moelle-épinière. On doit sentir bien vivement, par cet aperçu, de quel prix serait, en pareil cas, le repos et l'assujettissement artificiel de la tête.

OBSERVATION XXV.

Nous conservons des pièces anatomiques, desquelles il résulte bien manifestement que les tubercules prennent naissance dans l'épaisseur des apophyses des vertèbres, notamment des transverses. Il est indubitable que, alors, le port de la tête est latéral et oblique. Ces cas méritent une grande attention; ils peuvent être confondus avec une contracture musculaire symptomatique d'une affection de la moelle-épinière, ou dépendante d'un état rhumatique des surfaces diarthrodiales des apophyses obliques d'un côté, ou avec une incurvation de l'épine provenant de l'état morbide des fibro-cartilages intervertébraux. Il faut de l'attention pour reconnaître une intumescence distincte de l'apophyse transverse, avec liberté du glissement des apophyses obliques et de l'inclinaison élastique des corps des vertèbres, même de celle qui est atteinte : la tumeur est indolente, à moins qu'elle n'emprunte la douleur à la distension des parties molles. Les nodosités particulières de la tumeur, la fluctuation de quelques-uns des points de sa périphérie, caractère de fonte et de suppuration qui, sans symptômes d'un véritable phlegmon, dans cette région et à cette profondeur, devrait être grave, suffisent pour caractériser l'espèce, maintenant surtout que l'on sait que les tubercules peuvent se développer dans un point aussi peu étendu.

§. VI. *Déformation propre du corps des vertèbres.*

C'est immédiatement après les incurvations anguleuses de l'épine, qu'il faut placer les considérations touchant une affection, d'où résultent des inflexions vertébrales à peu près semblables, au moins dans quelques cas.

Nous dirons plus loin, en exposant les causes des difformités, qu'une maladie fort peu connue dans sa nature, prive les os de leur solidité; que cette maladie peut affecter la totalité du squelette ou quelques parties seulement; que, par l'effet d'un accident, un seul os, un seul point dans un os, peut être mis dans le même état.

Nous devons dire ici que, lorsque le corps d'une ou de plusieurs vertèbres est privé de solidité, si l'épine vient à perdre son équi-

libre , ou seulement par l'effet de ses balancemens naturels , les os soumis à une pression
démesurée , par rapport à leur consistance ,
en sont déformés. Les pièces anatomiques
conservées dans tous les cabinets, attestent
qu'il y a trois espèces bien différentes de ces
déformations.

La première , la plus simple , celle qui
paraît émaner naturellement des formes les
plus normales de l'épine , consiste dans un
affaissement perpendiculaire , qui rapproche
directement , autant qu'il se peut , les faces
supérieure et inférieure du corps d'une
vertèbre. Le rapprochement direct , dans la
rigueur du mot , est impossible , parce que
les lames postérieures résistent : jamais , en
effet , le ramollissement ne s'y trouve aussi
avancé ; mais , les faces supérieure et inférieure se rapprochent par l'effet d'un arc de
révolution , dont le centre serait le point articulaire des apophyses obliques. Il y a donc
un déplacement plus étendu dans le bord
antérieur que dans le postérieur des deux
tables ; par conséquent , c'est une coupe cunéiforme d'arrière en avant , que présente le
corps d'une vertèbre après cette déformation.

La seconde espèce provenant de la même

origine , est une dépression toute semblable , mais affectant un côté. La même raison qui préserve la région postérieure dans le cas précédent , fait ordinairement dans celui-ci que l'affaissement n'est pas directement latéral , mais oblique en devant. Il est des cas , cependant, dans lesquels l'affaissement est purement latéral : ceux , par exemple , où la rotation que nous avons signalée plus haut , et qui paraît destinée à suppléer aux balancemens alternatifs , est bien prononcée ; mais , comme cette même rotation provisoire se conserve alors et devient définitive , que l'altération de forme des os tend même à l'exagérer , on en voit aisément la cause dans les pièces anatomiques.

Les déformations de la troisième espèce sont plus difficiles à concevoir. Les faces supérieure , inférieure et latérales du corps d'une vertèbre considéré de face , circonscrivent un parallélogramme losangoïde. Les lignes que ces faces représentent , sont parallèles entre elles , mais elles se coupent sous des angles alternativement aigus et obtus. On dirait qu'une force a été appliquée aux régions supérieure et inférieure , et les a fait marcher en sens inverse. Cette déformation ne se rencontre que dans les épines qui ont subi le dernier degré de l'incurvation latérale, où l'une des ondulations a été portée fort au-delà de la ligne médiane, et où les ondulations *subsidiaires* n'ont pu rétablir l'équilibre que très-imparfaitement. Dans ces mêmes cas, les corps inter-vertébraux sont d'une grande épaisseur et ont acquis un relâchement extrême. Le point malade de l'épine ne fait plus l'office d'une colonne ; ses grands écarts lui ont donné réellement celui d'un *lien*, d'un *étrier*, qui suspendrait latéralement le poids des parties supérieures. Il s'ensuit d'abord l'alongement des fibro-cartilages, et pour les corps des vertèbres placées réellement *de champ, un tirage appliqué à leurs faces supérieure et inférieure, qui tend à les faire marcher parallèlement, mais en sens inverse, et qui réalise cette tendance* (1).

(1) Les faits de cette espèce ne sont pas les seuls où le tirage peut être signalé comme cause de déformation dans les os. Nous aurions pu nous étendre ici sur l'ampliation du crâne par l'hydrocéphale, celle des fosses nasales par des polypes, de la fosse orbitaire, du trou optique, du sinus maxillaire, par des tumeurs de diverse nature ; mais, ces considérations ne

Il n'y a pas de doute que ces sortes de déformations ne doivent accompagner celles que détermine l'espèce d'affection morbide qui prive tout un squelette de sa solidité; mais, il est remarquable que le rachitisme épargne souvent l'épine. Il est bien plus ordinaire de trouver les déformations des corps des vertèbres, dans les cas des difformités extrêmes de l'épine, sans aucune trace de déformation rachitique des os des membres. Nous le disons ici à dessein et dans l'intention d'inspirer aux praticiens, sur ce point, moins de sécurité que ne pourrait leur inspirer l'absence de tout symptôme rachitique. Il est important de constater dans les inflexions de l'épine elle-même, s'il y a ou s'il n'y a pas déformation proprement dite des os. Or, ce que nous venons de dire et dont l'exactitude peut être vérifiée par le plus simple coup-d'œil jeté sur un grand nombre de squelettes de rachitiques, prouve que l'on ne peut être rassuré par la bonne conservation de la rectitude des membres.

sont pas de notre sujet. Il nous suffit de les indiquer ici comme analogues et probantes.

C'est un jugement direct qu'il s'agit de porter, et malheureusement il est très-difficile.

Toute grande déviation de l'épine qui en a porté les contours fort au-delà de la ligne médiane, et qui n'a point été suffisamment rachetée par les balancemens contraires, est indubitablement dans ce cas, si d'ailleurs l'épine est solide et si la déambulation se fait avec assurance malgré le *désaplomb*. Mais il y a aussi alors consolidation des pièces par des productions osseuses, et il n'est nullement intéressant d'avoir pu élever jusque-là le diagnostic.

Lorsque, avec ces mêmes dispositions, la marche se fait mal, avec précaution, avec une sorte de défiance ; lorsque, pour suppléer au défaut de balancemens subsidiaires, le difforme jette obliquement de côté la masse entière de son corps, il est très-probable que quelqu'une des vertèbres comprises dans l'inflexion primitive, est déprimée sur le côté qui répond au sinus de la courbe. Cependant, cette induction n'est pas tellement fondée, que l'on ne puisse bien rencontrer avec ces apparences des épines très-faciles à redresser, plus faciles même, précisément à cause du grand relâchement des fibro-carti-

lages qu'une aussi grande déviation suppose.
Nous exposerons, à propos du traitement,
des faits dignes du plus grand intérêt sur ce
point.

Il faut donc chercher d'autres données
pour parvenir, s'il se peut, à la connaissance
à priori, des déformations proprement dites
des corps des vertèbres. On pourra les trouver quelquefois dans un examen attentif de
l'état des apophyses épineuses et transverses
des vertèbres affectées. Les premières présentent une déviation plus grande que celle des
vertèbres supérieures et inférieures ; les secondes, un degré de rapprochement extrême.
Il faut faire cet examen, le sujet étant debout, et pratiquer, en même temps, l'extension sur la tête par une petite moufle.
Alors, on verra se réduire toutes les autres
inflexions de l'épine, et le point où l'on a
dû remarquer la déviation et le rapprochement extrêmes des apophyses épineuses et
transverses résister : en recommençant plusieurs fois l'alternative d'extension et de relâchement, on verra se reproduire les mêmes
phénomènes. Mais, on sent aisément qu'il
faut un grand degré de maigreur et une
grande attention, pour saisir, avec l'exacti-

tude nécessaire, des remarques aussi délicates. Aussi, conseillons-nous aux praticiens, même après le plus mûr examen, de demeurer dans le doute et de ne faire qu'un pronostic conditionnel. La circonspection que nous recommandons ici, est d'une grande importance, pour ne compromettre ni le crédit de l'art, ni la probité de celui qui le pratique; car, il est impossible de rien changer aux déformations proprement dites des corps des vertèbres.

ARTICLE TROISIÈME.

Description des difformités du thorax.

Nous avons déjà parlé de la cambrure ou inflexion d'avant en arrière du sternum dans sa longueur, phénomène symptomatique de l'incurvation de l'épine, soit d'avant en arrière, soit d'arrière en avant. Dans l'un et dans l'autre cas, la hauteur de la poitrine, l'étendue de son axe est diminuée; et comme, dans l'état naturel, le sternum se trouve un peu plus cambré en arrière, la pression que les parties environnantes exercent sur ses extrémités, tend facilement à augmenter cette légère courbure. On connaît parfaitement d'ailleurs , que , lorsque l'épine se jette à l'intérieur de la poitrine par une de ses incurvations , elle pousse les côtes moyennes en devant , et avec elles le milieu du sternum ; et en rétractant , au contraire , les côtes supérieures et les inférieures , elle amène , dans le même sens , les extrémités de cet os. Il est facile de concevoir aussi qu'une disposition contraire de l'épine doit produire des effets opposés sur le même os. On observe , en effet , que lorsqu'une forte inflexion inter-scapulaire tourne son sinus en devant , en général le milieu du sternum est amené en arrière ; il présente une excavation en devant , et les côtes inférieures forment une projection dans cette direction , qui simule assez bien le pavillon d'une cloche. Cependant, ce phénomène n'est pas tellement constant qu'il n'arrive souvent le contraire ; car , on voit quelquefois l'épine courbe en devant , et le sternum cambré en arrière. En examinant attentivement l'état des choses , on s'aperçoit que , dans ces cas , les côtes moyennes se sont prêtées à la voussure antérieure de l'épine , sans fixer le milieu du sternum dans un sens postérieur , parce qu'elles se sont laissées redresser par l'effort qui a projeté le milieu de l'épine en arrière : alors , les parties supérieures pesant sur le haut du sternum , et les viscères abdominaux résistant à son extrémité inférieure , d'ailleurs assujettie par le diaphragme , la totalité de l'os se laisse cambrer en arrière (1).

Il est une autre pression du sternum que l'on nomme *en carène ,* qui provient de l'affaissement égal ou inégal des côtes et du redressement plus ou moins complet de leurs courbures normales. Dans le rachitisme , le poids des bras laisse une empreinte remarquable sur les côtés de la poitrine.

Une pleurésie , une pneumonie , des cavernes tuberculeuses du poumon guéries par l'oblitération de la cavité , sont autant d'occasions dans lesquelles les côtes , leurs cartilages , une partie du sternum sont souvent rétractés et entraînés plus ou moins fortement dans l'intérieur de la poitrine. Les causes de ce phénomène , sur lesquelles ce n'est pas ici le lieu de nous appesantir , ont été développées , d'une manière satisfaisante ,

(1) Nous prenons , dans toute courbure , la direction du sinus pour détermination.

dans ces derniers temps. Il suffit de dire qu'il importe, pour le pronostic et pour l'adoption d'une méthode thérapeutique , de constater la cause spéciale qui a opéré la rétraction des côtes et du sternum. Cette déformation et celles qui lui sont liées , comme cause ou comme conséquences , sont au-dessus des ressources de l'art , quand il s'agit de cicatrices intérieures ; on peut opérer quelque changement , lorsqu'il s'agit d'autre chose.

Au reste , quelle qu'en soit la cause , la rétraction fort étendue du sternum et des côtes , surtout du côté gauche , peut transporter ces os si près du cœur ; qu'en embrassant avec la main le *berceau* formé par les côtes correspondantes , et qui est ordinairement alors fort étroit , on sent l'organe battre presque dans la main.

Il est impossible que l'épine subisse ces grands dérangemens dans sa rectitude , sans en entraîner de considérables , soit dans la formé , soit dans la solidité des articulations des côtes. Ainsi , une forte incurvation latérale a-t-elle lieu , ces os lui résistent plus ou moins ; ils sont solidement articulés avec les corps de deux vertèbres et l'apophyse transverse de l'une d'elles ; ils sont articulés

solidement avec le sternum. Si les articulations ne cèdent pas, il faut que les formes
de l'os changent ; mais, si les articulations
peuvent être vaincues, il y aura beaucoup
moins de déformations. C'est pourquoi, dans
le côté vers lequel l'épine s'est portée, l'extrémité postérieure des côtes a éprouvé une
incurvation extrême, et, du côté opposé, ces
os ont été redressés.

En même temps, vers ce dernier côté,
celui du sinus de la courbure latérale de
l'épine, ces mêmes os sont extrêmement
rapprochés entre eux ; ils se touchent, se
pressent, se croisent ; leurs périostes s'en-
flamment, s'unissent, et les côtes voisines
finissent par se trouver confondues par un
cal osseux. Un si grand nombre de faits de
cette espèce ont été publiés avec des gravures : ce cas est si bien constaté, qu'il nous
paraît superflu de placer ici quelques observations que tout le monde connaît. Mais
cette disposition, quoique bien connue par
des pièces anatomiques nombreuses et plusieurs fois analysées par divers écrivains,
est importante à constater : elle explique
pourquoi, dans certains cas d'inflexion assez
récente et médiocre de l'épine, un obstacle

invincible et douloureux s'oppose au redressement; pourquoi, dans certains cas, dans
les premières épreuves de la tension et quelquefois long-temps après, il survient des
douleurs vives, accompagnées d'oppression,
de palpitations démesurées des ventricules,
enfin tous les phénomènes propres à faire
craindre l'hypertrophie du cœur, qui cèdent cependant, au bout de quelque temps
de traitement, et laissent la liberté de suivre avec le plus grand avantage, une méthode de traitement plus active et qui paraissait dangereuse auparavant.

OBSERVATION XXVI. (Planches XXVI et XXVII.)

UNE demoiselle, âgée de 15 ans, née de
parens sains et robustes, douée elle-même
d'une bonne constitution et d'une taille déjà
avancée, eut une coqueluche qui subsista
long-temps et produisit un grand amaigrissement. Des douleurs se firent sentir dans la
région inter-scapulaire, et bientôt dans toute
la longueur de l'épine. On s'aperçut que la
taille se déformait : l'épaule droite s'éleva ;
elle devint prodigieusement saillante, et la
respiration devint courte. Des douleurs se
firent sentir, par intervalles, dans le côté

gauche au-dessous du sein , mais sauf une grande intensité. Enfin , l'affaiblissement progressif du corps et l'augmentation de la difformité déterminèrent les parens à nous amener la malade. Elle avait 17 ans , lorsque nous la vîmes. La difformité consistait dans une incurvation latérale à un seul foyer , situé dans la région inter-scapulaire, avec deux balancemens. Le sinus de la principale inflexion était tourné à gauche. Depuis dix-huit mois , la douleur du côté gauche avait entièrement cessé ; les fonctions se faisaient assez bien , excepté l'appétit qui était médiocre , inégal , et les digestions qui étaient souvent imparfaites. L'extension pratiquée sur le sujet debout , démontra une assez notable extensibilité, exempte d'inconvéniens. Les apophyses épineuses dans l'incurvation primitive étaient fortement déviées ; les transverses paraissaient fort rapprochées. Nous devions craindre l'affaissement latéral d'une ou deux vertèbres dans le foyer ; en conséquence, nous crûmes ne devoir promettre qu'une amélioration et nullement la guérison.

Le traitement fut commencé. Il consistait en exercices gymnastiques choisis et une extension parallèle médiocre. La jeune per-

sonne supporta bien l'extension ; elle encou-
ragea elle-même à l'accroître. Elle n'eût pas
d'inconvénient, et l'on obtint une grande ouverture dans l'inflexion primitive de l'épine.
La malade avait de l'adresse ; elle se livra
aux travaux gymnastiques avec ardeur. Elle
avançait et se félicitait chaque jour , lorsqu'il survint des douleurs au côté gauche ,
dans le point où elles avaient existé , et accompagnées de battemens de cœur de plus
en plus incommodes. L'oreille ressentait à
chaque contraction ventriculaire une impulsion forte et sonore , et un bruit de soufflet
assez prononcé. En même temps , il survint
de l'oppression et le pouls devint vif et dur ,
sans que néanmoins aucune fonction , ni
même l'appétit qui s'était fort amélioré , en
fussent altérés.

Il fallut suspendre tout traitement , et s'occuper de l'incident qui venait de se montrer.
Jamais le cœur n'avait rien présenté de remarquable jusque-là. Le douleur avait précédé le développement des autres symptômes ,
et elle avait paru dans un point où elle avait
eu lieu pendant la formation des inflexions
de l'épine. Il était très-probable qu'il s'était
fait des adhérences, ou entre le péricarde et

le poumon ou la plèvre costale gauche, ou entre les périostes des côtes gauches; que l'extension avait alongé ou peut-être rompu ces points d'adhérence, et que l'excitation qui en était résultée, s'était communiquée au cœur lui-même. Plusieurs saignées au bras furent pratiquées ; des sangsues furent appliquées au côté gauche; le cyanum de potassium, la teinture de digitale, l'extrait de jusquiame, celui d'aconit, l'asparagine furent successivement employés pendant trois mois. La malade n'était plus étendue, mais elle passait la nuit et une partie du jour sur un lit dur; elle avait suspendu tout travail gymnastique. Les douleurs s'amendèrent, les battemens du cœur devinrent naturels, le bruit du soufflet cessa, le pouls perdit sa dureté et sa vivacité ; en un mot, tout rentra dans l'ordre naturel. On essaya de reprendre l'extension et la gymnastique ; elles n'eurent pas d'inconvéniens. Le traitement fut repris en entier et porté assez rapidement au même degré d'intensité, sans susciter les symptômes précédens. L'alongement obtenu auparavant sur l'épine s'était conservé : il fit de grands progrès.

(137)

— Certainement, il n'est pas possible d'admettre qu'il y a eu hypertrophie des ventricules du cœur, et qu'elle ait été guérie. Cette maladie nous eût paru fort étrange à l'âge de la jeune personne : dans ce qui l'entourait, rien n'aurait pu en rendre raison. Son développement soudain aurait supposé quelque rupture dans les valvules ; mais alors, pourquoi pas de syncopes, la coloration bleue de la face, etc. ? La dureté du pouls et la douleur du côté gauche nous parurent mériter une grande attention ; et, comme ces deux symptômes ont disparu ensemble, de même qu'ils avaient paru de concert, nous avons cru qu'ils avaient une liaison très-intime. Aujourd'hui, après l'événement, nous serions encore plus étonnés qu'une hypertrophie des ventricules, les conséquences de la rupture d'une partie des valvules auriculo-ventriculaires, fussent guéries assez complétement et en aussi peu de temps, pour permettre de reprendre le traitement, et à la malade de se livrer à la gymnastique la plus active sans le moindre symptôme. Certainement, il s'est fait quelque rupture ou quelque alongement d'adhérences provenant de la difformité : nous sommes portés à croire qu'il s'agissait des côtes gauches, et que la phlegmasie légère qui s'en est suivie, s'est propagée par la plèvre au péricarde et jusqu'au cœur. Il nous paraît impossible de concevoir autrement l'accident et sa guérison, bien plus complète que nous n'aurions osé l'espérer.

Les changemens opérés sur la courbure naturelle des côtes par l'influence des incurvations de l'épine, sont d'une grande importance à bien constater; ils sont un incident très-fâcheux, qui ajoute beaucoup aux difficultés du traitement. Il peut être très-possible d'agir sur des vertèbres, de changer leurs rapports, leur situation, et par là, les formes de l'ensemble de l'épine et de ses parties. Mais, comment agir sur des côtes? Comment rétablir la courbure qu'elles ont perdue dans leur partie moyenne, et effacer la courbure extrême qu'elles ont contractée près de leur extrémité spinale? On n'a que des moyens fort indirects, ou entièrement nuls. Le plus heureux est que les articulations spinales des côtes se soient trouvées assez défectueuses pendant la formation des inflexions vicieuses de la colonne vertébrale, pour qu'elles aient pu ne pas partager les écarts de celle-ci. Alors, ces os sont singulièrement inclinés vers le bas ; ils forment avec l'épine l'angle le plus aigu possible. Mais, ils ne sont pas déformés ; leurs courbures sont naturelles. Si, au lieu de chercher, dans ces cas, à raffermir d'abord les articulations relâchées, on commence par restaurer l'épine, il est possible que l'on profite d'un heureux accident, et que l'on parvienne à rétablir tous les rapports naturels. Mais, si l'on constate, *à priori*, la déformation des côtes, il ne faut pas manquer de prévenir que la saillie qui en résulte pour les reliefs extérieurs de la poitrine, se conservera malgré la plus parfaite restauration de l'épine. Malheureusement le public, qui ne connaît pas la dépendance mutuelle des diverses parties du squelette, qui ne voit, dans une gibbosité, que la saillie d'une épaule, et qui appelle épaule toute la région supérieure latérale du tronc, n'est nullement disposé à tenir compte du bien que l'on a pu faire malgré cette exception. N'importe : cette injustice n'est qu'une raison de plus pour justifier la circonspecte réserve que nous recommandons.

ARTICLE QUATRIÈME.

Description des difformités du bassin.

Les difformités qui sont du ressort de l'obs-
tétrique, ne doivent nous occuper ici que par
rapport à deux points par lesquels elles se
rattachent à notre sujet.

1.º On ne peut presque pas assigner d'exemple de défaut de développement du bassin ,
au point de nuire à la parturition. Les déformations de cette enceinte osseuse qui
peuvent nuire à l'importante fonction à laquelle elle prend une si grande part, proviennent presque toutes du rachitisme. Le
défoncement de la cavité cotyloïde , d'un
seul ou des deux côtés ; l'inclinaison de la
symphyse pubienne vers un côté ; le rapprochement direct des régions pubienne et sacrée ; l'inclinaison réciproque des tubérosités
ischiatiques qui rétrécit l'arcade pubienne ,
etc. , sont des phénomènes de dépression
plus ou moins étendus de l'enceinte pubienne , opérée par le contact et la pression
mutuelle des os contigus , la contracture
musculaire , etc. Il est donc bien important ;

dans la vue de la parturition, d'épargner au bassin le poids du fardeau des parties supé-rieures, toutes les fois que les os ont perdu leur solidité : le *decubitus* horizontal est alors une mesure d'une haute importance. Il ne saurait suffire, sans doute, pour prévenir toute déformation du bassin : nous montre-rons plus loin que la contracture musculaire est le grand agent de déformation dans ces cas, et il agit dans toutes les attitudes ; mais on écarte, au moins parfois, les occasions que les pressions osseuses pourraient fournir, et c'est un point important.

2.° Toutes les fois que des déformations de l'épine ont lieu dans des conditions ra-chitiques, il faut se garder d'exercer sur le bassin la moindre violence, ni directe, ni indirecte, dans des vues de restauration spi-nale ; il serait superflu d'en développer les raisons.

Il faut signaler ici, 1.° le relâchement de l'articulation coxo-sacrée, qui donne un mou-vement insolite à l'os coxal ; 2.° les luxations du fémur non réduites ; 3.° les vices de déve-loppement dans les parties qui concourent à l'articulation coxo-fémorale.

§. I.er

QUELQUE solide que soit l'assemblage de l'os coxal et du sacrum , il peut être altéré, et les deux pièces osseuses peuvent acquérir une mobilité anormale.

OBSERVATION XXVII.

LE monde médical a connu un fait cé-lèbre qui a occupé l'ancienne Académie de Chirurgie , et dans lequel le relâchement de cette articulation était tel , qu'il y avait plu-sieurs pouces de différence dans la longueur du membre inférieur correspondant, suivant que le malade avait consacré une heure seu-lement, ou à la promenade ou à l'équitation. L'étude de la maladie, le mode de traite-ment , la terminaison , tout démontre , sans le moindre doute , que les fibro-cartilages inter-osseux étaient abreuvés , infiltrés et prodigieusement alongés ; que l'infiltration , l'espèce d'œdème dont ils étaient pénétrés , leur donnait une sorte de consistance pâ-teuse par laquelle ils soutenaient le poids du corps. On ne peut concevoir autrement com-ment une articulation qui permettait plus d'un pouce de chute et autant de rétraction au-dessus et au-dessous de la partie moyenne du membre, avait besoin d'une heure de promenade ou d'équitation, pour permettre toute l'étendue du mouvement qui finissait par s'y accomplir. On ne peut s'empêcher, en réfléchissant à un semblable fait, qui d'ailleurs est le plus authentique des fastes de la science, de reporter la pensée vers l'engorgement des fibro-cartilages inter-vertébraux, qui permettent de grandes déviations aux vertèbres, les maintiennent en un état d'écart, et portent encore le poids du corps. L'identité de l'organe et celle de la maladie et de ses phénomènes sont frappantes, et leur rapprochement est fondé sur les analogies les plus rationnelles que la science ait jamais admises.

OBSERVATION XXVIII.

Le baron *Boyer* a conservé le souvenir d'un fait semblable, où un célèbre *rhabilleur* forma un diagnostic fort exact, au grand scandale de tout ce que la capitale de la France avait alors de plus célèbres praticiens. Ce fait renferme même un épisode fort intéressant à noter. Tandis qu'un déplacement variable et qui rendait le membre plus long, faisait le sujet des plus graves discussions et le désespoir de la malade et de sa famille, par les vives douleurs dont il était le siége, une maladie aiguë étant survenue, les douleurs et l'alongement du membre disparurent; mais ces phénomènes reparurent aussitôt que la fièvre eut cessé.

OBSERVATION XXIX.

Un fait de la même nature nous est échu en partage : en voici le précis.

Une demoiselle de 18 ans, née de parens faibles et irritables, douée d'une constitution éminemment lymphatique, ayant eu souvent les ganglions cervicaux, inguinaux, axillaires gonflés et douloureux, très-sujette à l'amygdalite, éprouva les symptômes de l'inflammation sub-aiguë de l'articulation fémoro-coxale. Cette maladie traitée avec la plus grande énergie, céda au bout d'un an de soins, particulièrement à l'application réitérée du moxa autour du grand trochanter.

Tout était fini et la guérison de la malade assurée, lorsque, spontanément et sans la moindre occasion connue, il survint des douleurs à la région lombaire du même côté.

Elles furent très-vives d'abord et nécessitè-
rent plusieurs saignées générales et locales.
Enfin , les accidens urgens étant calmés , on
put, par des recherches plus attentives , constater que l'articulation sacro-coxale était le
véritable siége de la maladie. Le membre inférieur correspondant était plus long d'un
pouce et demi; néanmoins , le port du grand
trochanter , du genou , du pied était naturel,
l'articulation fémorale était parfaitement libre,
les mouvemens de rotation eux-mêmes dans
leur plus grande étendue étaient complète-
ment indolens. Des exutoires , des moxa , des
sétons , des douches d'eaux minérales ont
terminé cette grave maladie ; mais, deux circonstances particulières se sont fait remarquer
et méritent une mention expresse.

1.° Le membre inférieur est demeuré plus
long que l'autre d'environ six lignes. La guérison a maintenant six ans de date , et les
choses sont dans le même état : seulement,
il y a une variation de deux à trois lignes qui
garde des rapports avec celles de l'atmosphère;
mais jamais la réduction ne va jusqu'à l'éga-
lité parfaite des deux membres.

2.° Il y a eu long-temps, il y a quelquefois
encore de l'œdème aux deux membres infé-

-rieurs, particulièrement celui du côté malade. Il est probable que la longue durée de l'exaltation dans les fibro-cartilages de l'articulation malade, y a déterminé l'ossification d'une partie des organes articulaires qui étaient infiltrés ; il est probable aussi, que les ganglions lymphatiques prélombaires ont long-temps partagé l'état morbide de l'articulation voisine.

— Le diagnostic de cette affection est assez solidement établi sur les relations normales et réciproques des rescifs du bassin et du membre inférieur, pour qu'il ne soit guère possible de se méprendre. Une discussion comme celle que raconte M. *Boyer*, serait fort étrange aujourd'hui.

§. II. *Luxations du fémur non réduites.*

L'intérêt qui s'attache à l'étude des difformités provenant de cette source, n'est pas relatif aux ressources thérapeutiques qui leur seraient applicables, car il n'en existe pas d'efficaces ; mais elles présentent des phénomènes instructifs et des difficultés de diagnostic qu'il importe d'aborder.

Il est reconnu que , passé un certain terme, lequel est, assez rapproché , mais ne peut être défini d'une manière absolue, une luxation n'est plus susceptible de réduction. L'oblitération ou le rétrécissement de l'ouverture de la capsule par laquelle le déplacement s'est accompli , les nouveaux rapports établis, entre les surfaces osseuses que le déplacement a mises en contact , sont les causes de la résistance qui rend bientôt la chose impossible.

Parmi les circonstances des rapports nouveaux , il en est deux qui méritent une grande attention.

1.º La tête du fémur ayant abandonné la cavité cotyloïde , se place le plus souvent sur le bas et le devant de la surface iliaque externe : là , elle pèse sur l'os qui la soutient , non pas seulement lorsque le membre est devenu apte à porter le poids du corps , et par le fait même de ce point d'appui; mais encore parce que le déplacement est résulté tout à la fois d'un mouvement d'ascension directe et d'une rotation violente que tous les muscles tendent à effacer. Il y a donc pression constante , inévitable , entre la tête du fémur et la surface externe de l'os iléum. Au bout d'un certain temps, le point de l'enceinte pelvienne se laisse déprimer, transporter dans l'intérieur du bassin par véritable défoncement : l'os iléum a donc dû perdre une partie de sa solidité pour se laisser déplacer de la sorte. Ce phénomène est analogue à celui du tirage que nous avons déjà signalé, ainsi que les altérations semblables qu'il exerce sur la forme des os. Dans l'un et dans l'autre cas, il s'agit d'une pression constante , de l'acheminement d'un point dans la continuité de l'os., sans autre altération sensible ; ce qui ne peut être conçu sans l'idée d'un ramollissement quelconque dans la substance osseuse changée de situation. Il faut donc noter comme un fait presque indubitable , que la pression constante d'un os peut déterminer son ramollissement et un changement de forme consécutif. Cette conclusion trouvera son utilité ailleurs.

2.º Un résultat de l'observation tout aussi fondé , est que , si le déplacement de la tête du fémur se fait et se maintient à une époque où le développement du squelette n'est pas complet , la cavité cotyloïde de l'os coxal qui tend à s'oblitérer , change d'abord de forme et prend celle d'un triangle concave , qui devient de plus en plus superficiel et dont les angles deviennent de plus en plus aigus. Il est donc probable que la pression que le fémur exerçait sur la périphérie sphérique de sa tête sur le point de concours des trois os qui constituent le coxal, était nécessaire pour donner à cette cavité l'empreinte sphérique régulière et résister à la tendance d'envahissement mutuel que les trois os du concours conservent et qu'ils manifestent sans obstacle, aussitôt que cette pression modératrice a disparu. La pression mutuelle des os peut donc exercer une influence notable sur leurs formes, sur leurs dimensions : autre induction naturelle et qui trouvera son application dans la suite. Pour le moment, contentons-nous de signaler et de recommander à l'attention des praticiens ces deux remarques importantes.

Le professeur *Dupuytren* a signalé la *déambulation claudicante* et saccadée de l'un des côtés ou des deux, et a cru pouvoir expliquer ce phénomène par des luxations natives de l'articulation coxo-fémorale. L'attitude naturelle du fœtus pendant la vie intra-utérine, lui a paru favoriser le déplacement du fémur par la partie postérieure du cotyle, et la dissection de quelques sujets a semblé confirmer cette opinion. L'étude des mêmes pièces anatomiques a fait croire au professeur *Delpech* (1) , que le déplacement avait eu lieu après la naissance. Celui-ci s'est fondé sur les remarques suivantes : 1.° Les cotyles présentent une déformation insolite ; ils ne sont pas devenus triangulaires ; ils sont déprimés dans le sens du diamètre vertical ; ils sont devenus oblongs dans le sens du diamètre horizontal. 2.° Dans leur contour on voit des traces manifestes de leur formation primitive régulière. 3.° En même temps , les deux os *ischium* ont été déviés de leur situation naturelle en dehors et en haut, ce qui a rendu l'arcade pubienne et le diamètre transverse de l'orifice inférieur du bassin bien plus larges, et les trous ovales très-oblongs horizontalement. 4.° La symphyse pubienne est déviée à droite , et les diamètres obliques du détroit supérieur du bassin sont inégaux. 5.° Les deux fémurs présentent des traces de rachitisme , l'exagération de la courbure postérieure et l'aplatissement latéral aussi sensible dans la cavité médullaire

____

(1) *De l'Orthomorphie ;* tom. I, II et Atlas.

qu'à la surface extérieure. 6.° Des traces tout aussi évidentes de la même maladie se trouvent aussi dans le bassin et dans la colonne vertébrale. 7.° La tête des fémurs a une dépression notable, dans un sens tel qu'en plaçant ces os dans l'attitude assis, ils paraissent avoir éprouvé une violence de haut en bas. Ces remarques conduisent l'auteur à penser que le sujet a dû être atteint de rachitisme à une époque de son enfance assez avancée pour pouvoir être assis; que, dans cette attitude, qui a dû être gardée longtemps, le poids du corps a refoulé les tubérosités ischiatiques; que les parois inférieure et supérieure du cotyle en ont été rapprochées; que la tête du fémur de l'un et de l'autre côté y a été comprimée, déformée et enfin expulsée. En cet état de la question, de nouveaux faits peuvent seuls l'éclaircir. S'il était démontré que les fémurs fussent susceptibles de déplacement pendant la vie intra-utérine sans déformation des os, il s'ensuivrait la nécessité de viser à une réduction immédiate ou progressive, indication qui a besoin, comme on doit le sentir, de données exactes, dès le premier moment.

§. III. *Vices de développement de l'articulation coxo-fémorale.*

L'ÉTUDE des objets dont il est question dans ce paragraphe, est encore peu avancée. Cependant, des matériaux importans ont été recueillis et publiés par *Palleta*, de Milan. On ne peut mieux faire que de les résumer ici, comme il a été fait depuis peu dans l'*Orthomorphie*.

Le point articulaire de la cuisse et du bassin se forme par le concours de trois pièces qui sont destinées à former l'os coxal, et de l'une des épiphyses supérieures du fémur : au point de contact de ces quatre pièces osseuses dans l'acte de leur formation, il se fait des efforts de développement opposés, mais égaux ; d'où il résulte que tous les points de la circonférence sont arrêtés à une distance égale d'un centre commun, ce qui donne pour résultat final une masse sphérique et une cavité parfaitement semblable, qui embrasse un peu moins de la moitié de la sphère. Que quelque chose soit changé dans les rapports mutuels de l'effort excen-

trique de développement de quelqu'une des
pièces ou dans les pressions mutuelles de
toutes, et les résultats seront tous différens.
Or, que l'action d'un nerf cesse de s'exercer
sur le sang, que quelque chose vienne à
manquer dans le développement d'un vaisseau, et l'accroissement de la pièce osseuse
correspondante ne tarde pas à s'en ressentir.
Les études d'embryogénie ont fourni les
moyens de comprendre et de rapporter à
des lois ces anomalies, autrefois purement
bizarres, aujourd'hui remplies de l'intérèt
que la contemplation de la nature peut inspirer. Il est vraiment curieux de voir combien
de faits inexplicables alors, mais recueillis
avec un grand soin, se prêtent à l'explication qui n'avait nullement pu être prévue,
et par des lois que personne ne soupçonnait
avant.

On voit, en effet, dans les observations
de *Palleta*, que l'on peut expliquer ainsi,
tantôt un cotyle incomplet, superficiel, *convexe même*, répondant à une tète de fémur
informe, renflée jusques aux trochanters,
n'ayant, au lieu du col qui la porte dans
l'ordre naturel, qu'une rainure étroite et
profonde, qui aurait pu faire croire, au

premier aspect, à son articulation immédiate avec les trochanters. Ce fait et les analogues peuvent être conçus comme provenant d'un *arrêt de développement*, ainsi que l'appelle M. de *Saint-Hilaire*, qui a suspendu l'accroissement de l'*ileum*, de l'*ischium* et du *pubis*; dans le point par lequel ils doivent concourir dans le cotyle ; ils n'ont pu former qu'une lame fort mince répondant au fond de la cavité, et une partie fort bornée du rebord *cotyléen*, supérieurement et en devant. Le ligament inter-articulaire fixé cependant aux surfaces opposées comme à l'ordinaire, a exercé sur la lame mince du fond une traction qui l'a *renversée*, surtout inférieurement : de là, la forme convexe de ce point, au lieu d'une concavité sphérique et profonde ; de là aussi, l'accroissement indéfini du volume de la tête du fémur qui n'a pu être contenue, et, pour ainsi dire, moulée par le cotyle qui n'existait point, et qui s'est étendue même à la place de son propre col. Il paraît si probable que le tirage du ligament inter-articulaire est ce qui a renversé le fond du cotyle, que ce ligament avait du côté de cette même cavité une extension extrême, provenant de l'accroissement d'une surface devenue convexe de concave qu'elle était , et que ce même ligament qui portait seul le poids du corps , avait acquis un volume et une force démesurée , comme il arrive à tout organe dense dont les fonctions s'exagèrent. C'est ainsi que les muscles deviennent plus volumineux et plus puissans à force de se contracter ; que le cœur et la vessie urinaire deviennent *hypertrophiques* , à force de lutter contre des obstacles , etc.

Dans ces mêmes faits , on voit un cotyle assez développé, mais mal conformé , répondant à une tête de fémur déprimée , recourbée en bec inférieurement , et ne remplissant pas la cavité ; le ligament inter-articulaire gros , étalé, puissant , attaché à une grande étendue du fond de la cavité , et d'autre part , au bec incliné inférieurement de la tête difforme du fémur. Ici , l'arrêt de développement a probablement porté sur la tête du fémur ; elle n'a point rempli la cavité. Celle-ci n'a pu obtenir de moule , ni par conséquent de forme déterminée ; et la tête du fémur qui a dû conserver long-temps sa mollesse , a été tirée inférieurement par le ligament inter-articulaire , seule limite de son mouvement d'ascension, faute de rapports plus exacts avec la cavité.

On voit encore un fémur à l'extrémité supérieure duquel il n'y a pas de col. Une tubérosité informe assise sur le revers des trochanters, tient lieu de la tête ; du côté du bassin, une surface à peine excavée, un léger *auvent* au-dessus. Ces deux surfaces, incapables de s'emboîter ni de se soutenir, sont liées seulement entre elles par un ligament composé de trois parties distinctes et trèsfortes. Il est difficile de ne pas admettre une suspension du développement à la fois dans les deux élémens de l'articulation. La chose ne peut paraître étrange, si l'on considère que des nerfs de la même origine, des branches voisines des mêmes troncs artériels fournissent à la nutrition des os du bassin et du fémur.

Des variations plus nombreuses et plus grandes ont lieu, sans doute ; mais, pour le but dont il s'agit ici, il est inutile de pousser plus loin l'investigation des détails. La connaissance du fait capital est acquise par l'observation et vérifiée par l'anatomie ; car, les faits que nous venons de résumer, ont été écrits le scalpel à la main et la nature sous les yeux. Il n'est donc pas possible d'élever le moindre doute à leur égard. On pourra beaucoup ajouter ; mais, les acquisitions actuelles de la science sont incontestables et demeureront.

Une circonstance commune à tous ces faits, est une mobilité extrême du membre inférieur aussi vaguement articulé. Aux mouvemens ordinaires dont l'articulation jouit, il faut ajouter une rotation que rien ne borne, et surtout un mouvement d'ascension qui fait varier soudainement, et quelquefois de grandes quantités, la longueur totale du membre. Dans la marche, ce dernier éprouve deux mouvemens alternatifs et opposés qui rendent la fonction pénible et mal assurée : quand le pied est détaché du sol, le poids du membre le fait glisser en bas et l'alonge ; quand le pied repose sur le sol et supporte le poids du corps, le membre entier remonte et il se raccourcit. Ce phénomène tient à la longueur du ligament inter-articulaire, qui forme le seul lien solide et la seule limite du mouvement. Il s'ensuit la nécessité d'une sorte de roulement du bassin sur le membre qui porte le poids du corps, afin de pouvoir détacher du sol le membre opposé;

et lorsque la difformité a lieu des deux côtés, la déambulation se fait par une série de chutes d'un côté à l'autre, un *dandinement* qui rend la marche pénible et la course presque impossible.

Le membre inférieur éprouvant à chaque pas une chute et un exhaussement direct, il s'ensuit qu'à chaque pas aussi le grand trochanter présente une saillie osseuse, qui vient se placer très-haut sous les muscles fessiers et très-près de la crête iliaque. En contemplant la démarche d'un sujet dénudé, on voit manifestement le grand trochanter monter et descendre d'une grande quantité. Mais, dans ces mouvemens comme dans les explorations que l'on peut faire, on ne sent la saillie du grand trochanter qu'à travers une épaisseur considérable de parties molles : il semble que les muscles de la fesse aient augmenté de volume, et ce n'est point du tout une illusion. Un seul ligament soutient des surfaces articulaires destinées à porter un grand fardeau ; les muscles sont le complément nécessaire des ligamens dans toutes les articulations. Ce concours est plus nécessaire dans ce cas que dans bien d'autres ; et le seul sentiment du besoin de soutenir

l'équilibre , suffit pour déterminer la contraction de tous les muscles utiles à ce but. Ceux
des fesses y sont au premier rang ; aussi pren-
nent-ils toujours alors un grand développement, et forment-ils une grande masse , dont
le volume étonnerait , si l'on n'en connaissait
le but et le mécanisme.

A l'occasion des déformations de cette espèce , il en a été constaté plusieurs autres
qui leur ressemblent et qu'il importe de reconnaître , quand elles les accompagnent , ou
de les distinguer , quand elles existent seules.

Ainsi , des déformations des os du bassin
par le rachitisme ont souvent changé la situation des cotyles, et , par conséquent , les
rapports du membre.

1.º Une inflexion de la partie postérieure
des deux os coxaux ou d'un seul , transporte
le cotyle en arrière , en diminuant l'étendue
antéro-postérieure du détroit supérieur du
bassin ; une saillie cylindroïde verticale de
consistance osseuse se fait remarquer à la
région postérieure des fesses ou d'une fesse ;
la région pubienne est déprimée ; les saillies du trochanter sont plus haut et plus
en arrière , l'extension complète de la cuisse
est gênée , et les muscles psoas et iliaque

habituellement tendus ; la déambulation est sautillante et rapide , ou bien *claudicante* d'un seul côté ; dans la station , surtout prolongée, la région lombaire présente une cambrure extrême , et jamais les deux pieds ne sont sur la même ligne ensemble : l'un en arrière n'appuie que par la pointe , l'autre en avant appuie par toute la face plantaire.

2.° Les cotyles sont quelquefois défoncés et portés plus ou moins près de la base du sacrum. La forme de l'intérieur du bassin est triangulaire ; on peut en juger par le *rectum*. A l'extérieur , il est manifestement plus étroit d'un côté à l'autre , au témoignage de la distance respective des épines iliaques et des trochanters ; ces éminences sont alors comme enfoncées et la région pubienne saillante , angulaire et déviée , car la dépression des cotyles n'est jamais égale des deux côtés. Les tubérosités des *ischions* sont rapprochées ; l'arcade pubienne est resserrée ; les mouvemens sont libres , moins l'adduction des cuisses qui ne peuvent être croisées ; la déambulation se fait avec un *dandinement* plus ou moins marqué des deux côtés ; les pieds sont tournés en dehors et ne peuvent se mouvoir dans une seule et même ligne. Si la dépression du cotyle n'a lieu que d'un côté , il y a claudication de ce côté et *déva-rication* prononcée d'un seul membre.

3.º Les os coxaux subissent quelquefois en totalité un mouvement d'inclinaison en dedans , ou vers la partie supérieure , ou vers l'inférieure. Ce changement de position a lieu souvent d'un seul côté. Le bassin , dans sa marge , paraît plus écrasé et plus étroit ; les *ischions* sont plus éloignés ou plus rapprochés ; une crête iliaque paraît plus haute dans l'attitude couché, tandis que , debout , elle semble de niveau , et l'épine paraît inclinée du côté opposé dans la région lombaire : la *déambulation* est *dandinante* , si les deux côtés sont altérés ; il y a claudication dans le cas contraire.

4.º Le développement des muscles psoas et iliaque est quelquefois imparfait ; l'extension complète des cuisses est impossible. Lorsqu'on cherche à l'obtenir , le sujet étant couché , le bassin suit l'impulsion donnée aux genoux, et les lombes sont entraînées en devant ; debout et dans la station , les pieds sont placés l'un au devant de l'autre en arrière, pour pouvoir appuyer la face plantaire, et la région lombaire est très-cambrée ; la démarche est lente, pénible, accompagnée de *dandinement* et d'une rotation de tout le tronc sur le membre qui porte le poids du corps ; l'attitude assis est la seule où il y ait repos complet (1).

Le même défaut de développement peut frapper tout l'appareil musculaire de la cuisse, de la jambe et même les os. Les apparences peuvent quelquefois rentrer dans celles des déformations du bassin qui altèrent l'articulation coxo-fémorale ; mais, ceci appartient aux déformations des membres et sera traité plus loin.

Des fractures méconnues et qu'il est souvent impossible de reconnaître, laissent quelquefois des apparences semblables à celles de déformations congéniales de l'articulation coxo-fémorale.

(1). Les conditions anormales dont il vient d'être fait mention dans ce paragraphe, sont trop rares et trop peu étudiées jusqu'ici, pour que chaque praticien puisse avoir un grand nombre de faits à citer en preuve. Les nôtres ont été puisées dans l'ouvrage de *Palleta*, intitulé : *Adversaria chirurgica* ; dans le travail du professeur *Dupuytren*, les descriptions des collections anatomiques, l'étude des pièces dont nous avons pu disposer, et les détails curieux consignés dans l'*Orthomorphie*.

OBSERVATION XXX.

MORGAGNI cite l'exemple d'une vieille femme qui survécut long-temps à une fracture du col du fémur, qui ne se consolida point et avec laquelle elle marchait. Il trouva dans cette articulation le col de l'os usé, complétement détruit et remplacé par une masse ligamenteuse dont le périoste du col avait fait les frais. La tête du fémur était donc suspendue entre les trochanters et le cotyle, par un lien de nouvelle formation et par le ligament inter-articulaire. On sent bien que la cuisse correspondante devait monter et descendre à chaque pas, comme dans les cas de vices de développement des parties de l'articulation.

OBSERVATION XXXI.

UN homme jeune et vigoureux fait une chute de cheval, dans laquelle le fémur droit est luxé. La réduction offre des difficultés, quoiqu'on y procède sur-le-champ, que des praticiens habiles et expérimentés y travaillent, et qu'on y emploie des forces suffisantes et bien dirigées. On réussit enfin ; mais il semble à tous les assistans qu'il a fallu porter l'extension du membre bien au-delà de sa grandeur naturelle : néanmoins, la conformation normale paraît entièrement rétablie. Des suites inflammatoires d'un pareil accident n'ont d'abord rien d'étrange, mais elles se prolongent. Le malade est obligé de garder le lit plusieurs mois de suite, et lorsqu'il en sort et qu'il peut marcher, il boite du côté de l'accident, et la déambulation est douloureuse et pénible. Un examen attentif démontre que le cotyle a été agrandi dans le sens vertical. Le malade étant couché, le membre affecté est plus court. Une légère extension pratiquée sur le pied, rétablit la longueur naturelle ; mais le membre ne peut la garder, il se rétracte aussitôt qu'on l'abandonne. Si l'on n'abandonne pas le pied , si l'on suit la rétrocession du membre, si on l'accélère même , on sent un choc au moment où la rétraction s'accomplit. Il reste encore, six mois après l'accident, un peu d'engorgement et de douleur dans le périoste voisin du cotyle dans la région supérieure , au-dessous du petit fessier. Nous concluons qu'il est très-probable que le même effort qui a luxé le fémur , a vu opérer une fracture de la partie

supérieure du contour du cotyle; que le fragment a dû être tenu renversé en haut par
l'élasticité du périoste ; que la mobilité de ce
fragment est ce qui a fait les difficultés de la
réduction du fémur luxé ; que le travail de
la consolidation est la cause des accidens inflammatoires qui ont duré si long-temps ; que
la situation renversée dans laquelle le fragment s'est réuni , cause la liberté insolite de
la tête du fémur , la briéveté du membre et
la claudication; enfin , qu'il était impossible
de mieux faire ; et que le malade est bien
heureux de n'avoir pas éprouvé des accidens
plus graves.

OBSERVATION XXXII.

Le baron *Boyer* a souvent raconté , dans
ses leçons orales , une observation à peu
près semblable et dont il avait vérifié les
détails avec le soin consciencieux que ses
nombreux disciples se plaisent à lui reconnaître ; seulement il n'y avait pas eu de
luxation , et l'on ne pouvait attribuer qu'à la
contusion des surfaces articulaires les suites
inflammatoires de l'accident , dont la véritable nature ne put être bien reconnue que

lorsque le malade vint se consulter long-temps après.

— On sait, et cette connaissance remonte à *Hippocrate*, que lorsqu'un membre souffre long-temps dans le bas âge, son développement en est enrayé aussi bien dans les os que dans les muscles. Cette observation est devenue si vulgaire, qu'il serait vraiment superflu d'en citer encore des preuves, si le fait que nous allons raconter et que nous empruntons à l'*Orthomorphie*, ne présentait des circonstances particulières et propres à cette partie du sujet.

OBSERVATION XXXIII.

UNE enfant éprouva, dès les premiers mo-mens de sa naissance et jusqu'à l'âge de 13 ans, des douleurs rhumatismales dans les articulations des membres inférieurs, sur-tout le droit et particulièrement l'articula-tion coxo-fémorale. Des eaux minérales hydro-sulfurées furent la seule médication qui eut un succès décidé. Mais, la maladie avait af-fecté long-temps les mêmes parties ; et, lors-que la jeune malade fut soumise à un exa-men attentif, après une attaque plus intense que toutes les précédentes , on constata que le membre inférieur droit était plus court , que la tête du fémur avait moins d'ampleur que la cavité qui la recevait, que la solidité de l'articulation sacro-coxale était altérée , et que l'os coxal se déplaçait vers le haut à chaque pas. La déambulation était pénible et très-*claudicante* (1).

— Nous avons cité ce fait , parce qu'il est le seul par lequel on puisse prouver une altération notable dans les rapports des pièces de l'articulation coxo-fémorale provenant d'un état morbide prolongé , qui a nui au développement de l'un des deux os. Comme on vient de le voir , des altérations analogues aux anomalies constatées par *Palleta ,* peuvent être produites par des causes accidentelles ; il faut de l'attention et remonter aux précédens pour les distinguer.

(1) *De l'Orthomorphie ;* tom. II , pag. 194.

ARTICLE CINQUIÈME.

Des difformités des membres.

§. I.er *Fractures non réduites.*

La formation et la consolidation du cal sont l'œuvre des fonctions nutritives des organes rompus ; la densité de ceux qu'une fracture intéresse , ajoute beaucoup à la lenteur naturelle d'une semblable opération. La réduction exacte des fragmens est une condition importante de réunion facile et rapide , en ce sens que le périoste et l'organe médullaire sont , le plus qu'il se peut , exempts de violence , lorsque les surfaces osseuses qui résultent d'une solution de continuité , sont en contact mutuel et immédiat. En cet état , l'inflammation n'a rien de surabondant ; elle suffit seulement à l'effusion de la matière organique. Cependant , dans d'autres rapports , et même lorsqu'ils se touchent latéralement et par la médiation de leurs périostes , deux fragmens osseux peuvent se réunir. Le travail alors est bien plus lent ; et si le défaut de réduction exacte doit nuire aux fonctions du membre, l'art peut pendant long-temps exercer sa puissance.

A. *Fractures de l'humérus.*

Aux membres supérieurs nous avons vu peu de difformités de l'humérus qui aient été fort nuisibles. L'os est central , les muscles sont distribués à peu près également sur sa circonférence , et quelque défaut dans la rectitude du levier n'est pas d'une bien grande importance pour les impulsions qu'il reçoit. Les déplacemens , selon la circonférence , font seuls exception , parce qu'ils changent le port de la main. Mais , l'art ne peut rien sur des difformités de cette espèce : il serait donc superflu de s'y arrèter.

B. *Fractures de l'avant-bras.*

A l'avant-bras les difformités sont plus fréquentes; elles exercent aussi une plus grande influence sur l'utilité de la main.

Les muscles qui font agir la main entière ou ses parties , sont distribués par couches sur les deux faces de l'avant-bras ; mais ils ont une direction oblique, qui ne permet pas le moindre changement de rapports sans dommage. D'un autre côté, la rupture des périostes exerce une grande influence sur le déplacement des fragmens d'une fracture ; et la situation des deux os de l'avant-bras au milieu des muscles toujours tendus , rend difficile une bonne appréciation de l'état des choses sur ce point. Il arrive souvent , par exemple , que le périoste de la face palmaire de l'avant-bras soit rompu , en même temps que les os , par une chute sur les mains. Alors , les fragmens conservent de la tendance à s'incliner vers la région palmaire , et ils se portent invinciblement dans cette direction , à moins de précautions particulières qu'il n'est pas nécessaire d'exposer ici. Cependant , l'interposition des fragmens à travers l'ouverture du périoste , s'oppose à la réunion sur ce point , et les muscles soulevés par le déplacement des os enflammés par l'action de ces corps durs , s'unissent solidement au périoste. Cette seule attache suffirait pour rendre nulle l'utilité des muscles qui l'ont contractée ; mais , d'ailleurs , soulevés par les os saillans , ces mêmes muscles se trouvent raccourcis et la main est frappée de nullité.

Les membres déformés de la sorte se présentent avec une cambrure répondant à un point quelconque de la longueur de l'avant-bras. Il y a une saillie , quelquefois aiguë et fort douloureuse ; d'autres fois plus adoucie et indolente , soulevant l'ensemble des muscles de la face palmaire de l'avant-bras ; certaines fois plus particulièrement selon les dispositions particulières et fortuites de la fracture. Au point correspondant de la face dorsale , il y a une dépression indiquant l'angle rentrant formé de ce côté par les fragmens inclinés du côté opposé. Les muscles y sont tendus et forment la base du triangle avec les os déplacés. La main est inclinée dans la flexion ; la première phalange de tous les doigts est entraînée dans le sens de l'extension forcée , et toutes les phalanges suivantes sont presque fixées dans la flexion. Cette attitude , commandée par l'adhérence des muscles fléchisseurs sur le point de la fracture , résulte du balancement réciproque de tous les muscles fléchisseurs et extenseurs , qui ne peuvent se prêter à aucune situation extrême. La main peut être relevée jusqu'à un certain point ; l'*élongabilité* des muscles fléchisseurs entre le point de leur adhérence à la fracture et l'insertion de leurs tendons , donne et borne la mesure de ce mouvement. Il n'est permis d'ailleurs de relever ainsi la main , qu'en abandonnant les doigts à la flexion complète dans laquelle ils sont tous entraînés par le fait même de l'extension de la main. Il n'est donc pas possible d'étendre à la fois cette dernière et les doigts ; tout comme il est impossible de les fléchir l'un et l'autre en même temps , à cause de l'adhérence et de l'immobilité des muscles fléchisseurs fixés sur les fragmens de la fracture.

Les procédés de l'art peuvent triompher parfaitement de difformités accidentelles aussi fâcheuses, comme nous le démontrerons dans son lieu.

C. Fractures du fémur.

Il y a un grand nombre d'exemples de fractures du fémur réunies dans une disposition vicieuse des fragmens : les espèces de ces difformités peuvent être prévues d'après le siége de la fracture et son aspect. Mais, nous ne connaissons pas d'exemples incontestables de guérison de ces difformités par les procédés de l'art. En outre des dangers

qu'il faudrait courir pour agir avec la force
nécessaire , nous sommes autorisés à croire
que l'impossibilité de garder le malade dans
le repos , cause très-commune de ces difformités elles-mêmes , est aussi un grand obstacle , le plus grand de tous peut-être , au
succès de toute entreprise de ce genre.

D. *Fractures de la jambe.*

Les mêmes causes que nous venons de signaler dans la structure de l'avant-bras , pro-
duisent souvent l'inclinaison des fragmens
des fractures de la jambe ; c'est surtout en
devant , vers la face interne du tibia , que
le principal fragment de celui-ci se porte
d'ordinaire , et lorsque le déplacement est
grand , il entraîne le plus souvent la partie
inférieure de la jambe en dehors et en arrière. La plus simple réflexion sur la distri-
bution des muscles dans la circonférence de
ce membre, suffit pour faire sentir les raisons
de ce phénomène. Ces difformités , une fois
consommées , peuvent-elles être effacées par
les procédés de l'art ? Les faits que nous
avons eu l'occasion d'observer , ne nous ont
laissé guère de confiance. Nous développe-

rons plus tard une pensée qui pourra paraître étrange, mais que nous croyons fondée sur de bons motifs, fournis par l'anatomie morbide et par l'expérience. Il n'est guère possible de remédier à ces difformités, qu'en s'efforçant de produire une difformité nouvelle.

§. II. *Des Contractures.*

L'USAGE a prévalu de désigner sous cette dénomination, le raccourcissement morbide de certains organes, particulièrement des muscles; par extension, on l'a employée aussi pour désigner la même altération dans les ligamens.

A. *Contractures musculaires.*

L'OBSERVATION en fait distinguer deux sortes: les unes sont le résultat de l'inflammation du tissu musculaire ou de la trame celluleuse; les autres succèdent aux altérations cérébrales et servent à les signaler.

1.º A l'occasion des panaris, par exemple, lorsque l'inflammation s'est propagée jusque dans les loges fibreuses particulières à chaque muscle de l'avant-bras, il survient des abcès,

dont chacun intéresse les muscles correspondans. Il arrive le plus souvent , après la guérison , que la rétraction du tissu cellulaire
propre aux muscles les a rendus plus courts ,
ou que la perte du tissu cellulaire formant la
gaîne du muscle , le laisse fixé dans un espace devenu plus court et plus étroit , ou
que les muscles intéressés sont demeurés
adhérens à la peau correspondante et même
aux os voisins. Ces altérations frapperaient
de nullité une main tout entière ; car les
muscles altérés de la sorte ne peuvent ni
s'étendre , ni se raccourcir : leur action, leur
jeu sont nuls , et la main et les doigts sont
immobiles. Le résultat est le même , soit
qu'il s'agisse des muscles extenseurs , soit
qu'il s'agisse des fléchisseurs ; la contraction
des uns suppose la libre extension des autres.

Il ne faut pas confondre avec les déformations provenant de cette cause, celles qui
leur ressemblent , mais qui sont essentiellement différentes et qui proviennent des éry-
sipèles phlegmoneux ou gangréneux , et des
destructions qu'ils opèrent : il n'y a pas seulement , dans ces derniers cas , contracture
avec ou sans adhérences , mais bien aussi
perte d'une certaine quantité du corps mus-

culaire , aussi bien que du tissu cellulaire et de la peau , ce qui fait une totale diffé-rence.

Dans les cas de la première espèce , que l'on peut aisément distinguer par l'aspect des cicatrices , les procédés de l'art peuvent réussir complétement , mais pourvu qu'on ne se hâte pas trop et qu'on n'en ajourne pas trop l'emploi. Dans ceux de la seconde espèce , rien ne peut être changé à l'état des choses : on ne peut remplacer la partie per-due d'un muscle , et l'on s'efforcerait en vain de donner à ce qui en reste l'étendue de la totalité. Nous donnerons ailleurs les preuves de ces assertions.

2.º Qu'un point du cerveau ou de la moelle-épinière soit déchiré et pénétré d'un épan-chement sanguin , que le ramollissement de la substance qui précède si souvent les hémor-rhagies apoplectiques , retranche un point important de cet organe de la communauté d'action de toutes ses parties , il y aura con-tracture dans les muscles dont les nerfs ont des rapports avec le point affecté : cet état des muscles est caractéristique et démons-tratif.

Les procédés de l'art n'ont de puissance

sur ce symptôme et les infirmités qui en résultent, qu'autant que l'on parvient à donner
une grande activité à l'absorption, à faire disparaître par elle la matière de l'épanchement,
et rétablir l'incurvation par des voies supplé-
mentaires : sans ces conditions, les infirmités
dont il s'agit sont incurables.

B. *Contractures ligamentaires.*

L'INFLAMMATION, particulièrement celle que
le rhumatisme occasionne, opère souvent la
rétraction des ligamens, et rend nuls ou très-
bornés les mouvemens des articulations affectées. Ordinairement, les parties sont fixées
dans l'attitude de la flexion, parce que,
dans leurs rapports, les surfaces articulaires
sont pressées mutuellement avec moins de
force.

Tant que les surfaces sont libres, leur jeu
peut être établi par des procédés mécaniques. Trois obstacles peuvent s'opposer au
succès ou le rendre douteux.

1.º La déformation des surfaces articulaires, dont le revêtement fibro-cartilagineux
est altéré, devenu raboteux par l'absorption
qui en a fait disparaître certains points, et

par l'ossification qui a envahi les autres. Les mouvememens sont alors douloureux et crépitans.

2.° L'adhérence mutuelle des surfaces opposées. Cette union se fait par les feuillets de la membrane synoviale ; et quelquefois les points adhérens supportent, sans inconvénient, un alongement capable de se prêter au rétablissement des mouvemens. Un assez grand nombre de pièces anatomiques démontrent qu'il en est quelquefois ainsi ; mais, les observateurs n'ont pas tenu compte des symptômes. Si nous pouvons nous en rapporter à des inductions qui nous ont paru très-probables dans le premier moment des violences que l'on exerce sur une articulation en cet état, il y aurait des douleurs assez vives, accompagnées d'injection sensible même à l'extérieur de l'articulation ; mais, ces symptômes s'effacent promptement, soit spontanément, soit par l'action de quelque topique, comme l'eau de *Goulard* ou simplement l'eau froide. Au contraire, si des mouvemens sont possibles, en exerçant un peu de force et ayant lieu sans crépitation, sans limites insolites, mais avec des douleurs vives se conservant plusieurs jours de suite , on peut conclure que l'adhérence est complète ou à peu près. Il est possible , même en cet état de choses , mais en y mettant de la prudence , de changer l'attitude d'un membre , de manière à le rendre utile.

3.° Des productions osseuses de nouvelle formation placées sur les surfaces articulaires elles-mêmes , ou si près qu'elles gênent tout autant , et qui forment un obstacle invincible et une délimitation fixe des mouvemens ; un choc sonore et le plus souvent indolent , sont les caractères qui distinguent cette espèce de difficulté , dans laquelle il faut renoncer à toute entreprise.

§. III. *Des déviations des membres.*

LES articulations ginglymoïdales ont lieu par des surfaces étendues et taillées en trochlée , afin que l'emboîtement réciproque empêche le glissement latéral et règle la direction précise des mouvemens. Mais , il s'ensuit la nécessité d'une coupe régulièrement perpendiculaire à l'axe , ou sous un angle déterminé , pour que les parties d'un membre qui sont articulées de la sorte , n'aient pas de direction vicieuse.

L'articulation de la jambe avec la cuisse présente souvent des aberrations remarquables sous ce rapport ; tantôt la jambe est déviée en dehors, c'est le cas le plus ordinaire ; tantôt elle l'est en dedans : cette dernière déviation est la plus rare, et jamais elle n'atteint le même degré que l'autre.

Cette difformité dans les enfans de bas âge est accompagnée, soit d'un relâchement appréciable des ligamens, soit d'un développement insuffisant de l'un des condyles du fémur, et quelquefois de l'un et de l'autre.

Dans quelques cas, la déviation extérieure de la jambe tient à une incurvation rachitique des os. Lorsque cette dernière est portée assez loin, elle provoque en même temps la déviation articulaire, et bientôt l'une et l'autre espèce sont réunies.

Il est démontré, par l'observation, que la déviation articulaire s'accroît par elle-même. Les surfaces osseuses sont pressées mutuellement, plus fortement d'un côté que de l'autre. Cette pression constante est dans le cas que nous avons signalé ci-dessus, à propos des luxations non réduites. L'un des condyles du fémur supportant seul une pression égale au poids du corps, son dévelop-

pement en est enrayé et sa conformation altérée ; il présente , avec le temps , une dépression qui porte bien plus loin la déviation de la jambe. L'alongement des ligamens
favorise la pression inégale et le progrès de
ses effets , et réciproquement : aussi , cette
déformation parvient-elle quelquefois à un
point extrême.

Le peu de parties molles qui enveloppent
cette articulation , laisse juger fort aisément
de la déformation des pièces osseuses , de
la part que l'alongement des ligamens y peut
prendre , et même de l'inflexion rachitique
des os de la jambe qui peut la compliquer.

Lorsque cette dernière complication n'existe
pas , ou du moins , lorsqu'elle a cessé , les
procédés de l'art peuvent redresser la jambe
et la reporter dans sa rectitude naturelle,
pourvu que le développement du squelette
ne soit pas terminé. Il suffira de dire ici , que
la guérison doit s'opérer par l'application de
l'une des observations que nous avons signalées précédemment , et dont la déformation
elle-même n'est qu'un nouvel exemple, c'està-dire , le changement de forme des os par
l'effet d'une pression continue.

L'articulation des nœuds présente souvent

une altération de la même espèce. La trochlée humérale et son empreinte cubitale
sont taillées de manière que , dans l'extension , l'axe de l'avant-bras forme un angle
en dehors de celui du bras, tandis que , dans
la flexion , il forme un angle semblable avec
le côté interne. Dans certains individus , cet
angle est moins aigu : il y a une véritable déviation. L'observation de celle-ci n'intéresse
pas la thérapeutique : il n'est nullement
utile de rétablir l'axe de l'avant-bras plus
près de celui du bras , et la difficulté serait
grande sans doute. Mais , il est intéressant
de constater que , dans un membre qui ne
porte pas le poids du corps , il peut s'établir
une difformité semblable à celle du genou.
Cet exemple prouve que , si le poids du
corps peut avoir une part dans la déviation
de la jambe , cette cause n'est pas au moins
la seule.

L'articulation du pied avec la jambe présente aussi quelquefois une défectuosité semblable ; mais , elle sera présentée avec plus
d'utilité parmi les considérations relatives aux
pieds-bots.

§. IV. *Des Pieds-bots.*

Une déviation des plus graves et tout à la fois des plus communes, est celle qui intéresse les pieds et qui les entraîne de l'un ou de l'autre côté, ou vers la région postérieure. On a appelé *valgus*, la déviation en dehors ; *varus*, celle en dedans, et *pes equinus*, celle en arrière.

Ces difformités peuvent être distinguées en natives et en acquises ou accidentelles.

A. *Pieds-bots natifs.*

Cette difformité est sensible au moment de la naissance, quoiqu'elle soit alors bien moins marquée qu'elle n'est destinée à le devenir avec le temps.

1.° *Des Vari.*

Dans les *vari*, qui sont les plus fréquens, la pointe du pied est basse et inclinée en dedans ; on ne peut, sans vaincre la résistance des muscles du mollet, ramener le pied en devant et en dehors. Le bord externe est plus bas que l'interne. Le premier pré-

sente une convexité marquée dans sa longueur, et le second, une concavité. Le talon
est court, mince et suspendu assez haut derrière l'articulation tibio-tarsienne.

Cette difformité s'accroît à mesure que le
corps se développe ; remarque fort importante et qui ne permet pas d'attribuer à la
marche une trop grande part dans la production de la maladie, puisque celle-ci existe
et s'accroît notablement, avant que la déambulation puisse s'exercer. Il est même notable
que les enfans atteints de cette infirmité,
marchent tard et mal par l'effet de l'affection
elle-même.

Les progrès de la déformation courbent
extrêmement le pied vers sa région plantaire.
L'incurvation se fait autant dans le sens de la
longueur, que dans celui de la largeur.

En même temps la masse entière du pied
exécute un mouvement de rotation selon son
grand axe, en vertu duquel le bord interne
est relevé et l'externe abaissé. Mais, le talon
ne suit qu'imparfaitement l'inclinaison et la
rotation du pied ; il est surtout fortement
et de plus en plus rétracté en haut. Son inclinaison en dedans est beaucoup moindre
que celle du reste du pied, et entraîne dans

la même direction le tendon d'Achille ; et , si l'on fait passer une ligne idéale par le grand axe du pied en cet état , cette ligne forme une courbe prolongée , dont le sinus est tourné obliquement en dedans et en haut.

Il n'y a pas une de ces attitudes vicieuses, qui ne soit sollicitée par une force considérable. Un effort peut lutter contre toutes et les effacer jusqu'à un certain point ; mais il doit être fort , soutenu et compliqué , car il faut qu'il s'exerce selon la même courbe que je viens d'indiquer.

La réduction complète est encore possible pendant les deux premières années de la vie; mais , plus tard , et surtout lorsque les malades ont marché , le déplacement est bien plus grand et l'effort de la main ne suffit plus pour l'effacer. La rotation du pied et son enroulement vers la face inférieure , sont portés alors au point de diriger le dos du pied en bas et sa face plantaire en haut. Cette conversion est complète d'abord à la région antérieure , les os métatarsiens s'y prêtent plus aisément que le reste du pied ; mais, peu à peu elle tend jusqu'au point que le pied ayant totalement passé de dehors en dedans , laisse à découvert la malléole externe , sur laquelle se fait réellement enfin une partie de la *déambulation*.

La tension des muscles du mollet est le premier phénomène anatomique apparent. Dès que le pied tourne sensiblement en dedans , le tendon d'Achille forme une corde saillante et dirigée obliquement en bas et en dedans : en même temps , le *calcaneum* a cessé d'entrer dans l'axe du pied; il semble en avoir rompu la ligne par une inclinaison en haut et en dedans. En donnant de l'attention aux progrès de la déformation , on la voit découvrir successivement les surfaces articulaires des os , à mesure qu'ils s'inclinent : on sent comme à nu sous la peau , une partie de la trochlée de l'astragale , l'extrémité antérieure du *calcaneum* , la région supérieure de la tête de l'astragale , l'ouverture du cuboïde , etc. Il s'est fait donc un glissement successif des os sur leurs surfaces articulaires , qui en change totalement les rapports et dénature les conditions de leurs ligamens.

L'anatomie démontre , en effet , que les ligamens sont alongés , affaiblis sur le côté duquel les os se sont éloignés ; que ceux du côté opposé sont bien plus solides et plus courts; que les surfaces articulaires semblent d'abord étendues du côté où se fait le déplacement. Mais, plus tard, c'est l'inclinaison de ces mêmes surfaces qui est réellement changée, comme si la coupe des os dont elles font partie, avait été vicieuse dès le principe.

En l'état d'exagération du déplacement que nous venons de dépeindre, et long-temps auparavant, la marche est difficile et pénible ; le sol est foulé par des saillies osseuses, recouvertes d'une peau dépourvue des conditions nécessaires ; au bout de la jambe n'est plus cette voûte, seule capable de porter, sans fatigue, le poids du corps. La peau s'enflamme, s'ulcère fréquemment aux points saillans ; les cicatrices se couvrent enfin et avec peine de lames d'épiderme accumulées, formant une sorte de corne, imitant fort imparfaitement la semelle de la région plantaire. L'inflammation se transmet aux surfaces articulaires sous-jacentes ; elles deviennent raboteuses, elles s'unissent pour jamais.

Cependant, les muscles de la jambe et de la cuisse n'ont pu se livrer aux efforts de contraction auxquels ils étaient destinés : leur

nutrition en a langui ; ils sont ruinés , atrophiés et presque impuissans. Néanmoins ,
il ne faudrait pas attribuer à la seule inaction, l'atrophie de ces muscles ; il est des cas
dans lesquels on trouvait , en même temps ,
l'articulation du genou mal conformée ; et ,
si les os de cette partie sont unis avec des
conditions propres à rendre ainsi leur développement imparfait, comment concevoir
que les muscles n'aient pas partagé la même
disgrâce ?

2.ᵉ *Des Valgi.*

Dans l'espèce opposée , le pied est tourné
en dehors ; mais , dans les cas de cette espèce,
il n'y a qu'un simple déplacement de la totalité du pied. Il n'y a point de torsion , il
n'y a pas d'enroulement. La direction selon
laquelle le déplacement s'opère , est oblique
en dehors et en devant : la pointe du pied
est élevée , ainsi que le bord externe ; le talon
est abaissé ; la face dorsale est appuyée sur
la face externe de la jambe , c'est-à-dire , sur
la région qu'occupent les muscles extenseurs.

Il y a tension de ces mêmes muscles ; ils
soulèvent même quelquefois la peau corres-

pondante jusque vers le milieu du dos du pied , et ils résistent à une force qui tend à opérer la réduction. Cependant, la résistance n'est jamais aussi grande que celle des muscles du mollet dans les difformités de l'espèce opposée.

Il n'y a pas d'autre déplacement que celui qui s'accomplit dans l'articulation tibio-tarsienne ; les os du pied gardent leur situation respective.

La *déambulation* est fort pénible et presque impossible avec cette difformité , lorsqu'elle se conserve ; mais, elle est facile à réduire, et il est rare qu'on ne l'efface pas en bas âge.

3.° *Du Pes equinus.*

LE pied est incliné directement en bas , et , dans quelques cas extrêmement rares et qui en sont le *maximum*, il est enroulé en dessous , au point que sa pointe est dirigée en arrière.

La tension du mollet et du tendon d'Achille est encore le premier phénomène sensible, comme dans les *vari;* mais , dans l'espèce dont il s'agit en ce moment , la tension oc-

cupe toute la région postérieure de la jambe.
On né peut ramener le pied en devant et en
haut, sans agir en même temps, et sur l'ensemble de sa masse et sur celui des orteils :
ces derniers sont entraînés dans le sens de la
flexion, aussi distinctement et aussi fortement
que la masse entière du pied dans celui de
l'extension.

Alors, les déplacemens particuliers des os,
les déformations de leurs surfaces articulaires
ont lieu dans cette espèce comme dans les
vari, et l'on en sent facilement la raison.

Une condition générale commune aux trois
espèces, est une briéveté native des muscles
vers lesquels le déplacement s'est opéré.
Dans les *vari*, le défaut de développement
paraît borné aux muscles du mollet ; il intéresse les muscles extenseurs des orteils,
quelquefois les muscles péroniens, ou bien
le jambier antérieur seulement, dans les
valgi. Le vice frappe la totalité des muscles
de la jambe dans le *pes equinus*, surtout
porté au plus haut degré de développement.
Quand la maladie commence, lorsqu'un enfant vient de naître avec le principe de l'un
de ces déplacemens, c'est tout ce que l'on
peut constater. Le reste se manifeste plus

tard et n'en est évidemment que des conséquences. Le point de doctrine me paraît solidement établi par les discussions dont il a
été l'objet, et doit servir de base aux principes
du traitement thérapeutique, dont ces difformités sont susceptibles.

B. *Pieds-bots accidentels.*

DIVERS accidens qui ont rompu l'antagonisme entre les muscles qui agissent sur le
pied, ont donné lieu fortuitement aux mêmes
difformités. Les observateurs ont noté comme
autant d'occasions qui ont amené ce résultat, la paralysie des muscles fléchisseurs ou
extenseurs ; la destruction d'une partie des
mêmes muscles par des blessures ou par la
gangrène ; la contracture de ces mêmes organes ; la nécessité d'une position inclinée permanente, imposée par un ulcère à la plante
du pied ; des suppurations profondes des
articulations des os du pied et la coarctation
qui accompagne leur guérison.

Le progrès et le résultat des déviations de
cette espèce sont en tout conformes à ce que
l'on observe dans les pieds-bots natifs : remarque qui autorise le classement méthodi-

que que nous leur assignons , et qui éclaire, en même temps , l'étiologie des pieds-bots natifs : on voit les causes des pieds-bots accidentels , dans tout ce qui altère l'antagonisme des muscles ; la même cause se présumerait, d'après les mêmes données , si elle n'était démontrée d'ailleurs.

§. V. *Vices de développement des os et des muscles des membres.*

CE que nous allons exposer ici , n'a guère été observé que dans les membres inférieurs , et ce que nous allons en dire , doit leur être particulièrement appliqué.

Nous avons déjà noté que les muscles psoas et iliaques manquent quelquefois d'une partie de leur développement normal (1) , et nous en citerons un exemple remarquable , à propos de la thérapeutique : le principal effet qui en résulte , est le défaut d'équilibration du bassin sur les membres inférieurs.

(1) *De l'Orthomorphie ;* chap. I.ᵉʳ, art. IV, §. III.

*A. Dans les muscles communs à la cuisse
et au bassin.*

LE même phénomène est aussi la conséquence d'un défaut de développement des
muscles de la cuisse qui prennent une insertion au bassin : les adducteurs en dedans, le
droit antérieur, et en arrière les demi-ten-
dineux, demi-membraneux et biceps, sont
ceux que ce vice atteint le plus communément.

Lorsque l'on peut constater la bonne conformation du fémur et de l'os coxal, on ne
peut attribuer qu'à un arrêt de développement dans les muscles, leur briéveté, leur
tension et la gêne des mouvemens dont ils
sont la cause évidente. Il reste à distinguer
ce vice de celui qui a le plus d'analogie avec
lui, la contracture musculaire dont nous avons
déjà parlé précédemment. La contracture résulte de l'inflammation ou d'une lésion cérébrale ou spinale. Dans le premier cas, les
traces de suppuration, d'abcès, sont évidentes ; dans le second, les lésions cérébrales
ou de la moelle-épinière ne peuvent presque
jamais borner leurs effets rétracteurs à quelques muscles seulement : des phénomènes

paralytoïdes se font remarquer ailleurs , soit dans d'autres muscles , soit dans les organes de la sensibilité , soit dans ceux des sens , soit dans les facultés intellectuelles. On peut d'ailleurs remonter à une catastrophe qui a marqué l'origine de tout. Cette distinction est importante ; car , on peut remédier jusqu'à un certain point aux vices de développement dans les muscles , même aux effets de la contracture d'origine inflammatoire , et rarement à celle qui a une origine cérébrale.

B. *Dans les extenseurs de la jambe.*

Les muscles extenseurs de la jambe sont quelquefois dans ce même cas. La jambe en est tenue dans l'extension continue , ou bien les mouvemens de la flexion sont renfermés dans la plus étroite limite. En même temps , le membre est grêle , et le fémur lui-même est au-dessous des dimensions ordinaires.

C. *Dans les os du genou.*

Le développement du fémur n'est pas vicié dans la longueur de l'os seulement , ordinairement les condyles en sont difformes : ils n'ont pas la coupe normale , et les sinuosités du tibia et de la rotule ne peuvent glisser librement sur les surfaces opposées. Le membre fixé dans l'extension ne peut en être détourné que très-peu , et la flexion est évidemment arrêtée par une résistance osseuse , laquelle peut devenir douloureuse si l'on insiste. Cette déformation est importante à distinguer de celle qui s'oppose à la flexion de la jambe par la briéveté des muscles seulement : dans ce dernier cas on peut guérir; la chose est impossible dans le premier. Des exemples de déformations des trois espèces que nous venons de décrire , se rencontrent souvent chez les sujets affectés de pied-bot.

D. *Dans les muscles de la jambe.*

L'ARRÊT de développement des muscles du mollet n'a pas toujours conduit à la formation des pieds-bots. Il est probable que cette conséquence ordinaire a pu être évitée, lorsque la briéveté des muscles a été telle que l'extension de la jambe en a été rendue impossible. On trouve une observation démonstrative à cet égard , dans le tome I.er de la *Clinique chirurgicale de Montpellier*, pag. 213.

OBSERVATION XXXIV.

Une jeune personne de 16 ans , n'avait jamais pu se placer debout que sur les orteils. Elle se tenait constamment assise sur un siége très-bas. Dans cette attitude , les cuisses et les jambes très-fléchies , elle ne pouvait appuyer la région plantaire des deux pieds. Ceux-ci n'étaient pas déformés ; mais , les muscles des deux mollets étaient extrêmement courts. Il ne fut pas fait de traitement.

CHAPITRE DEUXIÈME.

Causes et effets des difformités.

Nous allons , dans ce chapitre , comme il a été déjà été énoncé, exposer les causes connues des difformités, et rechercher dans chacune son mode d'action et ses effets. Ceux-ci étant nécessairement communs à toutes les difformités , nous les exposerons dans un article à part.

ARTICLE PREMIER.

Altération propre des fibro-cartilages inter-vertébraux.

Il est constaté par l'observation et par l'étude anatomique, que les fibro-cartilages inter-vertébraux sont sujets à perdre leur consistance normale, et à passer à un état que nous avons déjà mentionné , dans lequel ces corps ont perdu leur élasticité , sont infiltrés, rougeâtres, pulpeux, quelquefois même pénétrés de pus(1).

§. I.er *Inflammation traumatique.*

Ce dernier trait justifie le soupçon d'une origine inflammatoire, au moins dans quelques cas ; il éclaircit aussi la part que le traumatisme et l'état rhumatique ont quelquefois dans la production des difformités.

Il est un assez grand nombre de faits qui indiquent, comme origine connue des incurvations de l'épine, une chute, une torsion, un effort de renversement, une contusion de l'épine. Nous ferons remarquer cependant, que, dans l'analyse de ces faits, il ne faut pas conclure légèrement : l'étude de toutes les circonstances est difficile ; la marche de la maladie est lente ; elle sévit, le plus souvent, sur des enfans qui ne sont

____

(1) Un fait de cette espèce, où le foyer était situé dans les fibro-cartilages des première et deuxième vertèbres lombaires, a été recueilli par *Harisson*, et publié dans le *Medical and physical Journal of London*, an 1823. Ce même fait est rappelé par le même auteur, dans son *Traité des difformités de l'épine.*

pas toujours surveillés avec le soin convenable, et qui sont incapables de faire des
remarques exactes, en sorte que bien des
détails ont échappé ou sont trop vaguement
connus. Une bonne observation est donc difficile et nécessairement rare, et beaucoup
de faits ont été recueillis sans une grande
utilité pour la science. On sent bien, cependant, que celle-ci ne peut reposer que sur
cette unique base.

L'observation IV.ᵉ que nous avons racontée,
renferme un exemple de chute, dont l'effort
souffert par la colonne vertébrale a été parallèle à son axe. Le malade était à cheval ;
sa monture franchit un large fossé, et le
corps du cavalier n'étant pas sur son aplomb,
au moment où l'animal retombe sur le sol,
il y eut *torsement* de la colonne vertébrale,
effort de pression mutuelle des pièces que
les muscles n'ont pu amortir, parce que
l'équilibre était rompu, et qui s'est passé
tout entier sur les fibro-cartilages inter-vertébraux. A la vérité, dans la même course,
une immersion de tout le corps dans l'eau
froide, dont les vêtemens sont demeurés pénétrés, a dû supprimer soudainement la
transpiration cutanée, et donner lieu à la

production d'un état rhumatique qui a compliqué le traumatisme, et dont on remarqua effectivement les effets dans les versatilités que la maladie a présentées dans son cours. Mais, la violence que les articulations vertébrales ont subie, n'en est pas moins constatée ; le malade a pu indiquer lui-même le siége précis de là contusion, et ce siége est demeuré ; pendant toute la durée de la maladie, celui des symptômes qu'elle a présentés. Or, lorsque l'on voit, long-temps après l'événement, du déplacement, de la mobilité subsister encore entre quelques vertèbres lombaires, on ne peut nullement douter que ce qui est résulté de la violence soufferte par l'épine, ne soit un ramollissement des moyens articulaires, surtout du principal, et que l'origine de tout ne soit de nature inflammatoire.

OBSERVATION XXXV.

Une enfant de 12 ans, bien constituée, forte, agile, ayant joui jusque-là d'une santé parfaite, fut surprise, mangeant des fruits, perchée sur le mur d'enceinte d'un verger. Pour se dérober, elle s'élance en dehors. Mais, le sol est plus bas de ce côté ; l'élan est mal calculé, elle tombe dans un fossé. Il y a renversement du corps en arrière, chute, tiraillement douloureux et quelques momens de syncope extatique. L'enfant fut incapable de marcher pendant quelques heures. Cependant, ces premiers effets étant dissipés, les douleurs furent légères, ne troublèrent pas les fonctions, et ne privèrent la jeune malade d'exercice et de liberté que pendant peu de jours.

Deux mois après, on s'aperçut d'une incurvation de l'épine dans la région dorsale, laquelle est devenue assez prononcée pour provoquer deux inflexions subsidiaires. La maladie n'a pas été traitée ; elle est demeurée stationnaire.

OBSERVATION XXXVI. (Planche XII *bis.*)

UNE jeune personne de 10 ans, née de parens forts, mais douée elle-même d'une constitution délicate et irritable, ayant eu fréquemment les ganglions lymphatiques engorgés, en jouant avec les enfans de son âge fut renversée violemment sur le bord d'un siége, de manière à éprouver une profonde contusion sur les vertèbres lombaires. Il s'ensuivit des douleurs vives d'abord, plus légères ensuite , mais qui se prolongèrent. Quelque temps après, l'épine se déforma. La malade nous fut amenée deux ans plus tard. Nous avons pu constater alors , que la région lombaire, là où devrait être une concavité, était une convexité ; que trois vertèbres y étaient saillantes et déviées à gauche ; que tout le reste de l'épine au-dessus de ce point , au lieu d'être fortement projeté à droite, formait une courbe douce , mais prolongée à gauche, ayant dû être renversée par l'action permanente des muscles de la gouttière vertébrale gauche.

— Dans le fait précédent , on voit les effets d'une extension forcée de l'épine ; on ne peut pas douter du lieu sur lequel s'est consommée la principale violence, lorsque l'on examine les effets immédiats qu'elle a produits.

Dans le dernier fait , on peut suivre des yeux les résultats immédiats et éloignés d'une contusion directe , dont le siége est positivement connu. A ce sujet , nous signalerons une remarque qui a échappé jusqu'ici à tous les observateurs. Partout ailleurs , dans la longueur de l'épine , les inflexions qu'elle éprouve , portent le point affecté, sans doute par des combinaisons fortuites ou propres à l'action de la cause, à droite, à gauche, en avant ou en arrière ; mais, dans la région lombaire, c'est presque toujours en arrière que l'épine est portée, lorsque les fibro-cartilages sont altérés, et on en voit un exemple dans le fait que nous analysons en ce moment. N'est-ce pas parce que, dans cette région, les fibro-cartilages sont très-volumineux, surtout en devant, qu'une phlogose peut s'y développer davantage ; qu'elle peut s'étendre à l'appareil ligamenteux antérieur, dont le propre serait de se coarcter par l'effet de son inflammation, et de rappeler ainsi en devant les corps des vertèbres lombaires, ce qui leur donnerait une projection postérieure ?

Quoi qu'il en soit, nous ferons remarquer dans cette même observation XXXVI.ᵉ, la grande courbe subsidiaire qui s'est opérée au-dessus du point lombaire contus et qui a fini par devenir permanente. La douceur de cette incurvation qui, quoiqu'elle donne une somme totale de mouvement fort grande, n'en a pas moins fait participer chaque vertèbre pour très-peu, est un caractère qui ne peut en imposer à personne. Lorsque l'on peut lui comparer le déplacement lombaire borné à trois pièces seulement ; mais qui sont déviées au point de former à elles seules un sinus en devant et à droite plus profond que celui de la déviation supérieure ; lorsque l'on pense à la force qu'il a dû falloir pour mettre hors de rang et porter en arrière trois vertèbres lombaires , on ne peut pas douter un instant que tel est le foyer primitif de la maladie , et que le reste en est une conséquence. Dans la courbe supérieure , il n'y a donc eu qu'alongement des liens articulaires. Eh ! cependant , cette incurvation se maintient ; elle s'ouvre facilement par l'extension appliquée à la tête ; mais , elle se restitue et le *decubitus* ne la fait pas disparaître. Pour l'explication de ce phénomène , il faut rappeler la facilité avec laquelle la jeune malade contracta de l'engorgement aux ganglions lymphatiques ; engorgement qui se conserve long-temps et dont plusieurs ganglions ne se sont plus débarrassés. On sait bien que , dans les sujets constituées de la sorte , les phlegmasies sub-aiguës chroniques s'allument aisément , subsistent long-temps et se terminent difficilement. Cette marche naturelle des accidens les plus simples dans des

sujets ainsi constitués, est bien plus naturelle encore dans des organes denses, où la
sensibilité est obscure : or , l'inclinaison à
gauche opérée sur les vertèbres supérieures
par les muscles gauches, a dû coûter quelque
violence aux moyens articulaires ; ils ont souffert, ils se sont infiltrés ; ils ont conservé
cette infiltration , et par conséquent un moyen
de soutenir les vertèbres déversées , sans le
secours des muscles : c'est là une sorte d'extension de l'affection primitive.

OBSERVATION XXXVII. (Planche VII.)

Deux jeunes personnes s'amusèrent à transporter d'un étage inférieur à un étage supérieur, et par un escalier rapide , une table
de marbre fort lourde. Le poids manqua entraîner plusieurs fois du côté de la lanterne
de l'escalier, celle qui était à l'arrière du
fardeau ; ce qui donna lieu à de grands efforts de rotation et d'inclinaison à gauche ,
d'où résultèrent des douleurs vives et prolongées , une véritable entorse. Un an après , et
après les fatigues d'un long voyage et du retour, il y eut une inclinaison avec saillie de
la région lombaire : les quatre premières vertèbres de cette région formaient une projec-

tion en arrière et à gauche ; le reste de l'épine se prolongeait par une courbe insensible dans la même direction, en sorte que l'épaule gauche était un peu plus haute que la droite. En outre, une légère torsion du point lombaire malade portait en devant la hanche droite, en sorte que l'épine iliaque de ce côté formait une légère saillie. Enfin, en cet état, la sensibilité était devenue extrême, et des accès d'hystérie avec cris, convulsions, aliénation passagère des sens avaient lieu fréquemment. Un traitement que nous détaillerons plus loin, arrêta les progrès de la difformité, la fit disparaître en entier et raffermit les articulations vertébrales ; mais, sur la fin et lorsque les accès d'hystérie avaient cessé, une crépitation manifeste des os du bassin dans leurs articulations postérieures, nécessita l'usage d'une ceinture serrée, propre à les raffermir.

— Ce fait montre un exemple du danger des torsions outrées et violentes de l'épine, et l'on ne saurait douter que, dans le principe, la maladie n'ait eu un caractère inflammatoire. Elle s'est conservée en cet état et a donné lieu à des déformations perma-

nentes. Mais , un voyage et le défaut de secours convenables étaient bien propres à produire ces effets. D'ailleurs , le sujet était du
nombre de ceux qui sont plus chargés de
graisse que de muscles , dont les formes sont
rondes et la peau étiolée ; et l'on sait bien
que , dans ces conditions , les inflammations
qui ne sont pas aiguës , se terminent difficilement.

Une remarque intéressante concerne l'état
du bassin. La malade jugeait mieux que personne la saillie antérieure de l'épine iliaque
droite et les variations que l'état de l'atmosphère y apportait : l'angle sous lequel elle
observait et comparait les deux côtés , rendait ses remarques d'une justesse parfaite ,
et que nous contrôlions plus aisément par
l'observation de la région postérieure. En
effet , le point extrême de la fesse correspondante s'effaçait , lorsque la malade était mé-
contente du point antérieur , et réciproquement. La crépitation qui s'est manifestée à la
fin, est venue terminer toutes les incertitudes
à cet égard. Ce phénomène qui n'existait pas
auparavant , qui n'a paru que lorsque tout
allait mieux , même l'hystérie , démontre
qu'il y avait engorgement des fibro-cartilages

coxo-sacrés, particulièrement du droit, et que, lorsque les surfaces osseuses ont pu être rapprochées par les progrès de la guérison, libres alors jusqu'à un certain point, leurs saillies réciproques frottaient ensemble. Enfin, ce phénomène a disparu avec l'accomplissement de la guérison. Il y a donc eu simultanéité d'affections. Mais, y a-t-il eu violence directe sur les articulations du bassin, en même temps que sur celles de l'épine ; ou bien, y a-t-il eu pure sympathie fondée sur la similitude des tissus ? Il est difficile de répondre, et l'on peut voir par l'observation Ire, que la dernière catégorie est autant fondée que la première.

L'hystérie est une conséquence manifeste de ce que la moelle-épinière a dû souffrir de la déformation de l'épine. Trois vertèbres lombaires ne pouvaient être poussées hors de rang et faire saillie en arrière, sans tirailler la moelle-épinière et les nerfs qui en émanent. La démonstration de cette étiologie se tirerait au besoin de la cessation de cette complication, en même temps que la guérison principale, et des rapports qu'elle a gardés d'une manière fort exacte avec les vicissitudes de cette dernière. On s'est trop persuadé que les difformités de l'épine n'étaient pas un état morbide et ne pouvaient exercer aucune influence sur les fonctions. Nous démontrerons le contraire , et nous ne serons pas les premiers , au moins par rapport aux fonctions des viscères. Mais , il importe de constater que, même envers la moelle-épinière , cette influence est loin d'être nulle; que, si elle est bien moins prononcée chez les enfans , elle l'est bien davantage sur les adolescens et les adultes , et que c'est le plus souvent par elle ou par la paralysie qu'une difformité s'annonce. Déjà , dans l'observation XXV.ᵉ , nous avons rapporté un exemple bien instructif d'une affection hystérique produite par la mobilité extrême des vertèbres , et l'on a pu remarquer dans l'observation XII.ᵉ , un autre fait dans lequel l'épilepsie a été imminente.

§. II. *Engorgement scrofuleux.*

Les faits que nous venons de citer , donnent une origine certaine , attribuent une cause connue à quelques déformations de l'épine , dans lesquelles les fibro-cartilages inter-vertébraux sont intéressés primitivement. On en voit d'autres , et en grand nombre , dans lesquels les mêmes conditions morbides ont lieu, d'après l'expression des symptômes, et où l'on ne peut assigner aussi une cause extérieure manifeste. A la vérité, dans un grand nombre, la remarque d'une occasion de cette espèce a dû échapper. Nous avons vu si souvent des remarques tardivement rappelées et qui renfermaient la clef de tout, qu'il est fort probable qu'un grand nombre sont demeurées incomplètes pour cette raison. Mais, enfin, il en est qui ne présentent rien que l'on puisse considérer comme cause suffisante de l'altération des fibro-cartilages inter-vertébraux, raison manifeste des défortions. Mais, connaît-on mieux, le plus souvent, ce qui a déterminé la formation d'une tumeur blanche, d'une affection tuberculeuse des os du pied, de la main, de l'épine, du poumon, du foie, du cerveau ? Pour quelques faits de ce genre où l'on peut assigner une cause de phlegmasie latente, il en est un bien plus grand nombre où l'on ne peut assigner absolument rien. Or, en outre de la part que le rhumatisme peut avoir, comme nous le démontrerons plus loin, dans la formation de l'état morbide des fibro-cartilages, s'il est démontré, comme nous le croyons , que la constitution appelée lymphatique se prête à la formation des déviations de l'épine; que les tissus fibreux blancs, scléreux sont plus aptes que bien d'autres aux affections chroniques , aux phlegmasies sub-aiguës , il n'est pas plus étrange de voir survenir spontanément l'affection propre des fibro-cartilages , que tant de lésions organiques qui découlent de la même source et qui affectent par prédilection le même ordre d'organes. Nous croyons , en effet , que telle est l'expression de la vérité.

§. III. *Influence des attitudes.*

On ne s'est pas arrêté à cette pensée : on a voulu expliquer les difformités de l'épine , par la fréquence de certaines attitudes du corps , et l'on a cru les reconnaître dans les soins de l'éducation intellectuelle. *Shaw* est un de ceux qui ont le plus accrédité cette opinion devenue populaire , plus par imitation que par conviction , et combattue dans ces derniers temps , avec un grand avantage , par l'auteur de l'*Orthomorphie;* celui-ci a démontré sans réplique par l'observation en grandes masses , appliquée aux ouvriers de diverses professions , que , si dans celles qui exigent les attitudes les plus gênantes , il n'y a pas un plus grand nombre de difformes que dans les autres classes d'hommes , on ne peut pas regarder les attitudes comme des causes essentielles de déformations spinales. Il aurait pu ajouter que les professions les plus remarquables , sous ce rapport , précisément celle de tisserand qu'il a citée , se pratiquent dans des lieux bas et humides , pour des raisons tirées de la fabrication elle-même ; que les ouvriers y sont privés de tout exercice , même de la lumière , et à plus forte raison de l'action des rayons du soleil ; que leur peau est toujours recouverte d'un corps gras et de la matière de la teinture; toutes causes perturbantes , débilitantes , capables d'ajouter aux conditions lymphatiques de la constitution avec lesquelles la plupart naissent , et si aptes à favoriser la tendance aux déformations de l'épine par l'altération des fibro-cartilages inter-vertébraux. Si l'on ajoute à ces considérations celles que peut fournir encore le régime ordinaire du peuple de France , particulièrement des ouvriers , nourris , en grande partie , de pain dont le froment ne fait pas toujours la seule base, de pommes de terre , de châtaignes , de brouet de maïs ; de légumes farineux ou herbacés , rarement de viande , consommant du vin en quantités insuffisantes ou excessives , on sentira combien la prévention touchant les attitudes est peu fondée. Les jeunes gens des deux sexes ne peuvent jamais passer à écrire ou à dessiner , qu'un temps infiniment plus court que celui que les ouvriers consacrent à leur travail , et leur manière de vivre est bien différente sous tous les rapports.

Il ne faut pourtant rien exagérer. Nier , d'une manière absolue , l'influence des attitudes , serait un excès aussi blâmable que de leur attribuer une influence exorbitante que la raison et l'observation désavouent également ; chaque ouvrier , les artistes même , gardent une certaine empreinte de l'attitude que leur profession exige. Le danseur est reconnaissable à la rotation externe des membres abdominaux et à la direction des pieds en dehors ; l'écuyer à la cambrure interne des mêmes membres , à la direction des pieds en dedans ; les cordonniers à la voussure des épaules , etc. L'habitude finit par donner aux os , à leurs rapports articulaires , des modifications sensibles ; mais , il faut des habitudes de toute la vie : jamais de jeunes ouvriers ne fournissent la matière de semblables remarques , et l'on ne voit pas s'accomplir parmi eux des difformités de l'épine, à propos de la pratique de leurs professions, et dans des rapports rationnels avec les attitudes vicieuses qu'elles nécessitent. Ainsi , les tisserands que nous citions , lorsqu'ils travaillent sur des draps larges , par exemple, et que chacun des deux tient le même côté, devraient présenter des incurvations latérales de l'épine du côté où le corps est tenu constamment courbé et tordu , remarque qui n'a nullement été faite , ni d'analogues dans d'autres professions.

Mais , si la solidité des articulations vertébrales est altérée , et si , en même temps, les moyens articulaires sont exposés à l'engorgement, à la *coarctation* , les attitudes peuvent sans doute influer sur l'espèce d'inflexion que l'épine éprouvera.

Cependant , pour ne donner à cette proposition que la valeur avouée réellement par l'observation, et ne pas se jeter dans le vague des pures probabilités , il faut rappeler que l'observation Ire de cet ouvrage concerne un exemple des plus frappans du relâchement pur et simple , mais extrême , des articulations vertébrales , sans qu'il se soit fait la moindre incurvation permanente et difficile , l'épine les recevant toutes et n'en gardant aucune. Il faut donc plus que du relâchement dans les articulations pour déterminer des gibbosités ; il faut encore cette infiltration , cet empâtement qui fait que , lorsque le poids est dévié , il forme , pour la vertèbre déversée , une table inclinée qui maintient ce déversement. Il faut donc des conditions spéciales, et cette réflexion est bien propre à faire sentir qu'il ne suffit pas d'une attitude vicieuse. Les faits les mieux connus démontrent que, lorsqu'il y a douleur en même temps que dégradation spéciale des fibro-cartilages , l'inclinaison est dirigée instinctivement , de manière à éviter le sentiment douloureux. C'est là ce qui détermine les poses vicieuses , singulières , que tout démontre inévitables, et sans doute aussi le sens particulier de la déformation. La démonstration en sera donnée tout à l'heure d'une manière plus claire , par l'étude du rhumatisme considéré comme cause. Il peut donc être regardé comme probable que , pour peu qu'il y ait de la douleur dans le point malade des fibro-cartilages, c'est elle qui détermine le sens de la déformation ; que si l'engorgement est plus grand dans un point de la circonférence des fibro-cartilages que dans tout autre, indépendamment de la douleur, cette inégalité décide du sens de l'incurvation ; qu'à défaut de ces influences et peut-être indépendamment de leur action, celle de certains organes, les impulsions du cœur ; celles de la crosse de l'artère aorte, peuvent déterminer la direction ; enfin, qu'une attitude constante aide plutôt qu'elle ne détermine une inflexion produite par d'autres motifs. Cette dernière proposition mérite quelque développement. Lorsqu'une gibbosité est commencée, le malade a le soin de choisir pour son coucher le côté convexe ; cette attitude est la plus favorable pour le repos ; même, à mesure que la difformité augmente, le difforme a soin de rendre son coucher plus mou, afin qu'il puisse y obtenir une excavation proportionnée à la saillie du côté sur lequel il se couche. Sans ce soin, il serait empêché de dormir par un état douloureux ; mais, le soin même qu'il prend pour assurer son sommeil, accroît rapidement l'étendue de sa difformité ; remarque qui confirme la présomption que la douleur et le dessein de l'éviter sont le motif le plus fréquent de la déviation d'une épine malade dans un seul point , et dans laquelle on peut bien comprendre aussi la puissance des attitudes et le cercle dans lequel elle est renfermée.

Cependant , dit-on, les gibbosités de l'épine sont communes dans les pensionnats de jeunes demoiselles , et c'est presque toujours du côté gauche que l'épine se déjette , ce qui peut bien être expliqué par la situation élevée de l'épaule droite en écrivant , en dessinant , en pinçant de la harpe.

Nous ne nierons nullement que l'attitude dont il s'agit ne soit vicieuse, et que , si l'épine n'est pas solide, elle n'ait son danger. Mais , nous ferons remarquer d'abord , que c'est toujours dans la région inter-scapulaire qu'est la déviation de l'épine qui la porte de droite à gauche ; ce qui revient à ce que nous avons déjà énoncé , que, lorsque ce point est ébranlé, les battemens du cœur qui lui correspondent , et même ceux de l'aorte, opèrent le déviation de ce côté ; et nous avons fait voir des difformités situées au-dessus ou au-dessous de ce point, ayant des directions variées et bien différentes de celle-là.

Mais, en outre, il faut examiner les choses de plus près, pour savoir pourquoi les déformations de l'épine sont si communes dans les maisons d'éducation et particulièrement dans certaines.

§. IV. *Dangereux effets de la masturbation.*

On doit, sans doute, faire une grande part au défaut d'air et de lumière, au mauvais régime, aux mauvaises méthodes d'enseignement qui fatiguent l'esprit et n'exercent pas le corps ; mais, il est douloureux de le dire, la corruption prématurée des mœurs est la principale de toutes les raisons. La surveillance n'est pas suffisante ; les domestiques qu'on y emploie ne méritent pas la confiance qu'on leur donne. Ce que nous disons ici est fondé sur une expérience déjà longue, par le besoin où nous nous sommes trouvés d'exercer la plus grande surveillance pour surprendre celles que nous soupçonnions, et sur les aveux que nous en avons obtenus. Nous connaissons une maison où, sur quatre-vingts pensionnaires, plus de trente, dans la

même année , avaient été rendues à leurs parens , pour cause de difformités de l'épine.
Mais là aussi elles jouissaient d'une liberté parfaite: des livres infâmes leur étaient offerts et
vendus , et la dépravation des mœurs y était
épidémique. Nous allons citer ici un exemple
qui donnera clairement à comprendre quelle
influence une pareille cause (la masturbation) exerce sur les moyens articulaires de
l'épine , et combien l'art lutte vainement contre les déformations de cette espèce , lorsque
la cause continue d'agir.

OBSERVATION XXXVIII. (Planches XXIV et XXV.)

UNE enfant , âgée de 9 ans , née de parens
sains et robustes , n'ayant jamais éprouvé de
maladie , fut placée dans un pensionnat nombreux. Dès son entrée dans la maison , elle
fut corrompue par ses compagnes et se livra
à la masturbation. Au bout d'un an , elle eut
des migraines violentes , de la fièvre , et elle
se dégoûta de son habitude. Trois mois après
étant rétablie , les railleries de ses compagnes
l'entraînèrent encore ; elle se livra alors à de
grands excès. Il s'ensuivit des vomissemens
assez fréquens.

A l'âge de 12 ans , ses compagnes s'aper-

çurent que l'une de ses épaules devenait saillante. A 13 ans, les menstrues parurent, mais
pâles et médiocres. La jeune personne maigrit
beaucoup alors. A 14 ans, les contours que
son épine contractait, devinrent évidens. Elle
fut rendue à sa famille. Nous la vîmes alors.

Trois contours alternatifs existaient dans la
longueur de la colonne vertébrale ; ils carac-
térisaient l'incurvation latérale à un seul foyer.
La jeune personne était maigre, pâle, faible
et dégoûtée. Il fut impossible d'obtenir aucun
renseignement sur les commencemens, la
marche et les causes probables de la déformation. Il n'y avait pas de douleurs dans
l'épine. On pouvait comprimer toutes les vertèbres successivement sans provoquer la moindre sensibilité. Les battemens du cœur se
faisaient sentir fortement à l'extérieur, mais
seulement parce que les côtes correspondantes avaient subi un grand affaissement.

Pendant les trois premiers mois de traitement, que nous exposerons plus loin, on
obtint des changemens très-avantageux : la
santé s'améliorait ; les muscles et les forces
se prononçaient ; les courbures subsidiaires supérieure et inférieure s'effaçaient ; la moyenne
même avait sensiblement cédé. Pendant tout

ce temps, la jeune personne se voyant l'objet de grands soins, s'était abstenue de son habitude.

Mais, le mois d'après, elle succomba, et aussitôt sa santé se dérangea. Nous l'ignorions et notre attention se portait sur d'autres objets. Des vomissemens se déclarèrent ; ils étaient accompagnés et précédés de douleurs à l'épigastre, aux lombes, à l'hypogastre, de diarrhée, et suivis de lipothymies et de soubresauts des tendons, quelquefois de crampes douloureuses et de spasmes convulsifs généraux. L'inutilité complète de toutes les médications nous donna enfin des soupçons, surtout parce que la déviation de l'épine s'aggravait depuis que les accidens avaient éclaté, quoique l'on ne perdît pas un moment pour poursuivre le traitement au moindre répit que l'on obtenait, et que la malade n'eût pas cessé la pratique de la gymnastique la plus active. Il était évident qu'une force puissante écrasait la colonne vertébrale, tandis que nous nous efforcions de la relever, et en y employant des forces qui réussissaient auparavant. L'embonpoint se perdait de nouveau ; mais les muscles se conservaient, probablement à cause des exercices.

La malade fut surveillée avec beaucoup de soin et surprise. Alors elle avoua tout ce qui avait précédé, et convint que ses plus grandes souffrances avaient répondu aux jours de ses plus grands excès. Elle fut séquestrée, gardée à vue et liée pour s'assurer de sa personne. Il fallut lier les bras, fixer le bassin, le rendre complétement immobile, fixer les deux pieds dans un grand degré d'écartement, armer les deux cuisses d'un plastron garni de pointes. A force de soins, on parvint peu à peu à la corriger complétement ; mais, toutes les fois qu'elle parvenait à tromper la vigilance dont elle était l'objet, il y paraissait aux cardialgies, aux vomissemens et à moins de souplesse dans l'épine. Au contraire, lorsqu'elle avait pu s'abstenir ou être préservée complétement pendant une semaine, l'amélioration de la gibbosité était sensible. Cette alternative et ses conséquences sur l'épine ont été on ne peut pas plus marquées.

Rendue à ses parens dans un état d'amélioration très-prononcé, elle a continué les mêmes soins dans sa famille et ils ont eu le même succès.

_ Voilà donc un fait qui démontre fort clairement, que la masturbation peut agir sur la colonne vertébrale pour la déformer, en déterminant l'infiltration, l'engorgement pâteux des fibro-cartilages inter-vertébraux. Tel est le mode de l'action de cette funeste habitude. Les écrivains avaient bien annoncé que la gibbosité pouvait en être la conséquence ; mais, qui pouvait dire de quelle nature étaient les faits qu'on avait dû observer sur ce point, lorsque les diverses lésions dont l'épine est susceptible n'étaient pas connues, et que les observateurs eux-mêmes ne pouvaient indiquer rien de précis à cet égard ? Le fait que nous venons de raconter est instructif, non-seulement en ce qu'il démontre le mode particulier d'action de la cause, mais encore son intensité. On n'avait pas cessé d'agir sur la colonne vertébrale ; les mêmes forces lui étaient appliquées, et cependant l'épine semblait être emportée retirée sur elle-même avec une force plus grande encore. C'est que l'ancienneté de la déformation avait changé les formes du corps de quelques-unes des vertèbres engagées dans la courbure primitive, comme nous l'avions pensé dès le premier moment, et que l'engorgement des fibro-cartilages s'interposant entre des surfaces obliques, ne pouvait s'accroître sans augmenter le déversement. Au reste, rien n'a été plus démonstratif, d'après les aveux de la malade elle-même, que les alternatives de son état et de sa cause. On n'en sera nullement étonné, si l'on considère que l'acte vénérien se passe principalement dans la moelle-épinière et présente les plus grands rapports avec l'épilepsie et le tétanos. La répétition fréquente d'un acte pareil, surtout dans un corps jeune et dont le développement n'est pas achevé, peut altérer les parties environnantes, les méninges, les vertèbres ou leurs articulations par des stases sanguines, des phlegmasies, etc., tout comme il en résulte quelquefois des convulsions, l'épilepsie ou l'apoplexie. Ce que nous avons pu observer dans ce fait, entr'autres, nous a fait une si vive impression, que nous croyons devoir recommander bien vivement aux praticiens les recherches de cette espèce, dans les cas où les causes de la déformation de l'épine ne sont pas connues.

§. V. *Influence de la force démesurée d'un bras.*

On a parlé de la force du bras droit supérieure à celle du bras gauche, qui, élevant
fréquemment l'épaule correspondante, finirait
par la laisser placée au-dessus de l'autre, ou
bien, lui donnerait plus de volume, à force
d'en exercer les muscles. Si cette circonstance
pouvait agir ainsi, il faudrait la considérer
comme une cause occasionelle, capable de
déterminer l'incurvation d'une épine dont
les fibro-cartilages seraient altérés. C'est ici
le lieu d'examiner cette question.

Les mouvemens variés d'un bras nécessitent des déplacemens semblables de la part
de l'épaule, et celle-ci est pourvue d'un appareil musculaire convenable. Tout l'effort
exercé par un bras vient aboutir, en dernier
résultat, par l'épine à la résistance opposée
par le sol ; ce qui nécessite de la part de
l'épine diverses inflexions passagères, pour
redresser, autant qu'il se peut, la ligne par
laquelle l'effort se propage. Mais, les inflexions de l'épine et le point où elles se forment, sont variés comme la direction de l'effort auquel il s'agit de résister. Or, cette ex-

plication a été destinée à donner la raison de l'incurvation inter-scapulaire de l'épine. Nous croyons en avoir assigné une plus positive et plus vraie , et l'une et l'autre sont inséparables de l'idée d'une altération préexistante dans les fibro-cartilages inter-vertébraux : ce que nous avons dit des professions, le prouve surabondamment.

Quant à la force que l'épaule acquerrait par l'exercice plus fréquent du bras correspondant , ceci ne pourrait influer que sur les muscles , et l'on sait qu'il s'agit d'autre chose.

§. VI. *Influence de l'inégalité native des deux moitiés du corps.*

Une considération plus utile et qui doit se retrouver ici , est celle de l'inégalité native des deux moitiés du corps , que nous avons déjà indiquée précédemment. Un membre inférieur plus court déverse le bassin de son côté, fournit à la colonne vertébrale une base inclinée , et oblige les muscles du côté opposé à l'incurver pour le ramener dans la ligne médiane. Cet état habituel (ceci est très-remarquable) ne suffit pas seul pour amener une gibbosité. Dans un fort grand nombre de sujets, il subsiste toute la vie pendant l'attitude debout, et s'efface complétement dans l'attitude horizontale. Mais, si les moyens articulaires des vertèbres deviennent malades, l'inflexion habituelle de l'épine se conserve et devient une difformité. Il arrive même quelquefois, chez des femmes nées de la sorte, que la première déformation de l'épine ne survient qu'à l'âge de 14, 15, 16 ans, à propos de l'établissement de la menstruation; que la difformité s'arrête et se maintient à un degré léger, l'épine ayant recouvré toute sa solidité, et que, dix ans après et même plus, à propos d'une grossesse, d'un accouchement, d'un allaitement pénible, elle s'aggrave plus ou moins, ou même qu'elle devient extrême.

OBSERVATION XXXIX. (Planches VIII et IX.)

UNE jeune personne, née de parens chétifs et irritables, ayant eu elle-même une enfance très-pénible, fut atteinte, à l'âge de 9 ans, d'une légère déviation de l'épine dans la région lombaire, qui en portait les quatre dernières pièces à droite. Des douleurs dans cette partie, un dérangement notable de la santé et une attitude qui faisait pencher la

tête et les épaules à gauche, furent les remarques qui fixèrent l'attention des parens. Quelques soins généraux parurent améliorer l'état
de l'enfant, sans effacer l'état difforme de
l'épine ; mais, la jeune malade avait recouvré
ses forces.

On eut de nouvelles inquiétudes à 16 ans,
époque à laquelle les règles s'établirent assez
facilement.

Cinq ans plus tard, la jeune personne est
mariée. Dans le cours d'une grossesse qui
survient tout aussitôt, les lombes deviennent
douloureuses ; les douleurs se propagent dans
toute l'épine ; elles semblent se prolonger le
long des côtes jusque vers le haut du sternum, où elles sont les plus fatigantes. Après
l'accouchement et l'allaitement ayant été impossible, les souffrances de la malade devinrent beaucoup plus fâcheuses. Elles se compli-
quèrent d'une menace d'hystérie qui n'allait
pas jusqu'à des attaques formelles, mais qui
se prononçait par l'impotence qu'elle ressentait et la contrainte qu'elle était obligée de
s'imposer.

Deux ans plus tard, nous examinâmes
cette dame. Les quatre dernières vertèbres
lombaires formaient une saillie très-remar-

quable en arrière et à droite ; le reste de l'épine jusqu'au-dessus des trois dernières vertèbres cervicales, formait une longue courbe de gauche à droite et d'arrière en avant, qui avait ramené imparfaitement le fardeau supérieur dans la ligne médiane. La voussure de toute la région dorsale et du bas de la cervicale ne permettait à la malade qu'une pose gênée dans l'attitude debout ; le renversement de la tête se faisait sur les premières vertèbres cervicales ; le bassin se portait en devant, les genoux étaient habituellement fléchis et les pieds écartés. La marche était pénible, quoique la respiration fût libre. Les douleurs de l'épine subsistaient aussi bien que celles de la poitrine ; mais, la malade se plaignait bien davantage de ces dernières, qui lui inspiraient des craintes exagérées.

Nous fûmes frappés du surbaissement de la hanche droite : un examen attentif fut nécessaire pour constater que l'os coxal n'avait pas éprouvé de déplacement, et qu'il s'agissait de l'inclinaison du bassin entier. Alors, la comparaison des membres fit reconnaître que ceux du côté droit étaient nés plus courts que ceux du côté gauche.

Des moxa furent appliqués sur les côtés

de la région lombaire et réitérés deux fois. Chaque application ôta quelque chose à la déviation lombaire , aux douleurs de l'épine, et surtout à celles de la poitrine , qui faisaient le désespoir de la malade. Le *decubitus* sur un plan dur et horizontal , la gymnastique et la nage ont entièrement dégagé l'épine, *rétabli même la mobilité du point lombaire incurvé depuis si long-temps.* Mais, pour rétablir entièrement les formes naturelles , il a fallu placer dans la chaussure une lame de liége de quatre lignes d'épaisseur, qui égalisât la longueur des deux membres inférieurs : il a suffi de ce dernier soin , pour faire effacer presque complétement toute trace de difformité , et , nous croyons aussi , pour faire cesser une cause provocatrice , qui aurait pu ramener les mêmes embarras.

ARTICLE DEUXIÈME.

Du Rhumatisme.

CETTE cause est peut-être la plus commune de toutes celles qui peuvent déformer l'épine chez les adultes ; elle est au moins la mieux connue et la mieux constatée , du moins parmi les praticiens anglais , que leur climat a rendus peut-être plus familiers dans les observations de cette espèce. Nous en avons cité un exemple remarquable dans l'observation XXV.ᵉ Le fait suivant n'est pas moins instructif.

OBSERVATION XL.

On trouve dans l'ouvrage publié par *W. Ward* (1) , sur les difformités de l'épine , l'histoire fort détaillée d'un militaire , qui , servant dans l'Inde , fut pris de douleurs rhumatismales qui s'établirent successivement sur toutes les articulations et particulièrement sur celles de toute l'épine. Contraint de retourner en Angleterre , il ne fut soulagé qu'après deux ans de soins inutiles et seulement par les eaux thermales de Bath. Mais, les douleurs, en cessant , laissèrent presque tout le corps immobile. En outre de la roideur des membres inférieurs et supérieurs , tous fixés dans la flexion, l'épine tout entière formait une courbe égale et prolongée , qui , dans l'attitude assis , la seule que le malade pût garder , dirigeait la tête vers le

(1) *On the diseases of the spine.*

sol : le front s'était chargé de rides profondes , par la forte contraction des muscles
épicraniens , nécessaire pour pouvoir diriger
la vue en devant. Une longue persévérance ,
dans les mouvemens et particulièrement dans
une gymnastique spéciale que nous indiquerons plus tard, guérit presque complétement
cette grave maladie.

OBSERVATION XLI.

Dans le même ouvrage , on trouve l'histoire d'un jeune homme de 20 ans , atteint
de douleurs rhumatismales , d'abord dans la
hanche et le muscle couturier , et six ans
après , répandues dans toutes les articulations ,
particulièrement celles de l'épine. Après deux
ans de souffrance , presque sans interruption,
il fut soulagé par les eaux de Bath ; mais , les
membres restèrent roides et l'épine courbe
en devant dans toute sa longueur. Ce malade
guérit par des moyens semblables à ceux qui
avaient tant soulagé le précédent.

— Un plus grand nombre de faits pareils
pourraient être cités. Une observation générale en ressortirait. Elle consiste en ce que ,
quoique le rhumatisme soit ancien , que ses

effets se soient long-temps exercés sur les articulations même de l'épine , lorsque les douleurs cessent enfin , et que l'on peut , sans risque de les rappeler , imprimer quelques mouvemens aux parties roidies , on parvient ordinairement à leur rendre toute ou presque toute leur mobilité. Il s'ensuit qu'il est rare que le rhumatisme agissant sur l'épine , provoque la formation de lames osseuses , ni sous le périoste spinal , ni dans les fibro-cartilages inter-vertébraux , remarque importante pour la pratique et intéressante pour l'étude des effets des phlegmasies. Ce serait donc par la contracture si familière à la suite des phlegmasies, et qui , dans ces cas , s'exercerait sur l'appareil fibreux antérieur , que les déformations de cette sorte seraient produites.

Au reste , cette même remarque , aussi bien que celle de la forme demi-circulaire en devant que l'action du rhumatisme donne constamment aux incurvations spinales provoquées par cette cause, sont de fortes raisons pour croire que , lorsqu'il incline de la sorte la totalité de la colonne vertébrale , le rhumatisme n'agit probablement que sur l'appareil ligamenteux antérieur des vertèbres , ou qu'il exerce une action bien plus profonde sur cet appareil que sur les corps inter-vertébraux.

Le diagnostic des déformations de l'épine déterminées par cette cause est facile, lorsqu'elle a procédé comme nous venons de l'exposer, puisque ces déformations ont une forme toute particulière. Cependant, il est douteux si la même cause n'est pas apte à produire des incurvations latérales, en agissant sur les corps inter-vertébraux seulement. Quelques faits porteraient au moins à le croire. Dans les cas de cette espèce, l'étude des précédens peut seule apprendre à faire la distinction des douleurs qui se sont fait sentir d'abord dans quelques articulations, et qui ont disparu, lorsque l'épine s'est déformée.

ARTICLE TROISIÈME.

Du Rachitisme.

Ce n'est pas ici le lieu d'une étude spéciale et approfondie du rachitisme, bien que ce sujet fût susceptible du plus vif intérêt. Nous ne devons considérer cette maladie que dans ses rapports avec les difformités.

On est trop porté à croire, en général, que la cause la plus familière des déformations, notamment de l'épine, est le rachitisme ou ramollissement des os. Cependant, dans les nombreux échantillons de gibbosité déposés dans les cabinets publics ou particuliers, il n'y a qu'un petit nombre d'exemples de déformations de l'épine, en même temps que dans les membres. Il paraîtra même digne de remarque, qu'il n'est pas rare de trouver dans ces squelettes les membres contournés, le thorax déformé de la manière la plus bizarre, tandis que l'épine est à peine déviée.

Ce n'est pas que, lorsque le rachitisme affecte des vertèbres, elles n'en soient plus rapidement déversées et plus profondément déformées. Les insertions des appareils ligamenteux ne peuvent plus être solides, lorsque les os n'ont plus leur densité normale. Mais heureusement ces cas sont les plus rares, et ils sont l'opprobre de l'art.

Les os des membres se laissent déformer à l'occasion du rachitisme, pour deux raisons : le poids des parties situées au-dessus, et la contracture spasmodique des muscles.

Toutes les courbures principales des os

longs ne sont qu'une exagération des cam-
brures normales de ces mêmes organes ; l'action d'un fardeau disproportionné par rapport à la densité des os , est , on ne peut pas
plus évidente, dans cette disposition.

Un trait particulier de ces mêmes déformations consiste dans un aplatissement dans
un sens déterminé de la part du cylindre
médullaire des os longs. Ainsi , le fémur se
laisse toujours cambrer dans la direction postérieure ; mais, en même temps , la ligne
âpre a été évidemment tiraillée et a donné
lieu à une extension de l'os dans ce sens , et
un aplatissement dans le sens opposé. On
peut concevoir facilement la distension des
aponévroses de la cuisse dans le point de leur
insertion postérieure , par l'effet même de la
cambrure antéro-postérieure de l'os : il se
fait une si grande projection en devant de
la partie moyenne du fémur, que l'aponévrose ne peut suivre et résiste précisément
dans le centre même de l'incurvation , lieu
où cette dernière est la plus grande , et où
l'aplatissement est aussi le plus marqué.

Il faut examiner avec attention le squelette
d'un rachitique, pour concevoir comment les
inflexions les plus bizarres en apparence, et

qui , cependant , sont symétriques des deux
côtés , sont produites par l'action musculaire.
On voit , dans les squelettes de cette sorte ,
les contours de l'os coxal , ceux de l'omoplate exagérés : résultat manifeste des insertions des muscles abdominaux , de l'iliaque ,
du couturier , du droit extérieur de la cuisse ;
ou de celles du sous-scapulaire , de l'angulaire de l'omoplate , du sus-épineux , du
sous-épineux , du rhomboïde , du grand dentelé , etc.

Mais il faut savoir , en outre , qu'un effet
naturel et constant de l'état morbide des os
rachitiques , est de mettre la totalité de l'appareil musculaire dans une sorte d'état con-
vulsif qui détermine la contraction soudaine
et violente de tel ou tel muscle ou de l'ensemble des muscles de tel membre. Les malades sont , pour ce motif , sujets à des douleurs atroces , lesquelles commencent et cessent avec cette espèce de crampes. Ces efforts ,
qui ont toute l'énergie d'une contracture
morbide , expliquent comment les os des
membres peuvent contracter de grandes déformations , bien que le corps , pendant
toute la durée de la maladie , ait été tenu
couché , que son poids n'ait jamais posé sur

eux , et que les bras aient été gardés dans le repos le plus complet. On doit peut-être aussi concevoir , par la raison que le corps est toujours couché dans la plupart de ces cas , que les côtes soutiennent les vertèbres dorsales ; et que l'épine , qui n'est environnée que des muscles des gouttières vertébrales , n'est pas suspendue comme le fémur , l'humérus , etc. Au milieu d'agens de contraction , pourquoi cette partie n'est que rarement ou pas déformée dans les cas de rachitis véritable ?

Au reste , il est aisé de s'apercevoir qu'il est impossible que les os se laissent déformer par la contracture convulsive des muscles , sans que le périoste et l'appareil médullaire ne soient exposés à une violence qui doit être la véritable cause des douleurs qui accompagnent ce phénomène; et si , comme il n'est guère possible d'en douter , ces appareils de nutrition des os sont le siége de la maladie qui en altère la consistance , l'on peut dire , avec raison , que la maladie essentielle s'accroît par ses propres symptômes.

On sentira facilement aussi que , dans les déversemens rachitiques de l'épine , les choses arrivent plus facilement au point de l'altération des formes des corps des vertèbres. *L'affaissement* appelé *cunéiforme*, celui appelé *rhomboïdal*, sont, en effet, bien plus communs dans ces cas , pour peu que les inflexions de l'épine soient devenues notables , et surtout qu'il ait été possible de tenir le sujet dans l'attitude assis.

De même, dans ces membres , le ramollissement des os donne lieu au relâchement des ligamens et à la déviation articulaire ; mais celle-ci , à son tour , permet une pression constante et vicieuse d'un seul point du contour de l'articulation , et l'affaissement de la substance osseuse correspondante. Ainsi , par exemple , dans la déviation externe de la jambe qui provient de cette source , il y a tout à la fois incurvation du tibia et du péroné en dehors et en arrière , commençant immédiatement au-dessus de la tubérosité rotulienne , inclinaison articulaire du tibia sur le fémur par l'alongement des ligamens et l'affaissement de l'un des condyles du fémur. L'ensemble de ces liaisons est important à bien connaître pour l'exactitude du pronostic , et pour la juste appréciation des procédés thérapeutiques.

Une remarque bien propre à faire apprécier l'influence que peut exercer sur les déformations du squelette d'un rachitique, l'espèce d'attitude à laquelle le malade est contraint par la maladie elle-même, consiste en ce que le crâne, qui n'est pas toujours exempt de ramollissement, prend des formes singulières qui résultent du port de la tête, du point d'appui qu'elle prend sur le plan du coucher, et du poids de la masse encéphalique. Ainsi, nous avons vu et nous possédons des têtes de rachitiques déformées, dont une a presque les formes ophidiennes : la région occipitale est large et plate ; le point postérieur des régions temporales est écrasé ; les côtés sont aplatis, et trois plans concourent à tailler en coin la partie antérieure. La masse entière représente assez bien un solide pyramidal trièdre.

ARTICLE QUATRIÈME.

Des Contractures musculaires.

Nous avons déjà cité la contracture comme la source de certaines déformations des membres ; elle doit être étudiée comme l'une des causes propres à produire les déformations de l'épine.

Les lésions organiques de la moelle-épinière donnent lieu à un effort permanent et fixe de raccourcissement dans les muscles qui reçoivent les nerfs émanant du point affecté ; l'incurvation de l'épine qui en résulte est définitive, comme les conséquences immédiates de l'altération propre à la moelle.

Mais, divers modes d'affection passagère du même organe et de ses enveloppes, de celle même des nerfs qui en émanent ; peuvent donner lieu aussi à des contractures des muscles correspondans, et conduire à l'incurvation de l'épine. Cependant, dans ces cas, l'altération musculaire n'a pas la fixité, la permanence de celles qui résultent des lésions propres de la moelle : l'art peut exercer sa puissance. Il est donc important de distinguer ces cas entre eux.

OBSERVATION XLII.

Une fille, âgée de 26 ans, douée d'une constitution forte et pléthorique, mal réglée depuis plusieurs mois, éprouvait des vertiges, des douleurs à la tête, un obscurcissement passager de la vue. Il survint des douleurs dans la région de l'épine, au-dessus du niveau des épaules ; en même temps, le

bras gauche s'engourdit ; les muscles extenseurs et fléchisseurs des doigts furent contracturés, de manière que la main fut entraînée dans la flexion , les premières phalanges des doigts dans l'extension et les deux
dernières dans la flexion : tout ce membre
perdit une partie de sa sensibilité , une bien
plus grande proportion de la contractilité
musculaire , et maigrit considérablement. Plus
tard , le bras droit fut pris de la même manière , mais plus légèrement. En même temps ,
une incurvation se manifesta à la partie supérieure de la région dorsale , qui fut entraînée à gauche et en devant. Cette même
courbe se prolongeait dans une partie de
la région cervicale. Plus tard , la masse entière du tronc fut ramenée à droite par une
incurvation lombaire , balançant la dorsale.
Le cours de ces infirmités a pu être arrêté ;
elles ont même pu être un peu améliorées.
Mais elles n'étaient pas de nature à pouvoir
être guéries ; car , les symptômes annonçaient
assez clairement une altération propre de la
moelle-épinière. La contracture des muscles
des avant-bras donne la clef des motifs de l'incurvation supérieure de l'épine ; l'inférieure
est subsidiaire et toute produite par l'effort

.équilibrant des muscles de la gouttière vertébrale droite, comme de l'ensemble de ceux
du tronc.

OBSERVATION XLIII.

Un jeune enfant, sujet à des pustules sè-
ches ou suppurantes, et à des phlogoses passagères des ganglions lymphatiques, éprouva
plusieurs accès de convulsions que l'on avait
attribués à des vers intestinaux, dont il
expulsait, en effet, quelques-uns de temps
en temps. Il survint des douleurs dans le
bras gauche sans engorgement, et, lorsqu'elles
cessèrent, de nouvelles convulsions eurent
lieu. Alors, on s'aperçut que l'épaule gauche
était plus basse, et que l'épine s'inclinait de
ce côté dans les trois premières vertèbres
dorsales. Nous le vîmes peu de temps après.
L'incurvation de l'épine s'étendait un peu
plus bas ; dans l'attitude debout, une inclinaison instinctive du bassin faisait le balancement de la déviation de l'épine ; il y avait
un commencement de contracture des muscles de l'avant-bras et du bras gauche. Les
mouvemens de tout le membre étaient lents
et gênés ; la main se laissait entraîner dans
la flexion, les premières phalanges dans l'ex-

tension et les dernières dans la flexion. Des *moxa* placés deux à deux, au nombre de quatre, à un mois d'intervalle, firent cesser tous les symptômes, et rétablirent complétement la rectitude de l'épine et l'état naturel du bras gauche.

— La terminaison de ce fait, aussi bien que sa marche, démontrèrent une affection des méninges de la moelle-épinière et des névrilèmes des nerfs du bras. Les prodromes ne ressemblaient nullement à ceux du cas précédent : les élémens d'une fluxion sanguine n'existaient pas ; il n'y avait pas d'hémorrhagie apoplectique à craindre. Cependant, la contracture s'établissait ; celle du membre a donné l'éveil pour celle du tronc, et l'une et l'autre ont pu être vaincues, parce qu'elles ne tenaient sans doute qu'à cette sorte de phlogose chronique, tendant à l'infiltration des organes d'abord, aux altérations organiques dans la suite, et auxquelles les enfans sont si sujets : aussi, des exutoires ont-ils complétement réussi.

OBSERVATION XLIV.

Un jeune garçon , âgé de 8 ans , se plaignait de douleurs dans l'épaule et le bras
gauches. La mère étant une pauvre veuve ,
garde-malade , on fit d'abord peu d'attention
à ces premiers symptômes ; mais , deux accès
de convulsions étant survenus , et l'enfant
en étant demeuré comme hébété pendant
quelques jours , on nous le montra. Il avait
repris alors la liberté de ses sens et de son
intelligence ; il se plaignait de tout le bras
gauche , mais particulièrement entre le sommet de l'épaule et les vertèbres dorsales supérieures. Il n'y avait pas d'engorgement ,
mais une torpeur marquée des membres.
Une fièvre assez vive s'était déclarée la veille ,
sans lésion sensible d'aucune fonction. La
fièvre prit une plus grande intensité ; le bras
gauche fut presque paralysé ; le tronc s'in-
clina à gauche ; une inflexion manifeste de
l'épine de ce côté se prononça , le foyer répondant aux premières vertèbres dorsales.
Il survint alors de la toux , de l'oppression ,
des crachats sanguinolens , de l'égophonie
dans la partie supérieure de la plèvre droite ,
et alors , le bras était entièrement paraly-

tique. Un abcès se montra entre les quatrième et cinquième côtes gauches ; il fut
ouvert par une piqûre et donna une pinte de
pus fétide. Les piqûres furent réitérées souvent. Enfin , l'une d'elles se maintint , et le
foyer en fut tenu constamment vidé. L'enfant
a vécu deux ans en cet état ; mais il a recouvré complétement l'usage du bras gauche ,
et la région dorsale de l'épine s'est entièrement
redressée.

— Une affection inflammatoire des névrilèmes du plexus axillaire s'étendant aux méninges du rachis , a été , on ne peut pas plus
évidente dans ce fait , où la pleurésie et l'empyème ont été des conséquences de l'affection
première. On voit aussi fort clairement que
la contracture du membre , sa paralysie ,
l'inclinaison latérale de l'épine ont été des
symptômes qui ont cessé avec leur cause, et
qui n'ont nullement dépendu d'une lésion de
la moelle-épinière.

ARTICLE CINQUIÈME.

Des Cicatrices intérieures.

Il est maintenant hors de doute pour les praticiens , que les suppurations profondes de la poitrine laissent des cavités qui ne peuvent s'oblitérer que par l'affaissement du côté correspondant du thorax. Ainsi , l'empyème et les cavernes tuberculeuses du poumon ne peuvent finir heureusement , qu'autant que le côté correspondant de la poitrine perd une partie de son ampleur et une bonne partie de ses usages. Il s'ensuit l'inclinaison inférieure des côtes , leur rétraction à l'intérieur, et une incurvation plus ou moins prononcée de l'épine. Cette dernière , dans les cas d'empyème guéri , forme une courbe prolongée et douce , à laquelle participent toutes les vertèbres dorsales. Au contraire , dans les cas de cavernes tuberculeuses oblitérées ou en voie de le devenir , un petit nombre de vertèbres , ordinairement supérieures , s'inclinent brusquement sur le côté malade, et forment un tiers ou une moitié de cercle.

On sent bien que ces déformations ne peuvent jamais devenir l'objet de l'art ; mais ,
elles doivent être constatées et surveillées ,
parce que n'ayant pu s'accomplir qu'à la faveur de violences exercées sur les articulations vertébrales , elles pourraient préparer
d'autres déformations , si des prédispositions
existaient. En effet , il n'est pas possible que
des incurvations de balancement ne s'établissent au-dessus et au-dessous du point primitivement affecté. C'est donc une épreuve
nouvelle pour les articulations de l'épine ; et
cependant , s'il arrive en effet quelquefois
que les inflexions subsidiaires de l'épine se
conservent , s'accroissent , deviennent une
maladie de plus , le plus souvent aussi ces
incurvations de balancement ne subsistent
qu'autant que le sujet est debout , s'effacent
lorsqu'il est étendu horizontalement , et demeurent ainsi transitoires pendant le cours
d'une longue existence.

ARTICLE SIXIÈME.

Effets des Difformités.

§. I.er *Sur la circulation et la respiration.*

Nous réunissons ces considérations , parce que l'inflammation que ces deux fonctions éprouvent des déformations de l'épine , découle de la même source et ne peut guère manquer d'être semblable.

Les incurvations de la région dorsale de l'épine à droite sont bien moins nuisibles aux fonctions du cœur , que celles du côté opposé. L'effet naturel de toute inflexion est d'entraîner , en bas et en dedans , les côtes correspondantes au sinus de l'épine. Ce phénomène ne peut manquer, qu'autant que les articulations spinales des côtes sont extrêmement relâchées , et qu'elles ne peuvent suivre le mouvement de l'épine. Cependant , le cœur est si mobile dans son enveloppe , l'un ou l'autre poumon , le diaphragme même, peuvent si facilement céder , qu'il est rare , malgré de grandes déformations , que les fonctions du cœur soient réellement gênées. Les côtes descendent ; elles emboîtent le cœur.

La main , l'oreille sentent partout et presque
immédiatement les battemens de l'organe ;
mais , ce n'est nullement là un symptôme de
gêne. Le passage du sang est libre , il ne sé-
journe pas dans les veines , la tête n'en est
pas surchargée , et son départ des ventricules n'est accompagné d'aucun bruit insolite. Il faut d'autres conditions , pour que le
cœur soit sérieusement gêné.

Les poumons s'accommodent moins bien ,
en général , de la réduction que toute déformation de l'épine apporte dans la capacité
du thorax. Une inclinaison de l'épine réduit
l'arc vertical de la poitrine des deux côtés à
la fois ; et , quoique les côtes du côté convexe
soient relevées , portées plus horizontalement ,
et qu'elles doivent inscrire de la sorte un
plus grand espace , la projection du point
convexe de l'épine vers ce même côté, doit
lui faire perdre à peu près autant qu'il a pu
gagner. D'ailleurs , quant au côté concave ,
les côtes descendent ensemble , elles se rapprochent également de l'arc du thorax ; la
projection intérieure des moyennes est plus
grande que celle des extrêmes. Rien ne peut
donc leur échapper dans la périphérie du
poumon correspondant , lequel ne doit pas

plus trouver de facilité vers le centre de la poitrine, où l'épine, par son incurvation, semble former une cloison d'une surface plus étendue. Aussi, en observant la marche des phénomènes, peut-on constater que, si le cœur souffre du passage et de la projection du sang, c'est secondairement et par l'effet de la gêne et de la compression d'un poumon ou des deux, qui se prêtent mal alors à la libre injection du ventricule droit. Cependant, il faut un grand degré de déformation pour que les effets soient portés jusque-là : le plus souvent, la seule chose qui résulte des déformations ordinaires, est un peu de fréquence dans la respiration.

Les balancemens latéraux de l'épine paraisent avoir moins d'inconvéniens pour les viscères du thorax, que les incurvations antéro-postérieures. Il n'est pas facile de dire pourquoi ; car, on voit souvent des effets graves, dangereux, résulter de déformations antéro-postérieures de l'épine, qui ne paraissent pas avoir autant réduit l'étendue du thorax que certaines inflexions latérales. Peut-être que la tension de l'appareil ligamenteux antérieur est extrème dans un état aussi contraire aux dispositions normales, et que l'irritation se propage facilement alors aux plèvres, au tissu pulmonaire et aux bronches. Il est certain, au moins, que l'on voit communément, et que nous avons vu, pour notre part, beaucoup plus d'affections *périp-pneumoniques*, à propos des incurvations antéro-postérieures, qu'à l'occasion de toute autre espèce. Nous avons cité, dans l'observation XIV.ᵉ, un fait très-remarquable sous ce rapport, et la XVI.ᵉ en a fourni un autre exemple d'autant plus intéresssant, que l'influence des déformations s'était étendue au cœur aussi bien qu'aux poumons, et que cette circonstance a causé une erreur qui a manqué devenir funeste.

Il n'est pas très-rare que des déformations, quellé qu'en soit l'espèce et même à des degrés médiocres, donnent lieu à de la toux accompagnée de crachats muqueux, visqueux, puriformes, sanguinolens par intervalles, ou simplement de l'humeur bleuâtre des glandes bronchiques, devenue plus abondante et plus ou moins diffluente. L'exploration de la poitrine donne alors les symptômes de la bronchite, et, de temps en temps, d'un ou plusieurs points peu étendus de pneumonie ou de pleuro-pneumonie à l'état chronique.

Dans ces cas , la température est habituellement élevée , surtout au creux des mains ; la
peau est habituellement sèche et quelquefois
humide le matin ; le pouls est fréquent , et
souvent il survient de la fièvre. Ce n'est guère
qu'à la suite des accidens de cette sorte , que
l'on remarque quelque chose d'insolite dans
le cœur , lorsque les fonctions de celui-ci
commencent à être perturbées ; il est assez
ordinaire qu'il survienne de l'oppression , de
la sibilation , des râles , de la crépitation , ou
un ensemble de symptômes asthmatiques, lesquels , s'ils ne sont pas accompagnés alors de
fièvre et attribuables à un état pneumonique
passager , indiquent une infiltration commen-
çante du tissu pulmonaire , symptôme de la
difficulté de la circulation veineuse dans les
poumons. On sent bien qu'un semblable état
peut donner une grande facilité au développement des tubercules , pour peu que la
constitution y soit disposée. Il est donc aisé
de pressentir combien un semblable état peut
favoriser le développement de la phthisie
pulmonaire.

Lorsque les périodes d'irritation ou d'inflammation du poumon se sont fréquemment
réitérées , ces affections accidentelles s'éten-

dent au cœur ; elles y opèrent des adhérences avec le péricarde et du péricarde avec les poumons. Alors, commencement des difficultés sérieuses, la nécessité de grands efforts, l'hypertrophie des ventricules, l'injection habituelle de la tête et de la face, des hémorrhagies nasales, des vertiges, des syncopes, et tout le cortége des troubles de la circulation.

Cet enchaînemens de phénomènes est si communément observé, qu'il serait de peu d'utilité de rapporter ici des exemples confirmatifs en grand nombre. Nous allons nous contenter d'en noter quelques-uns très-succinctement.

OBSERVATION XLV. (Pl. XXXIV, XXXV et XXXVI.)

UNE demoiselle, âgée de 10 ans, née dans un pays montagneux, dans une vallée profonde, douée d'une faible constitution, fut atteinte d'une pleuro-pneumonie des plus graves, qui affecta particulièrement le poumon droit. La jeune personne fut long-temps en grand danger et ne fut sauvée que par l'expectoration d'une abondante collection purulente, qui paraît avoir été formée par une masse de tubercules fondus à l'occasion de

la phlegmasie , et qui ont été heureusement
expulsés par une bronche. Pendant deux ans ,
une expectoration abondante a confirmé ce
diagnostic et complété le salut de la malade. A 14 ans , on s'aperçut que l'épaule
droite s'était singulièrement élevée et le côté
gauche fort creusé ; cependant , la toux et
l'expectoration étaient devenues très-rares. Six
mois plus tard , la respiration devint courte ;
il survint souvent de la fièvre ; les règles parurent. A 15 ans , la malade nous fut amenée et passa un an de suite sous nos yeux.
Il survenait à tout propos un peu de fièvre ,
de la toux , un point pleurétique pénétrant
plus ou moins dans le tissu pulmonaire et finissant par résolution. Les battemens du cœur
étaient étendus , sonores , et donnaient une
forte impulsion. Une incurvation à gauche oc-
cupait le point correspondant aux quatrième ,
cinquième, sixième et septième vertèbres dorsales ; au-dessous était un retour insuffisant ,
quoique tout le reste de la colonne vertébrale
y fût engagé. Ce balancement était fixe. Un
second avait lieu supérieurement ; mais , il
avait conservé sa mobilité.

OBSERVATION XLVI.

Une incurvation, d'abord médiocre , s'était fait remarquer , dès l'âge de 8 ans , sur une enfant chétive , étiolée et lymphatique. La difformité livrée à elle-même et occupant le haut du côté gauche , fit de grands progrès ; il survint souvent des points pleurétiques. Les battemens du cœur se firent remarquer ; ils devinrent étendus, violens , douloureux , et les membres inférieurs s'infiltrèrent. Lorsque nous vîmes la malade , à l'âge de 18 ans, il y avait des épistaxis fréquens , beaucoup de points des poumons où la respiration ne pénétrait pas, une hypertrophie des ventricules très-avancée ; et l'historique ne permettait pas de douter que la déviation de l'épine n'eût été le principe de tout.

OBSERVATION XLVII.

Dans une famille où plus de vingt parens ont eu des difformités de l'épine, on nous fit voir une enfant de 6 ans , réduite à un état très-dangereux par des hémorrhagies nasales abondantes. La région inter-scapulaire présentait une grande inflexion de l'épine à gauche, le cœur était volumineux, hypertrophié, et le détail des événemens antérieurs démontrait clairement que la déformation de l'épine, portée aussi loin à un âge aussi tendre, était la cause de tout. Il n'était plus temps de rien faire d'utile, et cette enfant a péri peu après.

— Il paraît, par quelques faits d'anatomie morbide, que, dans les inflammations des plèvres et des poumons qui provoquent ou qui suivent les déformations de l'épine, il peut se faire des déplacemens, des tiraillemens consécutifs d'un nerf ou des nerfs diaphragmatiques, d'où résulteraient les attaques les plus dangereuses d'asthme (1).

(1) On peut consulter à ce sujet, une planche de l'*Atlas de l'Orthomorphie* du professeur *Delpech*, et, dans le texte, une *Observation* fort intéressante, t. I, p. 358. A chaque attaque d'asthme, les contractions du diaphragme étaient d'abord suspendues ; les autres muscles inspiratoires faisaient de vains efforts, qui ne pouvaient dilater la poitrine ; la respiration ne se faisait réellement pas ; la tête, la face devenaient bleues ; les battemens du cœur se ralentissaient, ils cessaient ; la malade tombait dans une syncope alarmante. Alors, les mouvemens du diaphragme re-

§. II. *Effets des difformités sur l'innervation.*

L'un des centres nerveux est renfermé dans la colonne vertébrale ; il doit subir toutes les inflexions de son étui, et l'espace compris autour de lui par du tissu cellulaire adipeux, paraît favoriser cette nécessité. Il semble aussi que, dans l'enfance, et tant que les progrès de l'évolution tendent à donner à tous les organes des dimensions respectives convenables, de grandes inflexions de l'épine sont sans inconvéniens, du moins graves, par rapport à la moelle-épinière ; mais, lorsque le développement est achevé, les dimensions de toutes les parties arrêtées, les variations que l'épine peut avoir à subir, l'accomplissement des inflexions morbides dont elle est susceptible, ne sont pas indifférentes pour la moelle-épinière. Une seule réflexion suffira pour faire comprendre qu'il n'en saurait être autrement, ainsi que l'observation le démontre. Il ne saurait y avoir d'incurvation de l'épine

commençaient, les battemens du cœur reparaissaient, et la malade se ranimait, ne conservant de son attaque que de la sueur et un peu d'oppression qui durait encore près d'une heure.

sans engorgement essentiel ou symptomatique des fibro-cartilages inter-vertébraux : quelle que soit la cause première, les articulations sont nécessairement relâchées, et, par conséquent, les corps inter-vertébraux plus volumineux. Il y a donc alongement dans la colonne entière ; changement que ne peut partager la moelle-vertébrale d'un sujet adulte, qui doit distendre violemment ce dernier organe, et tendre par là aux plus graves conséquences, dont il paraît que les écrivains ne se sont nullement doutés. Sous ce point de vue, l'étude des déformations de l'épine est encore neuve et digne du plus grand intérêt; elle répandra peut-être quelques lumières sur quelques-unes des maladies appelées nerveuses, et dont le siége le plus commun est probablement dans la moelle-épinière. L'observation fera mieux sentir qu'une description, cette espèce de conséquences des déformations de l'épine.

OBSERVATION XLVIII.

Nous avons été consultés par une dame qui, depuis deux ans, avait souffert successivement des douleurs attribuées tour à tour à chacun des viscères abdominaux, et qui était tombée dans un épuisement grave par les applications multipliées de sangsues, auxquelles on avait eu recours chaque fois. Un examen attentif de ces organes donna la certitude qu'aucun d'eux n'avait été affecté d'inflammation ; mais, les vertèbres lombaires présentaient une projection considérable en arrière et à gauche, déplacement qui avait commencé à l'âge de 11 ans, qui était fort peu de chose alors, et qui avait beaucoup augmenté depuis les trois dernières années. Des douleurs aux lombes se propageant aux cuisses, aux jambes et aux flancs, accompagnèrent cet accroissement de la difformité ; mais, les douleurs de l'abdomen détournèrent l'attention de ce premier objet. Au moment où nous l'examinions, des pressions soutenues, exercées avec les doigts réunis successivement sur l'apophyse épineuse de chaque vertèbre lombaire, causèrent des tressaillemens convulsifs des membres inférieurs, et surtout renouvelèrent les douleurs que la malade avait ressenties dans les viscères abdominaux. Cette remarque frappa vivement la malade, et nous donna la démonstration que ces douleurs avaient été névralgiques, et n'avaient eu pour cause que la distension de

(261)

la moelle-épinière par la colonne vertébrale,
alongée à l'occasion de la déformation lombaire. En partant de cette idée, des moxa
sur les côtés de la colonne vertébrale, le
repos, des linimens toniques, un régime
succulent furent conseillés, et la malade s'en
trouva bien. Elle n'a pu guérir d'une déformation qui datait de son enfance; mais, l'accroissement que cette affection avait acquis
depuis peu, a été effacé, les articulations de
l'épine ont été raffermies, et la maladie de
l'abdomen a solidement disparu.

OBSERVATION XLIX.

Le docteur *Mathieu* a publié dans le n.°
18 du *Mémorial de Montpellier*, pag. 351,
un fait de cette espèce qui paraîtra démons-
tratif. Il s'agit aussi d'une dame qui, dès
l'âge de 10 ans, avait eu une déformation
notable dans la région inter-scapulaire de
l'épine, difformité qui s'était fixée depuis
long-temps, lorsque la malade fut mariée.
Un avortement et deux couches débilitèrent
cette dame et amenèrent une augmentation
de la première incurvation et d'une seconde
qui balançait la première, et qui répondait à
la région lombaire: l'une et l'autre inflexion

devinrent successivement énormes. Alors
commença une série de symptômes qui tin-
rent long-temps la malade dans un état déplorable. « L'attitude qu'elle (la malade)
» pût prendre, consistait à se placer dans un
» lit , couchée en pronation, des oreillers en-
» tassés sous l'abdomen, la tête et les bras pro-
» jetés par-dessus et au-delà du chevet , et
» comme pendans au dehors , tandis que le
» bassin et les membres pelviens reposaient
» sur un plan incliné opposé. Il s'ensuivait
» que les parties supérieure et inférieure du
» corps étaient placées sur deux versans con-
» traires, et que le poids des deux moitiés
» exerçait une sorte d'extension sur le point
» intermédiaire , qui répondait à la région
» lombaire. Dans cette attitude , la malade
» pouvait goûter plusieurs heures de som-
» meil ; mais , son corps ne tardait pas à s'y
» couvrir d'une sueur abondante et ruineuse.
» Si , pour se délasser , elle prenait dans son
» lit une autre position , elle était ramenée
» forcément à la première par des douleurs
» intolérables au ventre , aux lombes et dans
» les cuisses. Dans l'abdomen ces douleurs
» avaient le caractère d'angoisses inexprima-
» bles et pouvaient aller jusqu'au vomisse-

»ment ; elles déterminaient souvent une dy-
»surie fort incommode , et alors aussi une
»pesanteur douloureuse à l'anus. Aux mem-
»bres inférieurs , ces douleurs étaient habi-
»tuellement un engourdissement des cuisses ,
»des jambes , un froid intolérable , et enfin ,
»des tiraillemens accompagnés de soubre-
»sauts convulsifs. Lorsque ces souffrances qui
»avaient de grandes vicissitudes se faisaient
»sentir le plus vivement , ce qui avait lieu
»principalement la nuit , il fallait entasser
»les oreillers sous l'abdomen , et varier leur
»disposition jusqu'à ce que l'on eût trouvé
»le degré d'inclinaison convenable pour les
»deux moitiés du corps : ce qui était sou-
»vent un travail de plusieurs heures...........
»Les choses n'arrivaient jamais à ce point....
»sans qu'il survînt un état de fièvre bien
»évident............ Il arrivait souvent que la
»malade ne pouvait se soutenir debout........
»Dans les momens les plus favorables, elle
»ne pouvait se tenir debout, assise , mar-
»cher qu'avec le secours d'un corset, véri-
»table cuirasse qui prenait son point d'appui
»autour du bassin , emboîtait les épaules
»et les aisselles, et soutenait par ces dernières
»le poids du corps. » Cet état n'était pas le

même constamment , mais il se reproduisait souvent. Trois praticiens réunis décidèrent, après un mûr examen , « que les articula-
» tions de toute la colonne vertébrale étaient
» relâchées ; que le corps des vertèbres qui
» avait été intéressées dans la première dé-
» formation , était devenu cunéiforme dans
» le sens latéral ; que ces deux circonstances
» augmentaient incessamment les incurva-
» tions de l'épine ; que cet affaissement pro-
» gressif distendait la moelle-épinière et ses
» nerfs ; que le relâchement des articulations
» variait d'étendue , et avec lui , la distension
» de la moelle ou des nerfs et ses conséquen-
» ces ; que le froid des membres , la fièvre ,
» l'oppression , les douleurs de l'abdomen
» étaient au nombre de ces dernières ; qu'il
» n'y avait rien d'inflammatoire dans tou-
» tes ces douleurs sympathiques ou transmis-
» sibles par la continuité des nerfs ; qu'il
» était impossible de songer à une guérison
» des difformités , mais que l'on pouvait par-
» venir à fortifier tous les tissus ramollis , à
» raffermir toutes les articulations vertébrales ,
» après avoir effacé le surcroît des contor-
» sions spinales que leur relâchement avait
» amené , éviter les vicissitudes de distension

» médullo-spinale qui provenaient de la mo-
» bilité insolite des vertèbres , et par consé-
» quent , tous les symptômes qui en décou-
» laient. »

Le traitement auquel la malade fut soumise et qui fut dirigé dans ces vues , donna
les résultats qui avaient été prévus , et par
conséquent , justifia l'exactitude du diagnostic qui est le point intéressant en ce moment.

— L'observation XXXIX.ᵉ a présenté aussi
des circonstances remarquables , sous le
même rapport. La malade éprouvait des douleurs qui suivaient le trajet des nerfs inter-
costaux , qui retentissaient fortement à la
région sternale , et qui , à raison de ce siége ,
avaient inspiré de grandes craintes à la malade et aux médecins qui lui avaient donné
des soins jusque-là ; et cependant , l'exploration la plus attentive de la poitrine ne
put rien faire constater de morbide dans les
viscères : et le traitement , tout fondé sur la
supposition que l'engorgement des fibro-cartilages inter-vertébraux , la distension de la
moelle-épinière et de ses nerfs qui en résultaient , étaient les causes de tout , et que la
résolution de cet engorgement ferait cesser

tous les symptômes ; ce traitement, disons-
nous, a eu un plein succès.

Nous avons encore fait remarquer dans
l'observation XII.ᵉ, des prodromes très-pro-
noncés d'épilepsie qui avaient accompagné
les premiers progrès d'une inflexion latérale
à plusieurs foyers. Cette fois, la maladie inté-
ressait une jeune personne ; mais, elle avait
acquis un grand et rapide accroissement,
ce qui paraît avoir ajouté aux causes de distension de la moelle-épinière et des symptômes morbides qui probablement en dépendaient. Dans ce cas aussi, les symptômes
nerveux ou d'affection médullo-nerveuse cédèrent au traitement, en même temps que
les difformités, et à l'emploi des moyens
propres à combattre seulement ces dernières.

On peut donc inférer de ces quatre faits,
auxquels un plus grand nombre pourrait
être ajouté, que la distension de la moelle-
épinière peut réellement résulter de l'engorgement des corps inter-vertébraux ; que cet
effet paraît au moins plus commun à l'âge
adulte que dans l'enfance ; que des symptômes nombreux, variés, consistant principalement en douleurs aux points de distribu-
tion des nerfs distendus, en sont tout à la

fois les conséquences et les signes ; que ces douleurs peuvent simuler un état inflammatoire et en imposer d'autant plus facilement sous ce rapport, qu'elles sont souvent accompagnées de fièvre ; qu'il est important de se défendre de cette erreur, parce que les sujets qui présentent de semblables phénomènes, sont toujours fort débiles, et que leur état peut être aggravé par les effusions sanguines ; qu'un moyen d'éviter cette même erreur, après avoir constaté des difformités vertébrales, la mobilité des vertèbres, l'accroissement rapide et continu des déformations, surtout à un âge adulte, est la remarque importante, caractéristique, que la fièvre est passagère, ne subsiste que le temps même de l'accroissement des douleurs, et qu'elle disparaît ou diminue avec ces dernières.

§. III. *Effets des difformités de l'épine sur la nutrition.*

Cette opération a trois degrés, dans chacun desquels il faut étudier les effets des déformations de l'épine : la préparation intestinale, l'assimilation générale et la puissance

musculaire, qui en est le terme le plus éloi-
gné et le plus élevé.

A. Tous les sujets, sous le coup de la formation des difformités de l'épine, sont remarquables par une altération sensible des
fonctions digestives. L'appétit est médiocre,
capricieux; la solution de l'aliment dans l'estomac est irrégulière ou lente; long-temps
après le repas, les malades éprouvent des
éructations qui ramènent le goût des alimens plus ou moins fétide; souvent il y a
vomissement ou diarrhée, plus souvent encore des douleurs fixes à l'épigastre. Ces phénomènes sont bien communs, plus remarquables chez les sujets adultes que chez les
enfans. Mais, s'ils sont moins remarqués chez
ces derniers, c'est bien souvent parce qu'ils
ne font pas sur eux-mêmes des observations
exactes; qu'ils ne sont pas surveillés d'assez
près, pour que ces remarques n'échappent
pas; enfin et surtout, parce qu'il est bien
rare que, chez les enfans, les déformations
s'accomplissent et s'aggravent tout d'une
haleine, comme il arrive ordinairement chez
les adultes. Le plus souvent, chez les jeunes
sujets, les déformations se complètent par
périodes distinctes, et quelquefois même ces

périodes sont séparées entre elles par d'assez
longs intervalles , pendant lesquels les différentes fonctions se font régulièrement. Cette
circonstance est cause, en grande partie , des
difficultés que l'on éprouve à former un bon
diagnostic. Les parens d'un enfant difforme
s'empressent de répondre à toutes les ques-
tions d'un médecin , que l'enfant se porte à
merveille , à cela près de la difformité ; ou ,
s'ils avouent qu'il est malade, ils assurent
que c'est depuis peu de jours. Il faut reporter
avec soin leur attention sur le passé , même
sur des époques fort éloignées , pour obtenir
des renseignemens utiles.

Les remarques dont il s'agit ici , ont fait
une si grande sensation à certains praticiens ,
qu'ils en ont fait dériver toute la maladie.
Ainsi , *W. Ward ,* par exemple , a conduit
à bien un assez grand nombre de faits , en se
contentant du *decubitus* horizontal , de quelques exercices , mais en insistant beaucoup
sur l'usage intérieur des sels neutres et des
préparations de fer , dans la vue de donner
plus d'énergie aux fonctions de l'estomac ,
dont l'imperfection très-commune lui avait
paru la cause de tout. Il n'a point attribué
à l'étroitesse de sa méthode les revers qu'il

a dû nécessairement éprouver , mais plutôt à l'intensité de la maladie , qu'il a regardée alors comme incurable.

La preuve que ces imperfections de la digestion sont sous la dépendance des déformations de l'épine , de l'altération que la moelle-épinière ne peut manquer d'en éprouver , et de l'influence qui s'étend toujours alors à tout l'appareil viscéral , est dans l'observation d'une amélioration rapide de ces mêmes fonctions , si l'on adopte des méthodes qui agissent puissamment sur la colonne vertébrale. Cette observation a été fournie avec une grande constance par les sujets que nous avons eus sous les yeux ; nous avons pu presque toujours nous dispenser d'attaquer expressément l'état morbide des viscères.

B. La pâleur , l'étiolement , la sécheresse du tissu cellulaire , la maigreur , les inégalités de la température du corps , sont des signes assez certains d'une assimilation imparfaite , insuffisante de l'aliment. Cet état se fait remarquer constamment chez les sujets difformes et dont les déformations s'accroissent ; ils présentent aussi une fétidité remarquable de la matière de l'exhalation cutanée et des urines ; phénomènes qui attestent que toute la matière alibile introduite n'obtient pas le degré d'élaboration nécessaire pour être assimilée. Une grande partie passe à l'état putride, et, en cet état de corps étranger, elle est éliminée. Ces phénomènes cèdent aussi et même assez rapidement, dès que l'on parvient à exercer une influence utile, décisive sur l'état de l'épine : preuve indubitable qu'ils dépendaient des déformations et des altérations qu'elles exerçaient sur la moelle-épinière.

C. Une altération des plus constantes et des plus rapides exercée par les déformations de l'épine, se fait ressentir sur les muscles en général. Ces organes diminuent de volume et perdent totalement leurs forces; ils tombent dans une véritable atrophie. Il est aisé de concevoir comment une viciation profonde de la nutrition fait ressentir ses effets, aussitôt et surtout sur l'appareil musculaire, dont l'entretien ne peut être accompli, que par le plus haut degré de l'acte qui fait subsister tous les organes. Mais, en outre, le sentiment de la faiblesse commande le repos; le repos est aussi la conséquence la plus naturelle d'un sentiment douloureux: or, toute déformation de l'épine rend dou-

loureux certains mouvemens du corps. Ceux-
là sont évités avec un grand soin , et bientôt
tous le sont également , parce que les combinaisons nécessaires sont pénibles et le deviennent davantage de jour en jour. Mais ,
l'inaction dégrade les muscles ; et tous ces
motifs se trouvant réunis dans tout déformé ,
leurs muscles sont rapidement atrophiés.
Ce vice est trop grave pour demeurer isolé ;
la sympathie est trop étroite entre les muscles et tous les autres appareils , surtout
les fibreux , pour que ceux-ci ne languissent
pas bientôt. C'est ce qui arrive en effet.
Ainsi , de premières déformations nuisent
à la nutrition , dégradent les muscles , et
l'incurvation des vertèbres débilite de plus
en plus les moyens articulaires et augmente
les difformités. On peut sentir par cet aperçu ,
combien il doit être important dans un plan
de traitement , de faire une grande part à
des moyens capables d'améliorer l'état des
muscles.

§. IV. *Effets des difformités de l'épine sur les organes reproducteurs.*

Nous n'avons pas vu, dans les sujets adultes difformes que nous avons pu observer, ni l'atrophie des testicules, ni la suppression des menstrues. Nous avons observé, au contraire, sur les garçons, des parties sexuelles d'un développement plutôt exagéré que médiocre, et sur les femmes, des règles quelquefois désordonnées, mais plutôt sur-abondantes ou trop fréquentes que médiocres, et une propension marquée à l'acte reproducteur (1). Dans les jeunes personnes devenues difformes de bonne heure, on a constaté également l'apparition anticipée des règles, et même on a vu un assez grand nombre d'exemples de règles démesurées. Il ne paraîtra pas sans vraisemblance, que les défor-

(1) L'un des sujets difformes par rachitisme qui ont subi l'opération de la symphysotomie à l'hospice de la Maternité de Paris avec succès, est une fille qui a été opérée deux fois. On a cité aussi un assez grand nombre de femmes difformes, au point de ne pouvoir être délivrées que par l'opération césarienne, et qui s'y sont exposées plusieurs fois.

mations de l'épine, surtout celles de la région lombaire, puissent provoquer une excitation des parties sexuelles, semblable à celle des viscères abdominaux, qui est allée jusqu'à la douleur et qui a été prise pour des phlogoses de ces mêmes viscères. Une remarque propre à fortifier cet aperçu, c'est qu'un traitement efficace a souvent fait cesser ces règles déplacées, lesquelles ne se sont reproduites qu'après la restauration complète des formes et des fonctions.

§. V. *Effets des difformités des membres sur leurs muscles.*

Il paraît démontré que, pour que la nutrition s'opère pleinement dans un muscle, il est nécessaire que ses extrémités soient tenues dans la moyenne de distance que la nature leur a assignée. Plus ou moins distendu qu'il ne convient, un muscle perd ses facultés contractiles et bientôt une partie de son volume ; il est même possible qu'il soit de la sorte jeté dans la paralysie. Ces phénomènes sont faciles à observer chez les pieds-bots, même avant d'avoir marché. Si l'on réussit à rétablir la situation naturelle du membre , la nutrition devient plus parfaite dans les muscles qui souffraient et leurs for-ces reparaissent , ce qui confirme pleinement la remarque étiologique.

Une grande exception doit être signalée ici ; mais , elle paraît confirmer l'observation Ire Les anomalies de l'articulation coxo-fémorale , qui privent le fémur de tout soutien osseux , sont accompagnées d'un grand développement des muscles de la fesse. Mais ce vice , loin de condamner la cuisse à l'immobilité dans une situation insolite , lui donne , au contraire , une mobilité extraordinaire, et met les muscles dans la nécessité de suppléer l'articulation. C'est cette gymnastique anormale inévitable , qui donne aux muscles un aussi grand développement.

CHAPITRE TROISIÈME.

Principes du traitement des Difformités.

Dans ce chapitre il s'agit, suivant la division adoptée, de désigner les difformités qui peuvent être combattues avec espoir de succès, par l'emploi des moyens mécaniques ; celles qui doivent l'être par d'autres moyens ; enfin, celles qu'il serait inutile ou dangereux de soumettre à aucun genre de traitement.

Pour traiter avec fruit et concision cette partie du sujet, il faut faire précéder l'exposition des moyens mécaniques qui ont été employés jusqu'ici pour traiter les difformités, soit du tronc, soit des membres. Nous ne nous bornerons pas à une énumération, ni à une description de ces moyens ; mais nous rechercherons les intentions des auteurs, et nous ferons en sorte d'en pénétrer l'esprit.

ARTICLE PREMIER.

Exposition des moyens mécaniques.

On peut les distinguer en moyens de mécanique morte ou agens extérieurs, et moyens
de mécanique vivante ou gymnastique.

§. I.er *Des agens extérieurs.*

A. Le premier de tous, celui qui aurait
dû se présenter le plus naturellement à l'esprit, est le repos dans une situation horizontale. Ce moyen n'est pas cependant celui
auquel on a pensé d'abord. On a eu l'idée
auparavant d'agir de vive force sur les difformités de l'épine. Les inconvéniens dans lesquels on tomba tout aussitôt, menèrent, après
de longs tâtonnemens, à l'usage du *decubitus.*
C'est principalement en Angleterre, que l'usage
de ce moyen est devenu commun. On cons-
truisit des canapés, des couchettes, capables
de porter toutes les parties de la région postérieure du tronc sur un même niveau. On
sentit les inconvéniens de placer la tête aussi

bas que le tronc, et pour les éviter, on donna
un peu d'élévation à l'extrémité correspondante
du coucher. On fit, enfin, ce que l'on appelle
inclinate plan, plan incliné, instrument
dont on peut voir le modèle le plus perfec-
tionné, dans les gravures qui accompagnent
l'ouvrage publié par le docteur *Shaw :* c'est
un carré long en bois, mobile sur un cadre,
de manière à pouvoir lui donner le degré
d'inclinaison que l'on juge convenir, et sur
lequel tout le corps doit être étendu. On sent
bien que le poids du fardeau doit le faire
glisser vers le point déclive. Dans la vue de
retarder un peu cette progression et d'y employer les points saillans de la région postérieure, on place sur le plan, des plateaux de
bois matelassés, qui correspondent à la tête,
aux épaules et au bassin. Ces plateaux sont
engagés dans des rainures pratiquées dans le
plan lui-même, en sorte qu'ils pouvaient
glisser en haut ou en bas, selon l'axe du plan;
et le rembourrage des plateaux présente une
légère excavation, destinée à loger les reliefs
de la nuque, des omoplates et de la région
sacrée. Des cordons fixés aux plateaux de la
la tête et des épaules, sont passés en haut à
des poulies, et portent des poids par leur ex-

trémité libre. Ces poids doivent retarder ou empêcher à la tête et aux épaules, le glissement que l'on n'empêche pas au bassin et aux membres correspondans ; ce qui renferme, comme on le voit, une intention timide d'extention de l'épine, intention qui avait été portée bien plus loin auparavant, et qui avait eu aussi ses inconvéniens. Cet instrument acquit un tel crédit dans toute la Grande-Bretagne, que, pendant quelque temps, il n'y eut plus ni pensionnat de jeunes personnes, ni maison aisée, qui ne voulût avoir son plan incliné. L'intention principale était de décharger l'épine du poids du corps, pendant un certain temps, et de vouer au repos les membres supérieurs ; que l'on croyait exercer une grande influence sur l'épine par leurs mouvemens ou par leur attitude.

Nous ferons remarquer que le but principal n'était pas atteint. Donnant une inclinaison au plan, il doit y avoir pression de vertèbre à vertèbre, dans la proportion de l'inclinaison ; car, on ne peut compter sur les plateaux mobiles et leur contre-poids, pour empêcher le glissement des parties qui reposent sur eux et qu'ils ne pourraient retenir que par cette seule pression perpendiculaire. S'il est important d'éviter la pression mutuelle des vertèbres , un plan horizontal est manifestement le seul qui donne le résultat recherché.

Cette condition se trouve dans les lits durs que l'on a employés depuis. Ils sont faits d'un rembourrage solide sur un fond de planches adapté à la boiserie des lits ordinaires. Ces fonds sont bien disposés sur des courroies ou sur des vis, de manière à pouvoir élever, si l'on veut, la partie de la tête ; mais, on ne fait presque pas usage de cette faculté , et l'on peut considérer ce coucher comme un plan horizontal. On peut donc admettre que toutes les parties du corps y reposent perpendiculairement par un de leurs côtés , et qu'elles ne pèsent nullement les unes sur les autres. Il s'ensuit que toute action musculaire devient absolument inutile , et que le repos peut être considéré comme absolu , à moins de changer quelque chose à ces dispositions.

B. *Extensions.*

ELLES peuvent être pratiquées couché , assis , debout , avec ou sans contre-tirage.

2.° Extension, le corps étant couché.

LE corps étant étendu sur un plan incliné , nous avons fait remarquer la légère nuance d'extension qui se trouvait dans le glisse- ment ascendant des plateaux de la tête et des épaules, si le glissement descendant du corps ne devait prévaloir.

Couché sur un plan horizontal , chaque partie du corps tend au repos , par la pression per- pendiculaire que leur poids exerce : elles peuvent donc se prêter à toutes les impulsions. Deux efforts opposés appliqués aux deux ex- trémités de l'épine , tendent à les éloigner , et par là, à effacer les incurvations que l'épine peut avoir contractées.

L'un des tirages peut être appliqué à la tête , en se servant , pour point d'appui , de la nuque , des côtés de la mâchoire inférieure et du menton ; l'autre peut être appliqué aux pieds , au bas des jambes , au-dessus des genoux ou du bassin. Dans les trois pre- mières parties , cette action est incommode; elle prive de l'usage des membres inférieurs. L'usage a prévalu d'employer le contour du bassin , quoiqu'il ne soit pas sans inconvénient. La saillie des grands trochanters , celle des crêtes iliaques , marquent des rainures de haut en bas qui fixent la situation d'une ceinture de cuir à boucle formant la cloche , de manière à fatiguer , le moins qu'il se peut , les parties qu'elle embrasse , et donnant attache par deux boucles latérales à deux courroies qui tirent le bassin , tandis que la tête est tirée en sens contraire.

La forme de ce qu'on appelle la *couronne*, pièce destinée à faire prise sur la tête , a beaucoup varié ; et cette variation se conservera sans doute dans la pratique , parce qu'il faut pouvoir éviter la pression des parties qu'elle peut avoir déjà fatiguées. Cependant , une couronne taillée de manière à emboîter l'occiput et le menton , et à découvrir les oreilles et la région postérieure , est celle qui nous a paru avoir le moins les inconvéniens de gêner la circulation veineuse de la tête et de fatiguer la peau dans les points de pression. Un palonnier prend les extrémités des deux courroies qui partent des côtés de la couronne ; il est pris lui-même par un cordon qui sert au tirage supérieur.

Les efforts contraires peuvent être exercés : 1.° par des poids dont la valeur est inconnue et qui peuvent varier, leur suspension étant réfléchie par des poulies; 2.º ou bien par des poids déterminés, courant sur un plan incliné, dont on peut varier l'angle pour varier la valeur du poids, et par conséquent, la force de tension; 3.º ou bien par des ressorts placés dans la course ou au terme des cordons du tirage; 4.º ou par un treuil.

Le premier système donne une force connue; elle se prête aux changemens d'attitude, aux bonds violens qui agitent souvent le corps d'un enfant pendant le sommeil; mais, un poids qui a été soulevé brusquement, retombe de même et peut exposer à des secousses dangereuses des ligamens qui sont malades, qui doivent avoir perdu une partie de leur densité, et qui ne sont nullement secondés par les muscles.

Le système du poids courant dans un char, sur un plan incliné, a l'avantage de varier la force avec le même poids; mais, il partage, avec le précédent, l'inconvénient d'une secousse dangereuse, lorsque le poids retombe après avoir été soulevé. Cette chute n'est pas aussi rude, il est vrai, que dans une suspension perpendiculaire; mais, les frottemens qui s'amortissent, font aussi que le poids n'est pas soulevé avec la même liberté : il peut donc résister aux mouvemens brusques du corps pendant le sommeil, ce qui peut avoir de bien graves inconvéniens.

Le système des treuils donne une force bien supérieure à celle de tout autre moyen; elle est même invariable, à la seule exception de l'extensibilité des matières employées au tirage, courroies, cordons, etc. Mais, il présente aussi, et au plus haut degré, de grands inconvéniens. Les changemens d'attitude, les mouvemens brusques ne peuvent avoir lieu qu'avec danger, parce qu'ils trouvent une résistance invincible : or, toute difformité altère la consistance des organes intéressés, et, dans un mouvement brusque, il peut se faire des ruptures des ligamens, des os même, et causer subitement la mort ou des lésions qui l'annoncent incessamment. La seule précaution utile sur ce point, ne peut être que dans le choix d'un système qui réunisse à l'emploi d'une force connue et variable à volonté, la condition de céder à toute secousse soudaine du corps, et de se restituer sans violence.

Le système des ressorts est le seul qui puisse donner de pareils avantages; encore faut-il en étudier les propriétés pour y faire un choix judicieux.

Les ressorts en spirale, tels qu'on les emploie pour les montres, ont de grandes variations de forces entre les deux termes de leurs actions ; les nombreuses compensations que le mécanisme de la montre a nécessitées, démontrent bien cette vérité. Pour juger de la force employée, il faudrait un cadran à divisions proportionnelles, qui serait d'une exécution très-difficile et d'une fonction toujours fort inexacte. Il s'ensuit que l'usage du ressort à *barillet* est rempli d'incertitudes, qu'il est impossible de connaître la force qu'on emploie, de se rendre compte de la tension que l'on exerce, et, par conséquent, qu'on est exposé par son usage aux plus graves accidens. Aussi, est-ce pendant l'usage d'un agent aussi infidèle, que nous avons vu des praticiens, d'ailleurs fort attentifs, embarrassés de paralysies des membres, surtout des bras, qui ne venaient que des forces aveugles et immodérées qu'ils avaient employées à leur insu et contre leur volonté.

L'usage des *ressorts croisés* nous est venu de l'Allemagne ; c'est le mécanicien *Heyne*, qui a cru y trouver la force et la réductibilité nécessaires. Leur forme , en effet , et leur étendue peuvent donner ces avantages, parce que l'effort qui détermine leur inflexion , agit sous un angle d'environ 45 degrés ; mais , leurs lames sont courtes , et il est difficile que , lorsqu'un effort leur est appliqué , ils ne perdent pas une partie de leur élasticité : une fois faussés , comme la chose a lieu en effet très-souvent , ils ne donnent plus les mêmes résultats , et les calculs que l'on peut faire sur leur action , n'ont plus rien d'exact. Il importe , cependant , qu'un praticien connaisse les forces qu'il emploie , et qu'il puisse les proportionner aux résistances à vaincre et aux ménagemens que lui paraissent mériter l'état connu des organes et l'altération probable de leur densité.

Les ressorts appelés à pince sont bien préférables , parce que les lames en sont plus longues , et que l'effort qu'elles doivent supporter , leur est toujours appliqué sous un angle droit ; mais , il y a deux manières de les employer, que nous ne croyons pas également utiles. Par la première , l'effort tend à rapprocher les lames du ressort dans le milieu de leur longueur , tandis qu'elles se fournissent un point d'appui mutuel dans leurs extrémités ; par la seconde, au contraire, l'effort tend à écarter la partie moyenne des deux lames fixées ensemble par les deux bouts. Le travail peut être beaucoup plus étendu dans ce dernier sens que dans le premier ; par conséquent, en employant des ressorts assez longs, on peut porter leur action beaucoup plus loin, sans lui donner rien d'excessif.

Cet avantage est ce qui a dû inspirer l'idée des ressorts en arc, liés entre eux par des tirans adaptés à leurs bouts. Ces arcs peuvent avoir plus ou moins de douceur, plus ou moins de force, suivant que leurs lames sont plus longues ou plus épaisses, ou trempées plus dur : on peut alors réunir les avantages d'une grande étendue d'action, et tout à la fois d'une grande force, en faisant les arcs fort longs et en multipliant les lames.

Il résulte de cette construction que, lorsqu'un corps, tendu par de pareils instrumens, vient à faire une secousse violente et soudaine, les ressorts peuvent céder, sans accroître beaucoup la tension, et que, l'effort venant à cesser, la restitution des ressorts se fait sans danger, parce qu'elle s'opère avec une force décroissante, tandis que la chute d'un poids tendrait plutôt à s'accélérer, si la course était assez grande ; ou, du moins, cette chute s'opère-t-elle avec une force égale à la totalité du poids et sans le moindre décroissement.

Nous donnons décidément la préférence à l'usage des ressorts, et même à ceux dont la bande est la plus étendue. Dans le cours d'une pratique déjà longue et surtout nombreuse, nous n'avons jamais observé, pendant leur usage, aucun des accidens si souvent cités, qui ont discrédité l'art de la restauration des formes, et que nous avons souvent vu succéder à l'usage d'autres instrumens. Nous n'hésitons pas à croire que cette différence dépend, en grande partie, des propriétés des instrumens que nous employons.

2.° *Extension, le corps étant assis.*

L'EXTENSION a été pratiquée sur le tronc, le sujet étant assis. Ce mode a été employé dans deux vues. D'abord, persuadés que l'extension ne pouvait être cessée un seul instant sans le plus grand dommage, on a voulu varier la position et ne pas tenir les malades constamment couchés ; en second lieu, considérant les pressions latérales de l'épine, comme une ressource nécessaire , l'on a cherché dans la position assis , un moyen d'exercer ces pressions exactement sur tel point de l'épine.

L'instrument employé à cet usage , est un fauteuil. Le bassin du malade y est assujetti au moyen d'une ceinture fixée au siége par des courroies à boucle ; les aisselles sont soutenues par des béquilles mobiles et qui sont rappelées vers le haut par des vis ; la tête est suspendue à un arbre également mobile et qui est rappelé en haut par un treuil ou un engrenage ; des vis de pression traversant le dossier, sont dirigés obliquement vers le point à comprimer , et viennent agir sur les apophyses transverses et obliques des vertèbres à réduire.

Il est aisé de sentir que , dans ce mode , l'extension de l'épine n'a plus les mêmes caractères.

Elle est totalement dépourvue d'élasticité : par conséquent , il n'y a pas , pendant sa durée, de mouvement du corps qui ne puisse la rendre dangereuse , parce qu'il rencontre une opposition invariable , une résistance insurmontable. A la vérité , cette extension ne pouvant être pratiquée que pendant la veille , les saccades , les bonds qui ont souvent lieu dans le sommeil des enfans , ne sont pas autant à craindre ; mais , il y a tant d'occasions d'impulsions soudaines et involontaires , qu'on ne peut jamais être rassuré contre un pareil danger.

L'extension appliquée à la tête , le corps étant assis , tend à soulever le fardeau entier du tronc. Mais , il y a une chaîne de vertèbres aux articulations desquelles l'effort s'applique , et l'on sent aisément que les ligamens de la première articulation portent comme 24 , ceux de la seconde comme 23 , ceux de la troisième comme 22 , et ainsi de suite. Car, il faut , pour apprécier les données du problême mécanique, considérer le tronc comme formé d'une pile de tronçons. Un effort qui va décroissant des articulations supérieures aux inférieures , est donc soutenu par les ligamens. Ce résultat est important à noter : d'abord , parce qu'il est propre à ce mode d'extension et totalement différent de celui de l'extension sur le corps étendu horizontalement , où l'effort se distribue à peu près également dans tous les points de la longueur de l'épine ; en second lieu, parce que l'affection des articulations ou des os de l'épine qui détermine des gibbosités pouvant siéger exclusivement ou dominer dans un point , et ce point pouvant être placé plus ou moins près de telle ou telle extrémité de l'épine , il est très-important de pouvoir calculer la valeur de l'effort qui se trouvera appliqué au point altéré, c'est-à-dire, à des os et à des ligamens affaiblis , moins denses que dans l'ordre naturel et pouvant être rompus.

A la vérité , la suspension du corps peut être partagée par l'effort d'extension appliqué aux aisselles; mais, le calcul que nous venons de présenter, n'en serait pas moins appréciable à chacune des moitiés en particulier : que l'on n'imagine pas d'ailleurs, que ce partage soit aussi réel qu'il est apparent. Si tous les muscles qui de l'épaule se rendent et s'insèrent au tronc , au-dessous de l'effort appliqué aux aisselles, pouvaient recevoir ce même effort, ce seraient les pectoraux , le grand dorsal et le grand dentelé qui le propageraient , mais seulement aux côtes et au sternum , et nullement à l'épine. Mais , ces muscles ne peuvent remplir un pareil office ; il faudrait qu'ils fussent toujours tendus , et l'on sait bien que l'action des muscles est essentiellement intermittente : la preuve que dans le cas dont il s'agit , ils sont bien dans un état de distension passive et ne font même pas l'office de lien , c'est que les membres pectoraux sont souvent engourdis par la pression des béquilles sur le plexus nerveux axillaire. Les muscles ne sont donc pas le moyen de transmission de l'effort d'extension exercée par les béquilles , et cet effort ne peut être transmis à une partie du tronc que par les clavicules. Mais , ces os s'articulent avec le sternum : c'est donc sur ce dernier os que l'effort arrive par les ligamens de l'articulation sterno-claviculaire. Le sternum doit entraîner les côtes en haut , ce qui n'est guère capable d'agir sur les vertèbres ; car , toute inflexion de l'épine relâche plus ou moins les articulations costo-vertébrales. En définitive , c'est une véritable illusion que l'espèce de partage de l'extension que l'on a cru pouvoir exercer sur la tête et les aisselles ; celle qui peut agir réellement sur l'épine , s'applique exclusivement à la tête et fatigue beaucoup plus les articulations vertébrales supérieures que les inférieures. Il faut donc aussi se tenir pour bien averti que , si , par l'effet de la difformité que l'on entreprend de constater, les articulations vertébrales supérieures peuvent être suspectées de peu de solidité , c'est exposer les malades à de grands dangers , que de les soumettre à l'extension , le corps étant assis.

3.° *Extension , le corps étant debout.*

L'avantage de ne pas priver les malades de l'exercice , a fait imaginer des instrumens qui prennent leur point d'appui au bassin , soutiennent l'épine , soit par la tête , soit par les aisselles.

Levacher inventa un corset portant un tuteur pour suspendre la tête ; et des *emmanchures* qui forçaient sous les aisselles.

Chesser , en Angleterre , a renouvelé la même invention , en y ajoutant divers points de compression.

Le docteur *Portal* imagina des béquilles arrêtées sur une ceinture , que des praticiens ont renouvelées de nos jours.

Tous les mécaniciens ont rivalisé de zèle et d'habileté pour cacher dans l'épaisseur d'un corset , de quoi dissimuler la difformité , et , en même temps , exercer des pressions plus ou moins violentes sur divers points saillans , repousser en arrière ou de côté , le cou et la tête , enfin exercer l'extension entre les aisselles et le bassin.

On a vu dans les promenades de Paris , comme on en avait vu dans celles de Londres , de jeunes personnes dont le corps et la tête ne formaient qu'une pièce , par un de ces instrumens de suspension appelé *minerve*.

Enfin , un de ces moyens de suspension , mais qui n'a pas de contre-tirage et nul point d'appui ou de compression du bassin , consiste dans des béquilles plus hautes qu'il ne faudrait pour laisser appuyer la plante des pieds , et qui , ne laissant arriver jusqu'au sol que la pointe des pieds , doivent supporter le poids du corps. L'intention est de faire du poids des parties inférieures le contre-tirage de l'extension.

Ce que nous venons de dire du vice de l'extension pratiquée sur la tête dans l'attitude assis , s'applique nécessairement à la même extension pratiquée sur le corps debout. Il faut en dire autant certainement de l'illusion relative à l'extension pratiquée sous les aisselles. La première a le tort , si elle est exercée sérieusement , de faire courir des dangers au malade ; la seconde a celui d'en imposer , pendant toute son action , sur les effets que l'on peut espérer , parce que , en tenant habituellement les épaules trop hautes , elle cache par elles l'état de la difformité , et , par conséquent , elle dissimule la vérité touchant les résultats réels et ce que l'on peut se promettre du traitement. Ceci s'applique incontestablement aux béquilles longues , tout comme à celles qui peuvent faire partie d'un corset.

Mais, un vice commun à tous ces moyens d'extension applicables au corps debout ou libre , vice qui a été signalé par presque tous les écrivains anglais , et notamment par *Bampfield , Harisson , Ward* et *Shaw ,* consiste en ce que leur usage servant à maintenir érigée la colonne vertébrale sans le concours des muscles , ceux-ci tombent dans l'inertie et même dans l'atrophie. Ce vice est d'autant plus grave qu'il seconde singulièrement une des plus déplorables , la plus déplorable de toutes les tendances qui résultent des différentes gibbosités de l'épine ; car , ainsi que nous l'avons rappelé ci-dessus , surtout à propos des pieds-bots , il est démontré que tout muscle dont les extrémités sont plus ou moins rapprochées entre elles que dans l'état naturel, perd d'abord de son énergie, et bientôt après, de sa propre nutrition ; d'un autre côté, il est bien reconnu que tout muscle qui cesse d'agir, tombe dans l'atrophie. Or, lorsque l'épine est déviée, les muscles du côté convexe sont distendus, ceux du côté concave sont relâchés ; les uns et les autres perdent, par cette même disposition, une partie de leur aptitude contractile. Si un instrument de suspension vient soutenir l'épine et dispenser ces mêmes muscles de toute contraction, le repos les jette nécessairement dans l'atrophie, ou plutôt accélère cette altération résultant déjà directement de la déviation.

Ce vice n'a pas été conçu *à priori*. Au contraire, on avait conçu partout les plus grandes espérances de l'usage des points d'appui inhérens au corps, et que les malades pourraient transporter partout avec eux, sans qu'ils fussent privés des précieuses ressources de l'exercice. Il a fallu que l'expérience vînt démontrer dans les mains des praticiens de bonne foi, que l'on avait conçu des idées fausses et qu'il y avait plus à perdre qu'à gagner dans l'usage des moyens de cette espèce.

OBSERVATION L.

Ainsi , on a vu , dans un cas de faiblesse
des muscles extenseurs du cou , l'usage d'un
appareil propre à retenir la tête en arrière ,
jeter ces mêmes muscles dans un tel état
d'inaction , qu'après la suppression de l'appareil , la tête retombait sur le sternum ,
au point de menacer de suffocation ; lequel
état a été guéri par l'usage d'un poids de plomb
placé sur le vertex , et dont la valeur fut augmentée progressivement , à mesure que ce
nouvel agent réveillait l'action contractile des
muscles postérieurs (1).

OBSERVATION LI.

C'est ainsi que , dans un fait rempli d'intérêt et de détails précieux racontés par la
malade elle-même et publié par le docteur
Harisson (2) , on voit l'usage prolongé de
la minerve de *Chesser ,* à deux reprises ,
produire chaque fois la paralysie complète
des muscles de l'épine , celle des muscles

(1) *Ward.*
(2) *Edward Harisson.*

des membres inférieurs , la perte du sentiment de ces mêmes membres , celle passagère
de la vue , de l'ouïe , et les accidens les plus
graves provenant de l'alongement excessif
des ligamens inter-vertébraux et de la distension de la moelle-épinière , tandis que les
difformités de l'épine cédèrent ensuite , et
que les articulations furent raffermies par
le massage , par des applications toniques et
quelques médications de la même espèce.

OBSERVATION LII. (Planches X et XI).

Nous avons vu une demoiselle , âgée de
19 ans, qui, quatre ans auparavant , avait
éprouvé une grande incurvation de toute
l'épine à gauche ; premier degré d'une incurvation latérale à un seul foyer , provenant de
la débilité de la constitution , qui s'était déjà
signalée par bien d'autres symptômes. Dès la
naissance de la déformation de l'épine , on
demanda des conseils. D'abord , le *decubitus* , puis l'extension sur un lit dur , pendant deux ans ; plus tard , ces mêmes moyens
combinés avec l'usage des béquilles hautes ,
sans lesquelles la malade n'avait pas la liberté
de faire un pas, affaiblirent tellement cette
jeune personne , qu'elle se soutenait à peine

sur ses béquilles, lorsque nous la vîmes pour la première fois. Tous les efforts qu'on avait faits jusqu'alors, avaient seulement réussi à empêcher la formation des deux inflexions de balancement , qui ne manquent jamais de survenir en pareil cas; mais , la faiblesse des muscles de l'épine portée au plus haut point par les béquilles , le long repos du corps et l'alongement excessif des moyens articulaires des vertèbres produit par l'extension permanente , avaient porté l'incurvation unique de l'épine à un point que nous n'avons jamais vu , au moins dans cette espèce et à cette période. Le plus grand embarras a été d'abord de priver la malade de ses béquilles ; mais, lorsque , par la gymnastique , la contractilité musculaire a été rétablie , le retentissement qui en est résulté dans les fibro-cartilages et les ligamens , a fortifié ces organes au point de restaurer les formes naturelles et de faire abandonner tout point d'appui. Cette demoiselle a complétement guéri ; elle a acquis une force musculaire et une agilité de mouvemens bien rares dans son sexe , et surtout après des difformités comme celles qu'elle a éprouvées.

— Les vices que nous venons de reprocher
aux moyens destinés à pratiquer l'extension
de l'épine sur le corps debout , et les preuves
expérimentales que nous venons de citer , suffisent pour bien faire apprécier le chariot
proposé par un médecin américain, et construit sur les principes de celui qui est employé dans certains pays , pour apprendre à
marcher aux jeunes enfans. Il s'agit d'un cône
mobile sur des roulettes adaptées à sa base ,
dans l'axe duquel le malade doit être placé. Les
proportions doivent être telles que le sommet
tronqué du cône , présentant la partie supérieure de l'instrument , réponde aux aisselles
du déformé et les soutienne. On sent , après
les réflexions que nous avons présentées touchant les béquilles longues et courtes , la
minerve , etc. , combien ce nouvel instrument est loin de pouvoir exercer la puissance
des autres: il peut donc avoir moins de danger
que ces derniers ; mais, s'il pouvait partager
leur puissance, on voit bien aussi qu'il par-
tagerait leurs défauts.

C. *Pressions latérales.*

Nous les distinguerons en pressions non élastiques , pressions élastiques et déplacemens des parties du plan horizontal.

1.° *Pressions non élastiques.*

Nous avons déjà dit quelques mots des vis obliques adaptés au dossier du fauteuil à minerve , et de l'usage auquel on les destine. L'usage de ces pressions doit être nécessairement combiné avec l'extension pratiquée sur le corps assis , et c'est déjà un grand vice. En second lieu , quoique la torsion de l'épine accompagne toujours jusqu'à un certain point ses inflexions latérales , il ne s'ensuit jamais qu'un degré très-léger d'inclinaison postérieure : il faudrait donc pouvoir diriger les pressions presque complétement de côté , pour qu'elles fussent l'inverse des projections vicieuses de l'épine et qu'elles pussent tendre à les corriger. Cependant , la pression des pelotes que des vis peuvent faire marcher , ne peut guère s'exercer que dans une gouttière vertébrale , et la déviation praticable de l'effort ne peut pas aller au-delà d'une ligne oblique , bien éloignée du sens dans lequel il faudrait agir. D'un autre côté , il est impossible d'assujettir le corps dans un fauteuil , si bien qu'il ne puisse éluder l'action des presses ; sans cela , leur effort serait bientôt intolérable , surtout dans une région autant dépouillée de parties molles. Ce qui peut arriver de plus heureux dans l'usage de ces vis de pression , c'est que les mouvemens du corps qui en font éluder l'action , ne la pervertissent pas de manière à la rendre nuisible. D'ailleurs , un argument expérimental peut être opposé à cette pratique et aux avantages apparens que l'on pourrait en citer. Comme nous l'avons fait remarquer , il n'y a pas de difformité de l'épine intéressant la région lombaire , qui n'en fasse projeter les vertèbres en arrière. Ce serait une occasion favorable pour exercer des pressions , qui , dans ces cas , pourraient être dirigées simplement d'arrière en avant. Eh bien ! nous n'avons jamais pratiqué cette sorte de pression , et cependant , dans les exemples nombreux que nous pouvons citer , nous avons toujours vu guérir , même assez aisément , cette difformité , et une excavation naturelle prendre la place de la saillie anormale que les lombes présentaient.

Si l'exacte application et la direction convenable de ces pressions sont si difficiles, même dans l'attitude assis, où la région postérieure du tronc est à découvert et complétement accessible, à la faveur des évidures ménagées au dossier du fauteuil, combien ces difficultés doivent s'accroître, lorsqu'il s'agit de pratiquer ces mêmes pressions dans l'attitude couché ! On a employé des leviers attachés au coucher ; on les a fait agir sur la région postérieure du corps, tantôt momentanément, tantôt avec permanence ; et cet instrument a reçu le nom ambitieux de *débossoir* : il ne faut qu'un instant d'attention, après ce que nous venons de dire, pour sentir combien l'intention de cette manœuvre est illusoire.

Des coins ont été placés entre les côtes saillantes et rendues telles par l'extorsion des vertèbres correspondantes, et un point d'appui solide, une potence de fer, etc., fixés sur un côté du lit, sur lequel d'ailleurs le corps était déjà arrêté par les moyens ordinaires d'extension. L'intention était de repousser par les côtes les vertèbres saillantes, c'est-à-dire,

déviées et portées de côté. Il n'est certainement pas impossible d'agir sur les vertèbres
par les côtes correspondantes; mais, la chose
est difficile et mérite des ménagemens. Comme
nous l'avons établi ci-dessus, il n'est presque
pas de difformité de l'épine qui ne relâche
les articulations costales, parce qu'il n'y en
a pas qui ne déplace les côtes et qui ne
change leurs rapports mutuels : par conséquent, on ne peut pas beaucoup compter sur
les moyens d'union des côtes et des vertèbres,
pour agir par les premières sur les secondes.
Il faudrait au moins pouvoir agir sur toutes
celles d'un côté, ou le plus grand nombre
possible, afin de partager entre un grand
nombre d'articulations, l'effort que l'on destine à la restitution des vertèbres par une impulsion latérale, opposée à celle de leur déplacement. Mais, un coin de bois ne peut
appuyer que sur les plus saillantes des côtes,
deux tout au plus ; et tout ce qui peut résulter d'un instrument aussi bizarre, est une violence inutile ou dangereuse dans les os com-
primés ou leurs articulations. Il ne peut pas
manquer d'arriver qu'un léger mouvement
du corps fait éluder la pression et la rend
nulle ; sans cela, les inflexions vicieuses que

les côtes reçoivent des incurvations de l'épine, seraient accélérées, leurs articulations seraient plus rapidement ébranlées, et souvent il surviendrait des fractures dans leur col.

Ces pressions latérales peuvent être pratiquées par des plastrons larges, élastiques, embrassant la plus grande surface possible et agissant par le moyen d'un tirage élastique. Cette manœuvre a fait sa preuve d'utilité dans la pratique. Elle a évidemment contribué à des succès connus (1) ; et nous n'hésitons pas à l'adopter, par la conviction que nous avons de son utilité. Il ne faudrait cependant pas croire que ce moyen fût applicable dans tous les cas. Nous montrerons plus loin, qu'il faut admettre de grandes exceptions ; mais, elles peuvent être positivement indiquées.

Un autre moyen d'impulsion latérale a été inventé dans ces derniers temps par le docteur *Pravas*, et a obtenu d'honorables encouragemens. Il s'agit d'un coucher composé de compartimens mobiles qui font marcher les points correspondans de l'épine, en appuyant d'abord sur les côtes saillantes. Cette

(1) *De l'Orthomorphie.*

idée est heureuse ; elle rentre dans les principes que nous établissions tout à l'heure,
principalement celui d'agir sur la plus grande
surface possible ; et nous sommes convaincus
qu'en y adaptant un moyen d'élasticité et ceux
d'extension du corps selon son axe, on en
fera un instrument des plus utiles.

§. II. *Moyens de mécanique vivante,*
ou Gymnastique.

Nous les distinguerons en gymnastique active et gymnastique passive.

A. *Gymnastique active.*

Trois pensées paraissent avoir dominé les
recherches touchant l'application des moyens
de gymnastique active au traitement des difformités :

1.° Il n'y a pas de changement des formes
normales du squelette, surtout de l'épine,
sans débilitation de l'ensemble de l'organisme
et particulièrement du systéme musculaire :
aussi y a-t-il constamment alors atrophie des
muscles.

2.° Il n'y a pas de provocation plus puissante de la nutrition des muscles et de leur énergie , que l'exercice de leur faculté contractile ; et la liaison sympathique du système musculaire avec tous les autres systèmes est si intime, qu'il est impossible que celui-là devienne plus prospère , sans entraîner un changement favorable dans tous les autres. Aussi, peu de temps après la pratique régulière des exercices méthodiques , les muscles deviennent-ils plus volumineux, plus puissans, et les articulations plus affermies.

3.° Toutes les parties du squelette sont entourées de puissances motrices variées et distribuées dans tous les sens : on peut , par quelque artifice et en faisant agir telle partie de préférence , imprimer par ces mêmes puissances intérieures à tel point du squelette , des impulsions contraires à celles qui ont accompli une difformité quelconque.

Il y a une différence immense entre la pensée d'entretenir , d'améliorer l'activité , la force de l'appareil musculaire , d'utiliser sa puissance pour la restauration des formes naturelles , et celle de condamner tous les muscles au repos , de placer le corps sur un plan horizontal , et d'en soumettre toutes les parties à des forces étrangères dans le même but de restauration. Il est très-probable , il nous paraît même démontré par les résultats divers obtenus jusqu'ici, que le plus haut degré de la puissance de l'art se trouvera dans une réunion judicieuse de ces deux sortes d'agens. Examinons ceux de la gymnastique active (1).

Renverser le problême de la station et de la progression dans l'espèce humaine , substituer ou associer les membres pectoraux aux membres abdominaux pour tous les besoins de la station et de la déambulation ; tel est le but fondamental de la gymnastique d'application dont il s'agit ici.

Les principaux fondemens d'une semblable intention sont les suivans :

1.° La nature a rendu pour toutes les espèces la station et la déambulation normales

____

(1) Pour ne pas interrompre le cours des descriptions, nous devons prévenir ici, que les principes de tout ce qui va suivre , sont puisés dans les ouvrages d'*Amoros* , de *Clias* et du professeur *Delpech.* Ce dernier écrivain , celui qui a le plus approfondi la gymnastique en termes généraux et son application spéciale à l'objet dont il s'agit ici, en a traité en praticien consommé,

si faciles, qu'elles peuvent avoir lieu pendant le sommeil.

2.º Un très-petit nombre de muscles suffit pour les accomplir : tout le reste demeure donc à peu près dans le repos.

3.º La marche est encore plus facile que la station : l'équilibration y résulte de la formation d'un angle donné avec l'horizon, qui opère un déplacement égal et continu ; il suffit que les membres fournissent un simple point d'appui périodique, comme la succession régulière des rayons d'une roue.

4.º La course même, tout en exigeant quelques efforts de plus, n'emploie qu'un petit nombre de muscles, quand elle est régulière et modérée, et les intervalles pendant lesquels le corps est détaché du sol, sont plus longs que ceux où il y a repos.

5.º Si le poids du corps est suspendu par les mains et les bras, cette condition étant anormale, elle est d'abord pénible et ne peut être supportée long-temps, à moins d'une habitude acquise.

6.º Lorsque l'on s'exerce à se maintenir ainsi suspendu, on ne tarde pas à s'apercevoir que les muscles des membres pectoraux sont obligés de faire des efforts insolites. Ces efforts sont manifestés par le sentiment de lassitude, les palpitations dans les muscles qui agissent, le besoin prochain du repos, et des sensations contractiles qui se prolongent après les exercices.

7.° Dans tout effort extraordinaire des muscles d'un appareil isolé, un acte de la volonté, pour faire durer ou accroître l'effort déterminé, a besoin d'une contraction simultanée d'un grand nombre d'autres muscles, tout étrangers qu'ils sont à l'accomplissement du mouvement ordonné.

8.° Cette action simultanée, appelée *synergie*, tend à l'accroissement de l'effort directement nécessaire sans doute, par l'effet de l'étroite sympathie qui forme un tout identique de toutes les parties du même système.

9.° Dans un effort insolite d'un appareil musculaire défini, la synergie peut s'étendre à la totalité du système musculaire.

10.° Il n'est pas probable que tout autre moyen pût obtenir ainsi l'action simultanée de toutes les parties du système musculaire.

11.° Toutes les pièces du squelette sont liées entre elles, bien moins suffisamment et solidement par les ligamens proprement dits des articulations, que par l'ensemble des

muscles qui les entourent et qui les meu-
vent. A ce titre, au moins, si le corps est soulevé par les bras , les muscles ne peuvent
éviter d'agir pour maintenir la solidité des
articulations.

12.° La synergie musculaire est d'autant
plus grande et complète , que le mouvement
proposé offre plus de difficultés : il s'ensuit
qu'une loi pratique de gymnastique, dans le
but dont il s'agit ici , est de ménager une
progression croissante de difficultés.

13.° Tant que dure la suspension par les
bras , la colonne-épinière est soustraite au
fardeau des parties supérieures.

14.° Le poids des parties inférieures imite
jusqu'à un certain point et avec d'autres conditions , les efforts d'extension appliqués à
l'épine pendant le repos.

15.° La déambulation pratiquée par les bras
seuls ou de concert avec les jambes , peut
donner des combinaisons d'action musculaire et des mouvemens du squelette, que
l'on n'obtiendrait jamais de tout autre exercice ; et, dans les difformités de l'épine et des
membres , il y a tels muscles qui n'agissent
jamais , et tels mouvemens qui ne sont jamais produits. On peut donc, par des com-

binaisons cherchées à dessein , produire à volonté et rendre inévitables des mouvemens évités avec tant de soin par les malades.

En Angleterre , où l'on a senti le prix de quelques exercices pour cet objet , on a inventé quelques moyens de les produire; mais, on n'en a pas agrandi le cercle , on n'en a pas élevé la puissance au niveau de la grandeur de leur objet; on n'y a nullement cherché à masquer le but par un appât capable d'exciter l'émulation. En France, *Amoros* , dans des vues hygiéniques , a singulièrement agrandi le champ de la pratique , et liant les mouvemens par le rhythme musical , il a produit l'entraînement. Après lui , *Clias* , appelé dans la Grande-Bretagne , y a transporté les mêmes procédés , que les Anglais n'ont cru applicables qu'à l'éducation des marins , dans le même temps où *Londe* , *Lachaise* , *Delpech* , etc. , en France , appliquaient avec le plus grand succès ces mêmes procédés ou des procédés nouveaux au traitement des difformités , et les réduisaient en méthodes , en y attachant un attrait capable de les faire désirer et pratiquer avec zèle , même par des enfans. Ce qui en a été publié des deux côtés du détroit, ne s'est pas trouvé identique sans doute, parce que l'on n'y est pas parti du même point de vue. En France, l'on pratiquait et l'on racontait les résultats de l'observation ; en Angleterre, les médecins s'étaient abstenus et jugeaient *à priori*. *Shaw*, qui a publié un supplément dans ce but spécial, n'a argumenté que par induction contre l'application de la gymnastique, telle que *Clias* l'enseignait alors aux jeunes marins ; et, dans la *Revue britannique*, un écrivain élégant, mais étranger aux sciences médicales, s'est servi pour blâmer l'usage hygiénique ou médical de la gymnastique, de l'histoire des plus célèbres funambules. Ce dernier côté de la question présente seul une apparence de démonstration qu'il faut attaquer, pour effacer les préventions erronées des Anglais sur ce point, et la sensation qu'elles ont produites sur le continent : ces préventions menacent de retarder les progrès de la médecine-pratique sur un point important de ses moyens d'action.

« Les plus célèbres funambules, dit-on, n'ont pas manqué de gymnastique, et cependant ils sont morts jeunes, même avec des maladies que l'on peut attribuer à leur profession. » Nous citerons comme une exception fort remarquable, Madame *Sachi*, qui a fourni une longue carrière. Nous ajouterons dans le sens des contempteurs de la gymnastique, l'histoire des écuyers voltigeurs ou dramatiques. Ils ont fini, la plupart, par la phthisie pulmonaire, par la dilatation du cœur, etc., au bout d'une brillante et trop courte carrière. Mais, on peut citer les frères *Franconi*, comme des exemples d'un très-grand talent et d'une longue vie. Les grands danseurs ont peu vécu ; mais, on peut faire plusieurs citations, comme celle de *Vestris*. On ne peut, sans cesser d'être vrai, refuser d'admettre une distinction entre l'usage et l'abus des meilleures choses. Un artiste qui se donne en spectacle au public et qui a une grande renommée à soutenir, ne peut s'empêcher de pratiquer sans cesse des exercices difficiles, pénibles, qui ne peuvent être accomplis avec la facilité et la grâce nécessaires pour en dissimuler la fatigue, qu'au moyen d'une très-grande familiarité. La vie tout entière de ces malheureux est donc consacrée à des exercices pénibles, qui fatiguent leurs organes, épuisent leurs forces, les exposent à mille accidens périlleux, et abrégent leur existence.

Si l'on se place dans ce point de vue, il est incontestable qu'un pareil usage des forces musculaires n'est nullément favorable au développement régulier des formes, à l'accroissement progressif des forces, au libre exercice de toutes les fonctions, à une longue jouissance de la vie et de la santé. Il est indubitable sans doute, que, pendant de longs et pénibles efforts, la fixité nécessaire des parois de la poitrine n'est point favorable à la respiration ; que, pendant que le sang ne parcourt pas librement les poumons, il s'accumule dans le cœur et en distend les cavités ; que ce dernier organe est tenu à des efforts insolites qui peuvent en augmenter les parois aux dépens de la cavité ; que les violences éprouvées par les poumons les exposent à l'inflammation chronique, et, si l'on veut, aux tubercules. Mais, tout cela se trouve dans la danse, dans la musique, dans l'équitation, dans la course, dans la plus simple promenade. Un Quaker dirait, il faut y renoncer. Mais, toutes ces choses, pratiquées avec modération, ne sont-elles pas innocentes ? De célèbres virtuoses qui, dans leurs études, dans l'exécution, en public, sont, plus d'une fois, sorties des bornes de la modération, n'ont-elles pas fourni une très-longue carrière ? Croit-on que là aussi il n'y ait pas plus d'un danger, spécialement pour les poumons et pour le cœur ?

On serait dans une grande erreur, si l'on pensait que la puissance de la gymnastique ne peut s'appliquer à l'hygiène ou à la médication des déformations du squelette, qu'autant qu'elle est poussée à des excès dangereux. C'est, au contraire, en la renfermant dans les justes limites de la modération, qu'elle peut rendre les plus grands services.

Les secours de la mécanique morte ou extérieure sont indispensables pour attaquer et vaincre les difformités du squelette ; mais ils ne peuvent être invoqués que pendant le repos du corps, et le repos du corps ne peut être constamment maintenu sans le plus grand dommage pour les forces musculaires : parer à ces inconvéniens par des exercices méthodiques, n'est pas consacrer tout le temps à ces mêmes exercices. Employer deux heures, matin et soir, à racheter les vices du repos, passer ce temps à parcourir une assez grande variété de ces jeux pour prévenir la satiété, n'est pas se livrer à des excès dangereux. Nous pouvons certifier, et chaque

praticien pourra rendre le même témoignage,
que ces travaux sont si peu pénibles, que
l'on n'a nullement besoin d'y exciter les malades, qu'ils leur inspirent de la gaîté et de
la satisfaction, qu'ils y gagnent de l'appétit,
et qu'il n'y a guère de difforme, qui, au
bout d'un ou deux mois de la pratique de
ces exercices, n'ait perdu la pâleur de son
teint et acquis un accroissement sensible dans
le volume des muscles et dans leur force
contractile. Nous pouvons certifier encore,
que c'est après l'observation des heureux
effets de la gymnastique sur les sujets difformes, que nous avons essayé le même
moyen comme tonique dans un grand nombre de maladies, et que nous avons pu en
retirer de grands avantages. Nous ne crai-
gnons pas de promettre des résultats d'une
autre espèce aux praticiens instruits, s'ils
se décident à l'essayer avec la réserve nécessaire, c'est-à-dire, en excluant les cas
dans lesquels un état morbide déjà constaté
du cœur, des poumons, du cerveau, expo-
serait ces organes aux dangereux effets d'une
stase sanguine ; ils ne tarderont pas à reconnaître que la thérapeutique s'est enrichie
d'un agent des plus puissans. Or, dans les

difformes, il y a autre chose que des formes
altérées. L'altération profonde de l'hématose,
le défaut dans le sang d'une assez grande
proportion de fibrine assez avancée pour
qu'elle puisse être incessamment assimilée à
la fibre musculaire, sont patens. Il n'est pas
toujours possible alors d'obtenir des organes
digestifs, qui partagent la débilité générale,
l'élaboration de la quantité d'alimens nécessaire pour la nutrition. Les médications toniques internes ou externes ne sont pas toujours praticables ou seulement innocentes ;
elles compliquent très-souvent la maladie
par l'irritation gastrique ou générale qu'elles
déterminent si facilement. Il est bien précieux ; dans des cas aussi difficiles, de pouvoir exciter, sans le moindre danger, l'appareil musculaire et l'appareil nerveux ; établir dans l'un et dans l'autre la nécessité
d'une plus abondante nutrition, et, par ce
détour, l'excitation convenable de la part
des organes digestifs. En effet, l'examen attentif de ce qui se passe dans les sujets livrés
à la gymnastique, dans l'état de dégradation
que nous venons de dépeindre, conduit à
l'explication que nous venons d'exposer. Le
plus souvent, l'inappétence la plus absolue

explique le degré auquel la maigreur , la faiblesse , le découragement sont arrivés : les
médications de toutes sortes ont été épuisées
et n'ont servi qu'à démontrer l'irritabilité
des organes. Un mois de gymnastique a tout
changé. L'appétit renaît ; les forces augmen-
tent ; les muscles se prononcent ; le sommeil
devient facile, profond et réparateur ; le rétablissement de la santé est assuré.

Nous pouvons rappeler ici ce qui a été
mentionné à propos de l'observation XXVI.ᵉ
Après le premier mois de l'extension et de la
gymnastique , une douleur assez vive au côté
gauche , accompagnée de battemens exagérés
des ventricules et du bruit de soufflet , con-
traignit à suspendre le traitement. Il fallut
employer une méthode anti-phlogistique ,
même assez active, pour combattre avec succès une inflammation évidente au moins du
péricarde , et causée probablement par la
rupture de quelqu'une des adhérences que
la difformité avait produites ; et cependant ,
lorsque ces accidens eurent cédé, le traitement de la difformité a pu être repris par
les mêmes moyens qui étaient employés auparavant. S'ils avaient été capables de produire les premiers accidens, pourquoi ne

les ont-ils pas reproduits ? Pourquoi sont-
ils devenus innocens ? Pourquoi une rechute
que la maladie précédente aurait dû rendre
plus facile , n'a-t-elle pas eu lieu par l'action
des mêmes causes ? Il nous semble bien démontré par cet exemple , que , même lorsque
le cœur ou ses enveloppes ont souffert auparavant , les exercices de la gymnastique ne
sont pas capables de reproduire l'affection
précédente. On verra , par les faits suivans ,
que la gymnastique peut même servir à combattre quelques-unes des maladies qu'on a
cru capables d'être produites par elle.

OBSERVATION LIII.

Une dame , âgée de 24 ans , mère depuis
deux ans , à la suite de violens chagrins
éprouva un dérangement grave du flux mens-
truel. L'évacuation périodique diminua , se
supprima et fut remplacée, à plusieurs reprises , par une hémoptysie abondante : une
toux sèche, fréquente , accompagnée d'oppression , de cessation du bruit respiratoire
dans le sommet des deux poumons , d'une
petite fièvre et de dégoût, était plus qu'il
n'en fallait pour faire craindre une inflammation chronique du tissu pulmonaire , à la

suite de la fluxion qui venait de substituer la membrane muqueuse des bronches au tissu utérin dans l'exercice d'une importante fonction. L'affaiblissement était grand. Il n'était pas possible d'avoir recours aux évacuations sanguines, même locales. Un effort excentrique pouvait être opéré par la gymnastique : il fut tenté, il réussit. Les forces en furent relevées ; l'appétit reparut. Nous pûmes alors conseiller l'équitation. Elle fut pratiquée avec avantage. Les règles parurent. Nous parvinmes à les régulariser, et la malade a recouvré une santé solide.

— Ce fait est remarquable par le siége de l'affection essentielle. Le poumon était atteint de phlogose chronique : une fluxion l'avait causée ; une stase sanguine ressemble beaucoup à une fluxion, au moins pour les effets. Les efforts de la gymnastique passent pour exposer les poumons, à cause de la stase sanguine qu'on les croit propres à produire, et cependant c'est par le moyen même que l'on croit devoir tant redouter, que l'état morbide est combattu avec succès. Il est donc probable qu'il y a erreur dans l'appréciation des effets et touchant l'intensité à laquelle on pense qu'il faut élever le remède pour obtenir de lui des effets utiles.

OBSERVATION LIV.

Un jeune homme, âgé de 26 ans, né en Europe, mais de sang américain, avait lutté durant toute son enfance, contre les accidens qui signalent si souvent une débilité native. D'excellens conseils, suivis avec beaucoup d'ardeur, n'avaient pu effacer les désavantages de la naissance, et empêcher que l'épine ne se voûtât en devant, à un point très-remarquable. Cet accident étant survenu à une époque où le développement du squelette était complet (22 ans), il s'ensuivit une distension de la moelle-épinière qui donna lieu à une morosité profonde et souvent à de funestes inspirations. En outre, la réduction du thorax dans le sens vertical avait singulièrement gêné les poumons et le cœur. Il s'ensuivait de l'oppression, des battemens sonores, accompagnés d'une forte impulsion et d'intermittences assez fréquentes. Ces symptômes étaient trop évidemment secondaires, pour en faire plus de cas qu'il ne convenait. Sans nous laisser arrêter par les difficultés de la respiration, nous conseillâmes la gym-

nastique , ayant soin seulement de recommander des séances courtes et fréquentes,
Ce moyen releva bientôt les côtes et l'épine ,
agrandit l'espace nécessaire aux poumons et
au cœur , et rétablit la liberté des fonctions.

— Il eût été aisé , dans ce cas , ainsi que
dans celui de l'observation XVI.ᵉ , de se
méprendre et de croire à l'existence d'une
hypertrophie des ventricules, comme il était
arrivé au sujet de l'observation que nous venons de citer , et à l'égard duquel on avait
fait un si déplorable abus de la saignée. Les
symptômes morbides du cœur et des poumons n'étaient qu'une conséquence de la diminution de la capacité de la poitrine. En
remédiant à cette circonstance , on devait
mettre les organes à l'aise. Cependant , les travaux qui constituent le remède , pourrait-on
croire, devaient exposer d'abord à un accroissement de la maladie : il en pourrait être
ainsi , si la prévention générale était fondée ,
s'il fallait faire travailler les malades comme
des funambules de profession. Mais, s'il suffit
pour cela de travaux modérés , ils peuvent
avoir opéré de grands changemens à l'égard
de l'épine , sans avoir exposé les organes à

des violences dangereuses. Ce n'est pas la première fois que l'on voit le moyen le plus propre à remplir la véritable indication tirée du fond d'une maladie, obtenir des succès certains, quelque étrange que paraisse son action dans les cas pour lesquels on l'invoque.

Il demeurera bien constaté par les deux faits que nous venons de citer, auxquels il nous est aisé d'en ajouter d'analogues, que les travaux gymnastiques ne fatiguent pas nécessairement le cœur et les poumons; qu'ils peuvent, au contraire, délivrer ces organes d'affections, en vertu desquelles ils étaient notablement gênés. Le suivant démontrera que la gymnastique n'est pas à craindre dans toutes les affections du cerveau.

OBSERVATION LV.

UNE demoiselle, âgée de 13 ans, douée d'une constitution faible, mal développée, ayant un frère dont l'épine avait subi deux inflexions morbides, éprouvait, depuis deux ans, des attaques d'épilepsie peu prononcées, mais assez fréquentes. Un grand nombre de médications énergiques avaient été employées sans aucun succès, et avaient produit seulement de l'irritation générale, ou dans les voies digestives. Le défaut absolu de toute cause extérieure dans une enfant assez mal constituée, était fait pour inspirer la crainte d'une condition organique vicieuse, capable de conduire à des lésions plus sérieuses. Dans le dessein d'agir profondément sur l'ensemble de la constitution, nous conseillâmes la gymnastique. Elle fut pratiquée très-volontiers, et ne tarda pas à produire des effets sensibles sur l'ensemble de la santé. La nutrition devint plus active ; il se manifesta même plusieurs fois des symptômes de pléthore, auxquels il fallut remédier par quelques applications de sangsues. Ces mesures suffirent pour prévenir tout excès ; et la jeune personne, au bout de deux ans de ces exercices, pratiqués une fois par jour pendant deux heures, a acquis le développement désirable, l'établissement paisible des menstrues, une santé solide, et la guérison complète de la maladie affreuse dont elle était atteinte. Elle a maintenant 18 ans, et sa guérison ne s'est pas démentie.

— Quant à la question hygiénique, elle est décidée chaque jour par un si grand nombre de faits de difformes qui recouvrent à

la fois leurs forces et leur santé par la gymnastique ; long-temps avant qu'elle ait influé
sensiblement sur leurs formes , qu'il est impossible de concevoir l'opinion contraire ,
qu'en admettant qu'elle a été entièrement
préconçue. C'est effectivement par des faits
qui lui sont étrangers, que l'on a voulu pré-
juger sa solution.

Une chose plus difficile à comprendre est
de savoir comment , chez une nation dont la
classe opulente fait un si grand usage de
l'exercice , notamment de l'équitation , et
particulièrement pour la chasse du renard ,
on ne s'est pas aperçu des heureux effets
que les exercices sont capables de produire
sur des constitutions débiles , du parti qu'on
en peut tirer pour combattre les ganglionites
chroniques et les accidens qui marchent à
leur suite. On y a pourtant constaté les heureux effets des bains de mer par immersions
successives , séparées entre elles par une
course rapide. Cette médication consiste essentiellement dans l'opposition du mouvement
concentratif que produit l'immersion , et le
mouvement expansif que provoque la course.
Qu'est-ce qui ressemble davantage à la gymnastique ? N'y a-t-il pas là aussi suspension

de la respiration , gêne de la circulation ?
Et , s'il n'en résulte pas de dangereux effets ,
si l'on en retire , au contraire , de très-heu-
reux résultats , c'est à coup sûr parce que
ces choses sont faites avec modération ,
qu'elles sont soutenues jusqu'au succès , et
qu'elles ne sont nullement poussées jusqu'aux
excès que nécessite le perfectionnement d'un
art.

Il s'agit dans les difformités de l'épine ,
du moins dans la plupart des cas , non-seulement de changer un état analogue à celui
qui amène les ganglionites fréquentes ou habituelles, état qui favorise , en effet , la formation des difformités qui ne reconnaissent
pas de causes extérieures , de réparer les
forces des muscles débilités par des changemens notables de rapports et une nutrition
vicieuse ; mais encore , et cette indication
est bien plus difficile à remplir , de rendre
la force à des appareils ligamentaires alongés ,
où la circulation languit au point d'être infiltrés ; et ces organes participent aux actes
de la vie d'une manière si obscure , qu'il est
difficile qu'aucune stimulation puisse les atteindre , au moins par les voies ordinaires
de la nutrition ou de la surface extérieure.

L'action de la gymnastique est bien plus profonde, elle est bien plus immédiate. C'est sur les nerfs et les muscles qu'elle s'exerce d'abord ; et si l'on observe bientôt un changement dans l'aptitude et le volume des organes du mouvement, il faut bien admettre que les vaisseaux, au moins les capillaires, l'instrument immédiat de la nutrition, ont éprouvé à leur tour une influence fondamentale. Cette influence ne peut pas demeurer renfermée dans un cercle quelconque : l'analogie, l'identité de toutes les parties du système capillaire doivent y étendre le changement opéré ; et, comme la nutrition a les mêmes instrumens partout, cette influence doit se faire sentir, enfin, dans les ligamens comme dans tout le reste. Aussi, lorsque l'amélioration générale de la santé est manifeste, que les muscles et leurs forces se sont accrus, on voit les articulations se raffermir, perdre les sensations contusives que les premiers exercices y laissaient.

On conçoit aussi très-bien de la même manière, comment il se peut que la gymnastique change notablement les formes d'une épine déviée, même dans des cas où l'on néglige totalement les autres ressources : une infiltration des fibro-cartilages inter-vertébraux dévie la colonne-épinière et n'a pu altérer la forme des os. Si la gymnastique provoque l'absorption de la sérosité infiltrée et rétablit la densité des ligamens, il est tout simple que les formes normales soient restaurées.

OBSERVATION LVI. (Planche XLI.)

UNE jeune personne, âgée de 14 ans, née d'une mère extrêmement petite, très-peu développée elle-même, mal logée, mal nourrie, éprouva une déviation très-grande de la région dorsale de l'épine : toutes les vertèbres dorsales étaient inclinées à gauche, et un retour bien insuffisant à droite, avait lieu dans les vertèbres cervicales et dans les lombaires. La respiration était fort gênée par cette difformité. Il y avait souvent des douleurs à la poitrine, surtout au côté gauche. Cependant, la gêne de ses parens rendait très-difficile l'application des moyens indiqués : long-temps, les meilleurs conseils furent inutiles pour cette raison. Enfin, la gymnastique fut adoptée, et, comme elle était la seule chose praticable, elle fut employée avec ardeur. Pendant deux ans, la malade s'exerça, deux heures , matin et soir , avec de nombreuses compagnes qui soutinrent son zèle , et , au bout de ce temps , elle s'est trouvée dans un état de restauration assez avancé pour pouvoir se livrer à l'éducation des personnes de son sexe dans une Communauté.

OBSERVATION LVII.

UNE demoiselle, âgée de 12 ans , née d'une mère extrêmement délicate , s'accrut tout à coup, au point d'acquérir plus de cinq pouces en quinze mois , ce qui porta sa taille, déjà fort grande pour son âge , à cinq pieds quatre pouces. En même temps , elle pâlit et perdit ses forces ; ses muscles fondirent ; ses membres s'infiltrèrent , et l'épine présenta une mobilité insolite. Des douleurs qu'elle rapportait aux lombes et des attitudes singulières fixèrent l'attention des parens , et nous fûmes consultés. Le corps étant dénudé et considéré attentivement par la région postérieure dans l'attitude debout , nous pûmes reconnaître une grande incurvation de toute l'épine, principalement de la région lombaire , dont le sinus était dirigé à gauche. Dans les grands mouvemens du corps cette courbure s'effaçait en partie , mais jamais l'épine ne se courbait

à droite. Il était manifeste que les articulations vertébrales étaient relâchées, que celles
de la région lombaire et du bas de la région
dorsale avaient éprouvé le commencement
de cette infiltration qui dévie les vertèbres
et maintient leur déversement. Cet état avait
sans doute pour cause, les violences qui
avaient accompagné le rapide accroissement
du corps, et ne consistait que dans une profonde débilité générale. Il était probable
qu'un accroissement durable des forces musculaires et de l'intensité de la nutrition entraînerait la résorption de l'engorgement et le
raffermissement des articulations, et que le
moyen qui donnerait le plus sûrement ce résultat, serait la gymnastique. Elle fut pratiquée avec assiduité pendant un an, et tout
rentra dans l'ordre naturel : les muscles se
prononcèrent, les forces s'accrurent et la restauration des formes fut complète. Les effets
produits par ce traitement ont été durables :
la jeune personne jouit aujourd'hui d'une
santé brillante et solide.

— Dans les deux derniers faits, on ne peut
méconnaître l'action tonique et résolutive de
la gymnastique ; mais, il est difficile de ne

pas admettre aussi , du moins pour la LVIe,
qu'elle a exercé une action plus directe ,
qu'elle a dû contribuer immédiatement au
redressement de l'épine. En effet , la déviation était très-étendue dans ce dernier cas :
et non-seulement les articulations ont été
raffermies comme dans l'observation LVIIe;
mais encore l'incurvation de l'épine a beaucoup diminué. Il est donc possible d'employer la gymnastique aux mêmes usages auxquels on avait cru que la mécanique morte
ou extérieure était seule propre. Ainsi , en
suspendant l'action des procédés mécaniques ,
on peut employer aux mêmes usages un agent
qui répare en même temps les forces musculaires. Ce même agent , tout en remédiant
aux inconvéniens de l'extension , par rapport
aux ligamens spinaux qui en sont nécessairement distendus , au point de rendre par
là seulement la maladie incurable , comme
nous l'avons démontré dans l'histoire de l'observation LIIe; ce même agent , disons-nous ,
remplit , en même temps , l'intention que
l'on se proposait par les procédés mécaniques; il est capable de donner aux points défectueux de l'épine , des impulsions en sens
contraire des difformités à combattre.

C'est dans cette vue que l'on a varié les procédés gymnastiques. Il fallait trouver des moyens de tension , selon l'arc de l'épine , selon les diagonales du tronc , des moyens d'incurvation en devant , en arrière , sur les côtés , des moyens de rotation en sens variés , afin de pouvoir toujours mettre des contraires en opposition. On a consacré à cet usage , on a inventé tout exprès les exercices des divers chars traînés sur des cordes tendues , de l'escalier en spirale , des échelles de corde , des cordes à pilons , à nœuds ou simples ; ceux pratiqués sur des cordes tendues ou des cylindres de bois suspendus horizontalement et appelés de *paumoyage* , du *dévidage* , de l'*aunage* , de l'*équilibre à cheval* ou du *passage* dans la même attitude , des *bobines simples* ou *doubles* en avant ou en arrière, de l'*ascension* et de la *descente à deux mains* ou *sur les mains et les jarrets* par des cordes obliques ; ceux appelés *passes de trapèze* , *quilles dormantes* , *barres parallèles* , *pas de géant* , *grande balançoire* , *char rotateur* (1), etc. Au

(1) La plupart de ces exercices ont été décrits par le colonel *Amoros* et par le professeur *Clias* , de Berne ;

lieu d'une analyse minutieuse de chacun de ces exercices qui se trouvent décrits tout au long dans l'atlas de *l'Orthomorphie* , nous placerons ici l'exposition sommaire de leur esprit général dans la vue de leur application pratique.

1.° *Les suspensions par les mains à des cylindres de bois, ou à des cordes fixées par un bout ,* donnent lieu à une extension simple de l'épine , accompagnée de l'action des muscles capables de soulager les articulations de cette partie.

2.° *La suspension par les mains à des cordes tendues horizontalement ou obliquement,* donne , pour supplément au poids des membres inférieurs et du tronc , les oscillations des cordes qui prolongent la durée du poids et sa terminaison par une véritable secousse , laquelle exige un grand effort de

mais surtout par le professeur *Delpech,* qui a consacré plusieurs des dénominations indiquées ici , pour distinguer des espèces qui peuvent être employées à des usages particuliers. Il serait superflu de donner la figure de tous ces exercices , puisqu'ils ont tous été gravés dans les ouvrages que nous indiquons , et sous la dénomination que nous employons (*De l'Orthomorphie ;* Atlas).

l'action musculaire pour chacune de ces oscillations.

3.° *Les suspensions alternatives et successives par une seule main* donnent un tirage oblique qui passe alternativement par les deux diagonales du tronc. Il s'ensuit, en outre d'un effort direct d'extension capable d'ouvrir une courbe, un angle, une sorte de glissement latéral de vertèbre à vertèbre, difficile à obtenir par un autre procédé.

4.° La manœuvre appelée *paumoyage*, imitée des matelots, donne spécialement pour résultat une rotation des vertèbres les unes sur les autres et dans les deux sens alternatifs.

5.° Les manœuvres des *bobines* exigent un effort soudain dans les muscles des gouttières vertébrales et dans ceux de la région antérieure du tronc. Cette espèce de détente de ressort est l'impulsion qui fait cheminer le corps en devant ou en arrière, et peut faire une forte incurvation en arrière ou en avant, et une secousse d'un grand prix dans les articulations vertébrales.

6.° *Le char renversé* est un exercice spécial, qui tend très-puissamment au renversement de la région lombaire.

7.° *Les quilles dormantes, le pont volant, le passage du portique, la perche horizontale* ou *oblique*, sont des exercices d'équilibre propres à prolonger l'action simultanée égale de tous les muscles, dont le concours est inévitable pour maintenir le corps érigé sur une base très-réduite.

8.° *Les passes du trapèze* sont propres à développer singulièrement la puissance des muscles lombaires et de ceux des membres.

9.° La nage mérite une mention particulière, non-seulement comme gymnastique, titre auquel elle est on ne peut pas plus recommandable ; mais encore à cause de la température basse du milieu, de sa densité, et de la réaction physiologique que ces circonstances provoquent. Mais, il faut encore reconnaître que l'exercice de la nage nécessite non-seulement une grande étendue, une grande variété de mouvemens ; mais encore, une sorte de guindage continu de l'épine, pour tenir la tête soulevée et hors de l'eau.

10.° *Le char rotateur* (1) et ses plateaux supérieur et inférieur paraissent avoir été des-

____

(1) Inventé par le professeur *Delpech* ; voyez-en la description et le dessin dans l'*Orthomorphie.*

tinés à vaincre une difficulté spéciale, celle d'obtenir des mouvemens entre des vertèbres finales également difficiles à faire mouvoir. Ce dernier objet est d'une grande importance : on ne peut guère parvenir à faire disparaître par l'absorption, l'infiltration des fibro-cartilages inter-vertébraux, si ce n'est par le moyen de la gymnastique; c'est le résolutif par excellence, le seul qui puisse obtenir quelques effets dans un grand nombre de cas. Or, il est très-difficile de faire parvenir le mouvement aux premières ou aux dernières vertèbres. Le char rotateur est une invention spéciale dans cette vue ; et il faut convenir qu'elle répond parfaitement à son but, et que, selon l'expression de l'auteur de cette même invention, les vertèbres terminales en sont mues véritablement en *bielle*.

B. *De la Gymnastique passive.*

Nous n'avons point à examiner, sous ce titre, la *dévéhation* et ses divers modes. Elle n'est nullement propre au traitement des difformités de l'épine ; il faut même dire que l'usage de la voiture et de l'équitation est contraire à ce but, comme tout ce qui

partage avec ces modes de mouvemens la propriété de *tasser* la colonne vertébrale par une
série de chutes. C'est ainsi que la marche,
la course, l'action de sauter à la corde, celle
de ramer, de remonter une horloge, etc.,
ne sont nullement recommandables et doivent même être évitées avec soin (1).

Dans les mêmes vues, on a pensé que
l'action de marcher, même paisiblement,
avait de grands inconvéniens, et qu'il fallait
penser au moins à les diminuer ; c'est dans
cette intention qu'ont été inventés les béquilles et leur usage calculé, de manière que
le corps soit soutenu plus haut que la partie
naturelle des aisselles, et que la pointe des
pieds puisse seule atteindre le sol : ainsi, le
poids du corps serait porté véritablement
par les béquilles et nullement par la co-

(1) Un écrivain de mérite, mais qui manquait
d'expérience sur ce sujet, avait pensé qu'il dépouil-
lerait de tous ses inconvéniens l'action de remonter
une horloge, en attachant à la manivelle un excentrique qui dût moins fatiguer au retour du périgée.
Mais, il n'en faut pas moins faire un effort d'ascension qui oppresse les deux bouts de l'épine, et les
avantages du mouvement opposé sont vraiment nuls.

lonne-épinière. Ce genre de secours est jugé depuis long-temps. Les praticiens anglais ont parfaitement défini les propriétés et les défauts qui l'accompagnent, et démontré que *ce point d'appui*, comme tout autre, en soutenant l'épine érigée artificiellement, dispense tous les muscles d'agir pour cette opération, et les voue par là au repos et à l'atrophie. Par l'usage d'un semblable moyen, une difformité de l'épine, qui n'en est nullement effacée, se trouve bientôt compliquée d'un état paralytoïde des muscles du tronc. Les observations que nous avons citées sous les n.º L, LI et LII, ne laissent aucun doute à cet égard. Aussi ; tous les praticiens anglais, et, en France, le professeur *Delpech*, y ont-ils renoncé. Il faut convenir que les raisons qu'ils ont données de cet abandon, paraissent plausibles, et que ces raisons ont acquis un bien plus haut degré d'autorité par les moyens gymnastiques que l'on peut substituer aux béquilles ; moyens, tous accompagnés de la circonstance de soustraire l'épine au poids des parties supérieures, et dans lesquels aussi les muscles de l'épine sont tenus à de grands et nombreux efforts de contraction, chose dont ils étaient entièrement dispensés, ou même privés par la déambulation avec les béquilles.

Il faut mentionner ici , comme moyens de gymnastique passive , le massage , la flagellation , les frictions , les fumigations , etc.

Quelques praticiens anglais , entr'autres *Harisson* et *Bampfield ,* ont fait un grand usage du massage et de diverses pressions passagères pratiquées avec les mains. S'il faut juger par le parti qu'ils en ont tiré, l'utilité d'un moyen dont les propriétés générales sont d'ailleurs connues , on peut dire que la ressource n'est pas très-puissante ; car , ils n'ont pu citer aucun fait dont le résultat soit capable d'entraîner la conviction des hommes accoutumés à juger de semblables objets.

Le massage pratiqué de concert avec le bain à l'orientale selon l'usage , est un moyen très-propre à établir une propreté parfaite de la peau , la plus libre transpiration possible, et un sentiment de bien-être , d'agilité, qui accompagne toujours la réparation complète des forces. On peut dire même que les frottemens exercés sur la peau , les pressions réitérées des muscles , les contusions légères pratiquées au moyen de baguettes flexibles , sont propres à accélérer la circula-

tion dans les vaisseaux capillaires, et porter la nutrition dans les muscles : l'action
tonique peut donc en résulter. Mais, combien de semblables moyens sont loin de ce
qu'on peut obtenir par des contractions réitérées et soutenues des muscles dans un but
déterminé, variable, environné de difficultés progressives, toujours renaissantes et
jamais poussées jusqu'à la fatigue ! L'idée
même d'unir ensemble ces deux sortes de
moyens, ne peut guère sourire à de véritables
praticiens, à moins d'indications particulières.
Nous avons acquis la certitude par l'expérience, que le massage peut altérer la pureté
des mœurs, au moins à certaines époques
de la vie, et nous pouvons certifier, en même
temps, que nous en avons retiré peu de parti,
dans les cas où la gymnastique n'ayant pas
donné ses résultats ordinaires, nous avions
été contraints de chercher des ressources.

OBSERVATION LVIII.

Une enfant de 10 ans nous fut confiée,
pour être traitée d'une incurvation de l'épine
qui datait de deux ans. Elle était née de parens extrêmement faibles, étiolés, habitant
un pays froid et humide. Elle-même était

petite et très-chétive. Son corps n'avait presque pas de muscles ; elle avait un appétit très-inégal et habituellement presque nul. Elle avait été presque constamment malade depuis sa naissance : une teigne faveuse sèche avait long-temps affecté le cuir chevelu, et l'avait dépouillé d'une grande partie de ses bulbes. Les ganglions lymphatiques avaient été souvent engorgés et en état de suppuration. Elle prenait souvent des rhumes qu'elle gardait long-temps. L'épine entière formait une longue et unique courbe, dont le sinus était tourné à gauche ; les vertèbres lombaires, selon l'usage, étaient un peu saillantes et projetées en arrière. Cette incurvation ne résistait pas à la moindre impulsion ; la plus légère pression latérale l'effaçait, mais elle se rétablissait au même degré, aussitôt qu'on avait cessé d'agir sur elle. Elle avait un frère aîné qui était exactement dans le même cas et qui avait épuisé les ressources d'un établissement de la Capitale, dont il avait rapporté des béquilles à ceinture qu'il ne quittait plus. Cette enfant se livra avec courage, pendant seize mois, à la gymnastique ; et, tandis que ces mêmes exercices produisaient des changemens admirables sur

toutes ses compagnes, elle s'y montra complétement impassible. Mais, en même temps,
elle présentait le sujet de remarques qui lui
étaient exclusivement propres : 1.° elle ne
grandit pas du tout ; 2.° ses muscles demeurèrent les mêmes et n'acquirent aucun développement ; 3.° sa peau ne se colora point ;
elle garda l'étiolement qui lui était propre ;
4.° on ne put jamais parvenir à lui faire tenir
les avant-bras dans la flexion, pendant la
durée de ses exercices : les seuls muscles fléchisseurs des doigts agissaient pour faire saisir les cordes ; mais, tout le reste était sans
action et demeura sans développement. Nous
joignîmes à la gymnastique un grand nombre
de médications : les bains orientaux, les
douches de vapeurs, le massage, les frictions avec le gant de camelot sous un courant
aromatique, l'alternative des bains froids et
des bains chauds, tout fut employé vainement ; aucun changement ne put être obtenu
du côté des muscles ; ils demeurèrent pareil-
lement nuls, par rapport à l'état de l'épine.

— Ce fait, fort instructif, est bien propre à
démontrer que des moyens mécaniques seuls
ne peuvent nullement obtenir des succès qui

ne seraient pas amenés par des changemens profonds dans l'état physiologique de la constitution. Or, ces changemens, on vient de le voir, doivent concerner l'acte nutritif et ses conséquences. Lorsqu'ils manquent, il n'y a rien à espérer ; et un grand nombre de faits attestent que, lorsque l'on voit, dès le principe du traitement, l'appétit s'améliorer et les forces renaître, on peut pronostiquer des changemens prochains dans les formes de l'épine, à moins que l'altération dans celles des os ne rende la chose absolument impossible.

ARTICLE DEUXIÈME.

Principes du traitement des difformités en particulier.

L'EXPRESSION du dernier fait vient de répandre un trait de lumière sur le point de la question qui nous occupe en ce moment : toute difformité du squelette est accompagnée d'une altération de l'acte nutritif. Si l'art ne peut opérer ou mettre à profit un changement contraire dans le même acte, toute restauration est impossible. Il fallait amener la question à ce point-là, pour faire sentir que tout

n'y est pas mécanique , et que la véritable
solution n'en peut être trouvée qu'à la faveur
de l'ensemble des lumières de la médecine.

Nous allons parcourir rapidement les distinctions étiologiques que nous avons consa-
crées , et appliquant à chacune les principes
généraux déjà établis , nous montrerons ce
qui est dit touchant la thérapeutique.

§. I.ᵉʳ *Mobilité insolite de l'épine.*

Ce premier degré d'altération des articulations spinales précède souvent les déformations de la colonne vertébrale , et les rend
toutes possibles. Il annonce une altération
grave de l'assimilation , et quelquefois même
un vice plus profond encore et qui concerne
les combinaisons chimiques constituant le
sang. Faire revivre la matière morte qui doit
nous alimenter , est affaire à l'organisme et
suppose l'intégrité de toutes ses propriétés :
une suspension patente de l'assimilation laissant manquer les organes de la densité qui
leur est propre , est le témoignage évident
d'une altération grave dans les fonctions les
plus importantes, et réclame des secours d'une
haute portée. Nous savons encore trop peu

sur les conditions de l'acte nutritif, pour être
en mesure d'apprécier ce qui lui manque
quand il est défectueux, et de savoir comment on pourrait le rendre plus parfait. On
sait que certains mouvemens appréciables ou
non rendent préférable tel genre d'alimén-
tation. On peut, par exemple, constater un
état morbide dans les organes digestifs, et en
induire la nécessité de choisir un aliment
qui n'ait pas besoin de solution, le lait, etc.;
ou bien que la solution de l'aliment se fait
lentement, et que le long séjour qu'il ne peut
s'empêcher de faire, peut le rendre dangereux,
s'il est de nature à se putréfier rapidement :
de là, le choix des végétaux, etc. Quelquefois des symptômes d'inertie dans les organes
digestifs indiquent l'usage des stimulans, ou
bien la nécessité de tenir vidés des produits
de sécrétions surabondantes qui vicient le
produit de l'alimentation, etc., etc. Une manière moins fondamentale, mais quelquefois
plus directe de pourvoir à l'accomplissement
normal de la nutrition, est d'activer l'action
des vaisseaux capillaires dans lesquels se pré-
pare et s'accomplit peut-être l'assimilation :
ceci peut être opéré, soit par des stimulans
diffusibles, comme les alcooliques qui passent

immédiatement dans le sang , portent la stimulation aux dernières limites de la circulation ; soit par l'excitation de l'organe cu-
tané , dans lequel l'appareil capillaire est tellement répandu , que c'est agir sur une très-
grande partie de ce même appareil , que de
choisir la surface extérieure pour les médications de ce genre. On sent que là viennent
se placer les bains chauds , alternés ou non
avec les réfrigérations passagères , les onc-
tions toniques , les frictions stimulantes , le
massage, la flagellation , les vêtemens chauds ,
la gymnastique , etc. , etc. Mais , on sent aisément combien il serait ridicule d'employer
aucun des moyens mécaniques qui ont été
inventés pour corriger des formes défectueuses , sur une épine qui n'a point de formes
arrêtées.

Il est , cependant , une condition dans laquelle la mécanique peut rendre de grands
services en pareil cas. Une mobilité extrême
de l'épine, dans l'adolescence ou l'âge adulte ,
expose la moelle-épinière à des violences dangereuses : il s'ensuit des symptômes nerveux
plus ou moins graves , et l'impossibilité de
faire le moindre mouvement. Le repos inévitable de tout le corps aggrave indubitable-

ment la maladie première, en laissant débiliter de plus en plus avec l'ensemble de la constitution l'appareil ligamenteux de l'épine. Rendre possibles les mouvemens serait un premier pas pour arriver à une restauration plus importante : aussi, un appareil propre à maintenir immobiles, ou à peu près, les vertèbres, du moins à empêcher entre elles de trop grands mouvemens, serait d'une grande importance, en ce que rendant ainsi possibles les mouvemens des membres et quelques exercices, la nutrition pourrait en être améliorée.

Nous avons déjà cité, dans l'observation V.ᵉ, un exemple où, les suites d'une tumeur blanche du genou ayant laissé un relâchement extrême des ligamens de cette articulation, l'usage de la jambe en était perdu. L'articulation fut raffermie par des exercices provisoires et des douches de vapeur aromatique, la jambe et la cuisse ayant d'abord été assujetties par un appareil qui n'en faisait qu'une seule pièce. Ce même appareil était pourvu d'un registre, au moyen duquel, à mesure que les forces se rétablissaient, on pouvait rendre au membre une partie de la liberté de ses mouvemens. La malade a été

complétement guérie , et son histoire présente ainsi un exemple de l'utilité indirecte
d'un moyen mécanique dans le traitement
d'une maladie où il s'agissait de bien autre
chose.

Ce fait et son beau résultat nous ont donné
l'idée d'un moyen analogue pour la malade
qui a fait le sujet de l'observation II.ᵉ Déjà,
dans le cas de la I.ʳᵉ observation de ce Mémoire , des moyens semblables avaient été
employés , mais n'avaient donné qu'un soulagement. La malade dont il s'agit dans l'observation II.ᵉ , était jeune ; il pouvait donc être
moins difficile d'exciter en elle un effort d'assimilation. Un grand nombre d'autres moyens
avaient été tentés vainement : rien n'avait pu
rendre aux ligamens de l'épine leur densité
naturelle. Un corset fut construit ; il avait
une ceinture d'acier qui embrassait le bassin
et fermait en devant avec des boucles solides.
Un tuteur s'élevant de la partie postérieure
de la ceinture , portait un berceau élastique
qui embrassait la poitrine et se laçait en devant. Un registre fermé par une vis de pression , répondait à la partie supérieure du
tuteur , de manière à permettre à volonté
quelques mouvemens dans la région lom-

baire, lorsque le raffermissement des articulations spinales en inspirerait la confiance.
Cet appareil ayant été placé, la malade put
être retirée de son lit, dont elle n'était pas
sortie depuis long-temps : les jours suivans
elle pouvait se faire conduire, soutenue par
les aisselles, autour de son appartement. Plus
tard, l'usage des membres inférieurs se rétablit, au point que la malade pouvait se
soutenir, aidée seulement par les mains. Il
était évident que la restauration des forces se
faisait, et que, avec de la patience, on pouvait se promettre un rétablissement aussi complet, aussi heureux qu'on pouvait le désirer.
Mais, les parens voulurent l'amener loin de
nos yeux, et ne purent suffire aux soins multipliés que la maladie et son traitement nécessitaient.

§. II. *Affection des fibro-cartilages intervertébraux.*

A. *Traumatisme.*

Nous avons cité des exemples de l'altération des fibro-cartilages des vertèbres par des
accidens, dans les observations IV.ᵉ, XXXIV.ᵉ,

XXXVI.ᵉ et XXXVII.ᵉ Un traitement méthodique n'a été administré que dans le premier de ces quatre faits ; il n'eut pas un succès complet , et peut-être doit-on l'attribuer
à ce que le repos ne fut pas gardé dans le
premier moment avec le soin nécessaire. Dans
les trois autres cas , on n'a pas même songé
à la nécessité de parer aux inconvéniens d'une
contusion , d'une distension ; violences en
tout comparables à l'entorse dans les autres
articulations , et qui ne doivent nullement
être négligées. On s'est trop accoutumé à
l'idée que les moyens articulaires étant tous
composés de tissus denses où la sensibilité
est obscure , l'inflammation y est difficile ,
équivoque , peu susceptible d'un grand élan ,
et qu'elle n'y doit pas être combattue avec
l'énergie qu'on lui oppose partout ailleurs.
Ces préventions sont erronées à bien des
égards. Les suites inflammatoires du traumatisme des ligamens , surtout de l'épine , sont
d'autant plus à craindre, qu'elles ne s'annoncent guère dès le premier moment , à moins
qu'elles n'intéressent la moelle-épinière ou
ses dépendances : le défaut de sensibilité est
un voile qui sert à cacher le germe d'une
affection dangereuse et à inspirer une fausse

sécurité. Lorsqu'on acquiert , enfin , la certitude que , pour être clandestines, les suites n'en seront pas moins graves , il y a déjà une altération profonde de la densité des organes , une maladie qui nécessitera des soins prolongés et difficiles. Ainsi , dans le sujet de l'observation XXXIV.ᵉ , des difformités incurables avaient succédé aux conséquences phlogistiques d'une chute sur les pieds et le dos ; dans celui de l'observation XXXVI.ᵉ , des inflexions qui nécessitent des soins assidus auraient été prévenues , si l'on eût prêté plus d'attention aux suites de la contusion que la jeune malade avait reçue sur les lombes. Enfin , la demoiselle dont il est question dans l'observation XXXVII.ᵉ , aurait été soustraite à bien des chagrins et à des souffrances bien prolongées, si elle n'eût pas dissimulé les douleurs qui avaient succédé à la véritable entorse que les reins avaient éprouvée. Le fait suivant montrera combien les suites d'une violence de l'épine peuvent causer de symptômes graves , lorsqu'elles s'étendent à la moelle ou à ses enveloppes.

OBSERVATION LIX.

BAMPFIELD raconte (1) qu'une jeune personne, âgée de 23 ans, reçut d'abord une
contusion à la nuque, et, deux jours après,
fit une chute, dans laquelle elle fut blessée à
l'épine contre une marche d'escalier. Il survint des douleurs à la tête et de la fièvre,
qui parurent calmées par les premiers soins.
Mais, bientôt il se déclara des douleurs dans
toute la longueur de l'épine ; elles se répandaient dans les membres et devenaient insup-
portables par le moindre mouvement de ces
derniers. La pression, exercée sur les apophyses épineuses des vertèbres, était accompagnée de vives douleurs. La fièvre s'établit
d'une manière continue. Le repos le plus
complet, l'immobilité du corps et des membres soulageaient. Ces souffrances furent rendues beaucoup moindres par des saignées,
des sangsues, des vésicatoires, et l'usage intérieur des sels neutres. Mais, la malade
ne guérit pas complétement, probablement

____

(1) *An Essay on the distorsions and deseases of
the spine and chest. The second edition*, pag. 354.

23

parce qu'elle ne garda pas le repos avec l'assiduité nécessaire. En effet, il est dit que la malade s'accoutuma à *travailler* toute couchée. Les remarques faites par la malade elle-même que le moindre mouvement lui causait des douleurs qu'elle appelait une *véritable agonie*, aurait dû déterminer à l'assujettir de manière que son épine ne partageât aucune des secousses fortuites et inévitables du corps et des membres.

OBSERVATION LX.

Le même auteur (1) raconte l'histoire d'une femme de 37 ans, qui, ayant éprouvé une grande fatigue de l'épine, pendant plusieurs semaines, y ressentit enfin des douleurs aiguës. Leur siége était dans la région dorsale ; elles retentissaient au sternum. Une pression des apophyses épineuses rendait bien plus vives ces mêmes douleurs ; l'action d'entrer dans un lit les aggravait, au point que les membres supérieurs et puis les inférieurs en étaient entièrement paralysés pendant quelque temps. La maladie fut d'abord méconnue et traitée infructueusement comme

____
(1) *Ibidem*, pag. 356.

nerveuse. Lorsque *Bampfield* vit la malade, son état était aggravé. La respiration était devenue pénible ; les douleurs s'étendaient à la tête ; il y avait du délire , et l'irritabilité morale était portée au dernier point. Plusieurs saignées , des applications réitérées de sangsues , l'usage du calomel poussé jusqu'au ptyalisme, des laxatifs et des frictions résolutives , amoindrirent d'abord la maladie , et amenèrent une guérison complète dans l'espace de deux mois.

L'auteur dit avoir vu guérir deux autres malades dans le même cas , par un traitement analogue.

— Ces deux faits démontrent que les violences traumatiques de l'épine peuvent avoir des conséquences tout aussi graves que celles de toute autre articulation ; que , si elles ne donnent pas toujours lieu à des accidens urgens dans le premier moment , c'est uniquement parce que les conséquences d'un accident ne se propagent pas toujours à la moelle-épinière et à ses enveloppes ; mais, pour n'avoir pas une aussi grande extension , elles n'en sont pas moins sensibles pour les moyens articulaires : ces derniers doivent être intéressés avant les parties contenues dans le canal vertébral , et la démonstration en est acquise plus tard , par l'altération de la solidité des assemblages et par celle des formes. Il est démontré par l'observation , que , lorsqu'une violence mécanique a été exercée sur l'épine et qu'il en reste de la douleur , il est très-important d'y apporter les plus grands soins ; que les moyens anti-phlogistiques ordinaires peuvent avoir le plus grand succès ; qu'un accessoire d'une très-grande importance consisterait dans un moyen propre à maintenir les parties de l'épine dans le repos le plus complet possible. Dans les cas qui concernent les observations XXI.ᵉ et XXII.ᵉ , nous avons employé des appareils dont nous rapporterons la construction , à propos du traitement convenable aux affections tuberculeuses des vertèbres. Ces appareils eurent un grand avantage dans les cas pour lesquels ils furent construits ; et , comme il s'agissait de maladies qui avaient détruit la continuité de l'épine , il est probable qu'ils auraient plus de puissance dans les cas où il ne s'agirait que d'empêcher la mobilité des vertèbres unies entre elles par les moyens de leurs articulations ordinaires. Le besoin du repos est

constaté dans toutes les maladies des articulations et de la continuité des os : l'observation conduit à la même conséquence, en ce
qui concerne les accidens inflammatoires des
articulations des vertèbres. Ce moyen est
peut-être l'un des plus capables de prévenir
les déformations de l'épine, à la suite des
violences dont elle est l'objet.

Lorsque le temps de l'irritation est passé,
les articulations violentées de l'épine peuvent
en garder du relâchement et même des déplacemens permanens: c'est encore une suite
du traumatisme ; mais, le caractère domi-
nant de l'origine de la maladie est entièrement effacé. Ce n'est plus par des moyens
anti-phlogistiques, ni même par le repos, que
ces conséquences éloignées d'un accident peuvent être traitées : l'engorgement peut seul
être pris en considération alors, et l'on n'y
peut employer que des moyens de résolution.

C'est le cas de l'observation que nous avons
exposée sous le n.º XXXVII : le temps qui
s'était écoulé, avait entièrement effacé les douleurs qui avaient d'abord été si vives, et qui
ne furent nullement combattues dans le premier moment. Les souffrances de la malade
n'avaient plus pour motif que l'écart des ver-

tèbres lombaires et que la distorsion de la moelle-épinière et de ses nerfs , le déplacement des vertèbres étant maintenu par l'engorgement chronique des fibro-cartilages intervertébraux. La suite de l'observation prouva même que l'écartement mutuel des os du bassin devait avoir sa part dans les motifs de sa souffrance , sans doute par la distension des nerfs sacrés qui en résultait. La résolution de ces engorgemens des ligamens de l'épine fut obtenue exclusivement par la gymnastique et des douches de vapeur aromatique sur la région lombaire. Les exercices que la malade pratiqua , furent particulièrement ceux des cordes tendues obliquement , les *bobines* simples ou doubles , le *char à la renverse* et les *quilles* dormantes. Sur la fin , lorsque la crépitation des os du bassin vint confirmer les observations de la malade sur les déplacemens de la hanche droite , une ceinture de cuir serrant par une boucle solide , servit à rapprocher mutuellement ces mêmes os et à raffermir ainsi leurs articulations.

B. *État scrofuleux des fibro-cartilages.*

Cet état consiste , comme nous l'avons déjà exposé , dans une infiltration , et , à une période plus avancée , dans une dégradation plus profonde qui rend la substance de ces organes pulpeuse , rougeâtre et absolument impropre à ses fonctions. Il est très-probable qu'une phlegmasie sourde , latente , est le principe de cette altération ; mais, il est rare qu'on en puisse saisir la première période , lorsqu'un accident physique ne l'a pas provoquée. Il est douteux d'ailleurs que , dans les cas où cette affection est spontanée , des moyens anti-phlogistiques dussent réussir , parce que l'on sait bien que , dans les maladies dépendantes du vice humoral appelé scrofuleux, les phlegmasies résistent à l'action des agens de débilitation.

Les ressources d'une alimentation succulente et tonique, celles d'une hygiène confortante , doivent être mises au premier chef parmi celles capables de combattre un semblable état morbide. Il s'agit d'un vice de nutrition ; et tout ce qui pourra favoriser dans l'organisme le plein exercice de ses facultés, est éminemment indiqué. Ainsi, vivre à la campagne, en plein air, y pratiquer des exercices choisis et favorables à l'action musculaire, y jouir par les vêtemens ou autrement d'une température assez élevée, n'être pas exposé à des courans d'air froid ou humide, tenir la peau proprement par des lavages fréquens et des frictions dures, entretenir la liberté du ventre et la régularité de toutes les excrétions, pourvoir à la variété des objets et à l'activité modérée de l'esprit, écarter toute affection triste, sont autant de conditions généralement utiles. On peut les aider par quelques médications analogues : l'usage intérieur de quelque sel neutre à petite dose (1); les oxides métalliques, particulièrement de fer ; les sucs des plantes fraîches, particulièrement des crucifères ; les amers et notamment les préparations de kina.

Des moyens plus directs de résolution sont

(1) *Bampfield*, *Ward*, *Harisson*, etc., que nous avons déjà cités, font un très-grand cas de cette dernière médication. Il est vrai que ces praticiens ont exercé leur profession dans un climat froid et humide, où les perturbations des fonctions digestives sont très-communes.

quelquefois nécessaires en même temps. Souvent quelque influence accidentelle vient renouveler des douleurs qui étaient entièrement et plus ou moins anciennement effacées , ou les produire dans des cas où elles n'avaient pas eu lieu auparavant. Dans ces circonstances, une effusion sanguine locale a souvent du succès ; mais il est d'observation que les ventouses scarifiées réussissent mieux que les sangsues.

Dans les cas d'indolence complète , les topiques résolutifs réussissent mieux ; mais , il est rare qu'on retire d'aucun d'eux autant d'avantage que des moxas ou des cautérisations pratiquées avec la potasse sur le point affecté. Cependant, une observation générale est importante à connaître : ordinairement les sujets difformes sont fort irritables, et , lorsque l'on débute par des exutoires , on produit des douleurs quelquefois fort vives, qui rendent les attitudes difficiles; les malades cherchent une position où les douleurs soient moindres , et ordinairement ils choisissent celle qui peut le plus favoriser l'accroissement de la principale difformité. En outre , les souffrances ont ordinairement des conséquences graves : le sommeil est interrompu , la nutrition se fait moins bien et les forces se perdent. Les inconvéniens sont bien moindres , si l'on s'abstient de toute atteinte locale douloureuse , jusqu'à ce que les forces soient améliorées: alors , l'irritabilité est moindre , et l'on peut se promettre plus de succès de l'action résolutive que l'on en cherche dans les exutoires.

On présume bien que l'un des plus puissans moyens de susciter cet accroissement désirable des forces , est dans l'usage de la gymnastique ; mais, une réserve bien importante sur ce point doit être placée ici.

L'altération des fibro-cartilages se présume grave et profonde , lorsqu'elle est ancienne ; qu'elle a permis une très-grande déviation , de grands écarts de l'épine ; qu'elle est survenue spontanément ; que les déformations n'ont pas cessé de s'accroître , et qu'elles peuvent être réduites rapidement et d'une grande quantité, mais surtout lorsqu'elles ont donné lieu à une altération manifeste et grave de la santé. Dans cet état de choses , les articulations vertébrales ne sauraient avoir une grande solidité, et des manœuvres qui entraîneraient de grands efforts , seraient accompagnées des plus grands dangers. C'est dans

des cas de cette espèce que l'on a vu la rupture des ligamens ou l'arrachement de leurs
attaches , et la mort subite. Il est donc important, dans les cas de cette espèce , d'user
de ménagement. C'est pour eux que fut inventé le char roulant sur une seule corde
tendue dans un cadre à chevalet , dont on
peut varier à volonté l'inclinaison par rapport
à l'horizon (1). Sur cet instrument , le corps
peut d'abord être reposé horizontalement ;
et , le déplacement du fardeau dans cette
attitude n'exigeant que très-peu de force ,
mais le concours de l'action de tous les muscles , il est évident que l'on peut solliciter
en toute sûreté le développement de la force
musculaire, sans exposer le moins du monde
les articulations vertébrales. Ce dernier ménagement ne résulterait pas aussi bien d'exercices qui consisteraient d'abord à supporter
verticalement le poids du corps par les bras.

On sent bien aussi que la même circonspection que nous venons de recommander

____

(1) Voyez l'*Atlas de l'Orthomorphie* , planche
LXIV. L'idée de cet instrument a été fournie au pro-
fesseur *Delpech* , par une gravure de l'ouvrage de
Clias.

dans la pratique de la gymnastique , doit se retrouver dans l'emploi des forces mécaniques extérieures employées pour rectifier les formes de l'épine , dans les cas dont il s'agit. S'il y a lieu de craindre le soulèvement vertical du poids du corps par les bras , que n'a-t-on pas à craindre de l'extension pratiquée sur la tête et sur le bassin dans la vue de redresser les courbes de l'épine ? Il faut se défier de la facilité avec laquelle de grandes déviations de l'épine sont diminuées par le simple soulèvement du corps par la tête ou par un *decubitus* de quelques heures sur un plan horizontal. En général, dans les cas de cette espèce , nous aimons à tenir les malades couchés sur un lit dur , sans appliquer à leur corps aucune force extérieure , jusqu'à ce que la santé soit améliorée et que les muscles aient acquis quelque énergie. Lorsque l'on voit naître alors le zèle , la volonté de travailler , l'on peut se fier à ce témoignage intérieur d'amélioration des forces et de restauration de la densité des tissus organiques.

OBSERVATION LXI. (Pl. XLII, XLIII et XLIV.)

UNE enfant, née de parens fortement constitués, était sujette, en bas âge, à de fréquentes coliques. A 10 ans, elle éprouva des
douleurs à la région lombaire, qui durèrent
plusieurs jours, à l'occasion de culbutes
qu'elle avait faites avec ses compagnes. Bientôt sa taille parut altérée. Un an après, portant un enfant de son âge, elle fit une chute
et se blessa assez sérieusement aux lombes,
pour éprouver de vives douleurs et une syncope. Depuis lors, on observa de la pâleur,
de la tristesse, la perte de l'appétit, des coliques plus fréquentes. Une difformité considérable se fit remarquer. Elle nous fut présentée, et nous reconnûmes une grande inflexion lombaire avec un balancement inter-
scapulaire. Les deux courbures étaient très-
prononcées, mais très-aisées à redresser par
l'extension. La malade garda d'abord le repos
dans l'attitude horizontale ; puis elle commença l'usage de la gymnastique. Il y eut une
amélioration si prononcée dans l'ensemble
de la santé, que l'extension fut commencée:
elle se fit avec réserve et donna alors des
résultats rapides et solides. Au commence-

ment, la taille qui était de quatre pieds deux pouces, fut, au bout de quatre mois de trai-tement, de quatre pieds quatre pouces dix lignes, et la difformité s'effaça entièrement.

— Des symptômes qui méritent la plus grande attention dans les mêmes vues, sont ceux d'une altération passagère de l'organe de la vision, au moment où le malade commence à être tendu ; ou bien un bruissement d'oreilles, un moment d'extase avec ou sans privation passagère des sens, ou l'engourdissement d'un ou des deux bras ; ou bien enfin, des crampes dans les membres inférieurs ; tous symptômes de l'alongement de la colonne vertébrale, de la distension de la moelle-épinière, du refoulement d'un ou de plusieurs fibro-cartilages dans les trous conjugués correspondans, et de la compression de quelques-uns des nerfs du plexus axillaire. Des infirmités incurables, et quelquefois des malheurs plus grands encore, peuvent être la suite de l'état qui donne lieu à de semblables phénomènes, si l'on n'est attentif et si l'on ne cède aussitôt aux indications qu'ils renferment. On trouve dans l'*Orthomorphie*, deux faits démonstratifs sur ce point.

OBSERVATION LXII.

Le premier concerne une jeune personne qui, *dès le premier moment de l'extension, gagna quatre pouces de hauteur ;* il y eut à l'instant deux attaques d'accidens nerveux très-graves, qui manquèrent faire renoncer au traitement. Il en résulta une altération définitive dans la vision, qui s'est accrue depuis, et qui consiste dans des illusions de volume et de couleur dans les objets. D'abord, ces illusions n'avaient lieu qu'au moment où l'extension était commencée ; dans la suite, elles sont devenues permanentes : il s'y est joint une corrugation convulsive de la peau du front, des paupières et des tempes, qui semble tendre par des rayons vers le point central.

OBSERVATION LXIII.

Dans le second, il s'agit d'une jeune personne, ayant une déviation très-avancée de la région dorsale de l'épine, laquelle s'était prêtée rapidement à une grande extension par l'action d'un treuil ; il en est résulté une paralysie complète du bras droit, correspondant à la convexité de la principale déviation de l'épine.

＿ Ces mêmes cas si menaçans , si graves , à les juger par les symptômes dont il s'agit , deviennent très-simples , si l'on cède à la nécessité des premiers momens. Ce n'est pas perdre le *temps* , comme le croient facilement les malades ou leurs parens , que d'attendre , dans l'emploi des moyens propres à restaurer les forces et renforcer les tissus articulaires , le moment d'agir en toute sûreté sur les difformités elles-mêmes ; quand bien même il ne résulterait aucun des dangers signalés d'une extension intempestive pratiquée sur une épine trop facile à réduire , au moins en maintenant par des mouvemens anormaux un relâchement excessif des ligamens , on rendrait leur restauration impossible. Nous avons dit que le mouvement est un agent puissant de résolution de l'infiltration dont les fibro-cartilages sont pénétrés ; mais , dans le relâchement excessif, les mouvemens, au moins dans le principe , doivent être renfermés dans de justes bornes.

Les relâchemens extrêmes des articulations spinales avec déformation , ne concernent guère que les incurvations latérales à un seul foyer : ces cas sont les seuls , en effet, où un grand nombre de vertèbres puissent être engagées dans la courbe primitive et dans les deux balancemens subsidiaires. Mais aussi , si l'on met dans le traitement de ces difformités la circonspection nécessaire , si l'on ne déploie les forces extérieures que dans la proportion de la restauration des tissus altérés , on parvient à des guérisons complètes, solides, et d'une perfection admirable. Le fait suivant en fournit un exemple très-remarquable.

OBSERVATION LXIV. (Planch. XXXII et XXXIII.)

Un jeune homme , peu développé , ayant deux sœurs dont l'épine s'est déformée spontanément , était sujet , durant toute son enfance, à des ophthalmies et à une phlegmasie des bronches qui duraient tout l'hiver. Dès l'âge de 7 ans , il éprouvait par intervalles et pendant un temps quelquefois assez long , de l'oppression avec sibilation , sans cause connue. Né dans un climat méridional , il fut placé au collége de Vendôme, à l'âge de 13 ans. Ses forces qui n'avaient jamais été que médiocres, y diminuèrent beaucoup. En 1829, âgé alors de 15 ans , il commença l'escrime : ce fut une occasion pour ses camarades de remarquer une saillie déjà grande de son épaule droite : dès-lors , l'oppression et la sibilation devinrent plus fréquentes et plus prolongées , l'appétit devint nul et les forces se perdirent. Retiré par ses parens , en 1830 , il nous fut présenté. Sa taille était de quatre pieds cinq pouces ; l'épine présentait dans toute la région dorsale une courbe dont le sinus était à gauche et avait plus de trois pouces de profondeur ; la région cervicale présentait un retour insuffisant. Mais , la région lombaire avait contracté une inflexion dont le sinus était à droite et tellement profond , qu'il laissait retomber presque perpendiculairement de ce même côté la partie supérieure du tronc. La respiration et la circulation étaient extrêmement génées ; le malade avait les allures d'un asthmatique. La moindre extension diminuait considérablement cette grande difformité ; celle-ci perdait aisément les derniers progrès qu'elle avait faits , et qui avaient été grands et rapides ; mais , il ne résultait aucun soulagement de cette amélioration soudaine.

Il fut soumis au traitement avec la circonspection indiquée par sa condition : d'abord , le repos sur un lit dur et horizontal , puis la gymnastique. Ces deux moyens ayant relevé les forces et l'appétit , on pratiqua un léger degré d'extension ; elle fut accrue insensiblement et portée enfin au *maximum*, lorsque les muscles eurent acquis un grand développement. Dès le premier moment , l'extension portait la taille de quatre pieds cinq pouces à six pouces sept lignes. Au bout des vingt premiers jours , elle allait à quatre pieds sept pouces. On se garda bien de maintenir d'abord cet alongement ; mais peu à peu il fut gagné et conservé sans inconvénient. Au bout de 11 mois , la taille fut, le matin , au saut du lit , de quatre pieds huit pouces une ligne ; par l'extension , elle était portée à quatre pieds huit pouces dix lignes. Les difformités furent presque entièrement effacées ; les muscles acquirent un beau développement ; le malade guérit complétement.

— Les déviations latérales à un seul foyer ne présentent pas toujours l'excès de relâchement que nous venons d'exposer , ni les excès d'inflexion qui favorisent la restauration , lorsque , d'ailleurs , elles ne sont pas très-anciennes. Elles opposent quelquefois , au contraire , une résistance qui vient de l'atrophie plus ou moins grande des fibro-cartilages , ou bien d'un commencement d'ossification dans les couches fibreuses qui enveloppent le corps des vertèbres, ou bien encore d'une intumescence plus intime, et qui, par cela même, donne aux tissus malades une bien plus grande densité. Cet état de choses rend la restauration des formes bien plus difficile et le traitement plus délicat.

Lorsque, par les soins préliminaires, on a assuré le rétablissement des forces, que les muscles sont devenus agiles et puissans, que la gymnastique est devenue une ressource assurée, l'on peut commencer sans inconvénient de donner aux forces mécaniques une valeur considérable. L'extension peut être élevée jusqu'à de grandes sommes exprimées en poids par le moyen de ressorts jaugés et que l'on a le soin de vérifier de temps en temps. On peut au besoin ajouter à l'extension parallèle à l'axe du corps, des tirages latéraux établis avec les conditions que nous avons indiquées dans son lieu. Deux soins nous ont paru d'une assez grande importance sur ce point, pour mériter de n'être pas négligés. Le premier consiste à n'adapter des ressorts qu'à l'extension principale; il s'ensuit que les tirages latéraux sont des efforts de plus à ajouter à l'extension , et que l'un et l'autre sont exprimés en somme totale par la réduction des ressorts de la tête et des pieds , ce qui donne un moyen facile et simple de vérification. Le second soin consiste à connaître le poids total du corps , et à fixer une proportion de ce même poids pour la somme totale de l'extension et des tirages latéraux; puisque , en l'état des choses , la densité des ligamens suffit pour que l'épine porte une partie du fardeau total , on est assuré de se renfermer dans la limite de la puissance de ces mêmes ligamens , en réduisant les efforts extérieurs qu'on leur applique, à une fraction du poids qu'ils suffisent à porter. Ainsi , en commençant, un vingtième, un dixième de la valeur totale du poids du corps est le point de départ des extensions; mais , dans la suite , lorsque , dans les exercices de la gymnastique , le corps entier peut être soutenu par la force des mains , on ne court aucun danger en élevant la somme jusqu'à la moitié et même les deux tiers , au besoin, du poids total : la corroboration des tissus fibreux et musculaire , manifestée par la puissance de ce dernier , permet d'élever ainsi la valeur des forces extérieures qui leur sont appliquées.

Des forces élevées progressivement peuvent produire une pression mutuelle des surfaces osseuses qui s'en trouvent inclinées en sens contraire à celui de la difformité et faire disparaître par là l'infiltration, l'engorgement dense des fibro-cartilages ; ou bien alonger lentement les ligamens atrophiés et permettre aux vertèbres des rapports plus naturels ; ou bien encore, appliquer aux productions ostéides en voie de formation au pourtour des articulations vertébrales, un effort d'alongement qui leur donne une plus grande étendue, et leur fait assujettir les vertèbres dans une position droite ou du moins plus rapprochée de la naturelle.

On sent bien que, pour l'un de ces résultats, quel qu'il soit, il faut du temps : on ne peut élever des forces, les porter au point nécessaire, qu'à la faveur de tâtonnemens prudens et d'une observation attentive. Car, si l'on peut, en constatant l'innocuité de degrés inférieurs être encouragés à passer à des degrés plus élevés, il n'en faut pas moins être prêts à reculer aussitôt que le moindre symptôme vient inspirer des doutes sur l'opportunité des forces employées.

Ainsi, dans le cas de l'observ. XXXVIII.ᵉ,

la résistance opposée par des difformités qui cédaient jusque-là , leur accroissement marqué sous l'action des mêmes moyens qui en triomphaient auparavant , de manière à promettre une guérison complète et rapide , la manifestation de symptômes insolites et que rien n'expliquait , annonçaient quelque circonstance inconnue. Dès-lors , la suspension du traitement et la nécessité de recherches attentives étaient indiquées. La masturbation fut constatée , et de nouveaux progrès ne furent obtenus que lorsque l'habitude vicieuse fut vaincue. Quel bien aurait pu procurer la continuation des extensions , pendant que la persévérance de la cause reproduisait sans cesse l'engorgement des fibro-cartilages que la pression mutuelle des vertèbres tendait à détruire ? Il n'aurait pu en résulter qu'un alongement outre-mesure des ligamens ; des tiraillemens dangereux de la moelle-épinière, l'accroissement des difformités par le traitement lui-même, aussi bien que par l'action de la cause. Lorsque cette dernière a été écartée, ce même traitement infructueux jusque-là est devenu utile , et la malade a recouvré la restauration complète de ses formes naturelles.

L'extension de la *gangue* cartilagineuse

des ostéides ne peut être obtenue que par quelques violences ; il peut s'y passer de véritables ruptures. Ces dernières peuvent être innocentes jusqu'à un certain point , si l'on laisse à la substance imparfaite qui vient de se laisser entamer, le temps de réparer l'éraillement qu'elle a subi; mais si , au contraire, l'extension est poursuivie alors, on peut exciter une vive inflammation , la formation d'un abcès profond , les désordres les plus graves. Heureusement que des sensations douloureuses , même assez vives , ne manquent jamais d'avertir du danger et de la nécessité de s'arrêter : en prenant ces mêmes sensations pour règle , on peut donc avoir la certitude de trouver un guide sûr, et de suspendre à propos des mouvemens utiles, au point où elles deviendraient excessives.

Le danger même de la compression des nerfs spinaux dans les trous conjugués par le reflux des fibro-cartilages pressés entre deux vertèbres, peut être évité et avec lui la paralysie qui en est la conséquence : cette compression est toujours progressive , au moins quand l'extension de l'épine est élastique. Ainsi , avant que l'innervation en soit rendue impossible, elle y est d'abord gênée ;

et , si l'on est attentif, on peut être averti par
des fourmillemens , un engourdissement passager , des douleurs même qui ne durent
que le temps de l'extension ou les premiers
momens seulement. Quelque peu marqués
que soient ces phénomènes , ils méritent la
plus grande considération ; et , si l'on en fait
le cas qu'ils méritent , que l'on suspende les
efforts qui les avaient amenés , que l'on constate leurs rapports avec ces efforts même ,
au bout de peu de temps on voit l'engorgement des fibro-cartilages diminuer , et avec
lui le danger de la compression des nerfs spinaux, pourvu qu'on soit en voie d'amélioration. Ce n'est donc point là un obstacle insurmontable ; c'est une difficulté temporaire
que l'on voit disparaître , en s'arrêtant à propos. Mais, si la difficulté devait être insurmontable , il serait encore heureux d'en être
averti par des sensations qui ne peuvent pas
tromper : en effet , elles se reproduisent
alors, toutes les fois que l'on reprend le traitement , et l'on est averti par là de la nécessité d'y renoncer.

OBSERVATION LXV. (Planches XIX et XX.)

Une demoiselle, âgée de 18 ans, nous fut
confiée pour tâcher d'améliorer son sort.
Elle portait, depuis l'âge de 12 ans, des inflexions latérales de l'épine, qui, dans le
cours de la dernière année, avaient fait d'énormes progrès. Ce dernier accroissement pouvait être combattu ; mais la déformation précédente ne pouvait nullement être changée.
Il fallait même apporter la plus grande circonspection dans les manœuvres auxquelles
on se livrerait, parce que la santé était depuis long-temps profondément altérée, et
qu'il était impossible que les changemens nécessaires pour une restauration aussi étendue, fussent beaucoup moins pénibles que
ne l'avaient été ceux de la déformation même.
Le repos et le *décubitus* horizontal furent
d'abord les seuls moyens employés. La gymnastique fut essayée ensuite. Les forces aug-
mentèrent ; l'appétit se déclara ; les règles
supprimées depuis deux ans, reparurent au
bout de deux mois de cette nouvelle vie ; la
peau se colora. Un aussi grand changement
inspira de la confiance : l'extension fut pra-

tiquée ; l'épine céda beaucoup ; elle aurait
cédé bien davantage , si on l'eût voulu. Malgré la réserve que l'on y mit , il survint de
l'engourdissement au bras droit, qui correspondait à la convexité de la courbure principale de l'épine : ce phénomène n'était pas
permanent , mais il se renouvelait chaque
fois que l'extension du corps était reprise.
On suspendit , et l'on se renferma dans la
seule gymnastique pendant six semaines. Le
retour de la santé fit de nouveaux progrès ;
et lorsque l'on crut pouvoir reprendre l'extension , elle le fut sans le moindre inconvénient : l'engourdissement du bras ne reparut
pas ; l'extension a pu être portée fort loin ;
elle a pu être secondée par des tirages latéraux ; ces inflexions de l'épine ont pu en être
effacées presque complétement, et une grande
partie des redressemens opérés se conserver.
La restauration a été bien plus grande qu'on
n'aurait osé l'espérer.

— Nous avons cité dans l'observation IX,ᵉ,
un exemple d'altération profonde , probablement de disposition accidentelle qui exposait
les nerfs diaphragmatiques à être distendus
avec les redressemens de l'épine, au point de

produire des paralysies momentanées, mais très-dangereuses du diaphragme, par la suspension de la respiration qui en était la conséquence. Il est clair que, dans des cas de cette espèce, les procédés mécaniques sont inutiles et dangereux.

Le sujet de l'observation XLV.ᵉ a présenté une autre remarque également intéressante et qui doit rentrer dans les mêmes considérations. Les incurvations de l'épine étaient latérales et à un seul foyer ; mais elles étaient extrêmement prononcées. Cependant l'extension, quoique pratiquée avec une grande réserve, portait le redressement extrêmement loin ; mais, pendant long-temps, une grande partie de l'affaissement se reproduisant au moment où la malade quittait son lit, il y avait quelques minutes d'oppression extrême et qui exigeaient des soins et de l'attention.

Lorsque, par la suspension momentanée sous le portique gradué, ou mieux, par l'épreuve du *decubitus* horizontal pendant une nuit entière, il n'a pas été gagné une quantité notable sur la hauteur totale du corps, quelle que soit la date d'une inflexion latérale de l'épine et le degré auquel elle est parvenue, il se présume fortement qu'une ossification complète a confondu les vertèbres déviées , et que toute entreprise est inutile.

Dans les cas aussi où les premiers degrés de la déformation de l'épine ont été long-temps douloureux , que les déformations sont devenues extrêmes , surtout lorsque , dans l'étendue d'une longue courbe spinale , on distingue une apophyse spineuse ou plusieurs saillantes et formant un angle d'un côté à l'autre , ou d'avant en arrière, avec les précédentes ou les suivantes , on peut regarder , comme fort probable , qu'une ou plusieurs vertèbres ont éprouvé dans leurs corps l'affaissement perpendiculaire et lozangoïde qui en change totalement les rapports et qui est au-dessus des ressources de l'art. Cette remarque est intéressante , afin de s'abstenir à propos.

OBSERVATION LXVI.

Une demoiselle , née dans une famille très-nombreuse , ayant quelques parens déformés , fille d'un père et d'une mère très-lymphatiques , éprouva d'abord une suspension de développement , accompagnée d'accidens convulsifs que rien n'expliquait. Elle vomissait souvent , et l'estomac ne présentait aucun symptôme de phlegmasie ; des coliques fréquentes , de l'oppression n'étaient pas mieux expliquées par l'état des organes. Enfin, à l'âge de 10 ans, l'épine présenta une incurvation sensible dans la région interscapulaire. Lorsque nous la vîmes, quoique l'affaissement fût considérable , l'épine pouvait recouvrer facilement ses formes. On hésita à prendre le parti convenable : un an fut employé au *decubitus*, seulement sur un plan horizontal et dur. Il survint alors des douleurs dans le point central du foyer de la déformation ; elle s'accrut notablement , et l'apophyse épineuse des deux vertèbres dorsoles forma *une proéminence* et tout à la fois *un angle latéral* avec celles des autres vertèbres. Nous augurâmes mal de cet incident , et dans un nouvel examen nous trouvâmes les incurvations inébranlables. Dèslors nous renonçâmes à toute entreprise et déclarâmes la malade incurable.

— Peu de temps a suffi pour amener un changement capable de rendre impuissans les secours de l'art dans le cas que nous venons de raconter. Dans celui qui va suivre, on verra , au contraire, la possibilité de la guérison se conserver long-temps , malgré quelques probabilités contraires.

OBSERVATION LXVII. (Planche LI bis.)

LE développement du corps fut également suspendu par les commencemens de la déformation , dans la jeune personne dont il s'agit en ce moment. Elle demeura petite ; mais elle devint fort volumineuse, en même temps que l'épine contractait deux inflexions en sens inverse, dont une lombaire très-prononcée. Cependant , elle fut livrée à elle-même pendant trois ans , pendant lesquels la difformité s'accrut, mais sans douleurs , du moins bien vives. Lorsque nous la vîmes, l'épine présentait peu de flexibilité , aucune pièce n'avait de mobilité particulière ; mais , l'inclinaison des apophyses épineuses était égale et régulière ; aucune n'était angulaire ni saillante. Nous crûmes pouvoir promettre le succès. En effet , le *decubitus* d'abord , ensuite la gymnastique, enfin les extensions et la nage ont tellement changé l'état des choses , dans les trois premiers mois , que le succès le plus complet est assuré.

— On voit que , dans ce cas et malgré

quelques apparences défavorables , toutes les pièces étaient encore libres ; aucune n'était déformée, et l'expérience a répondu à ce qui avait pu être annoncé.

Les inflexions de l'épine latérales ou antéro-postérieures ayant plusieurs foyers d'affection essentielle des fibro-cartilages inter-vertébraux, ont peu de chose à espérer des moyens de l'art, au moins dans l'intention d'une guérison complète. On peut aisément arrêter le cours de ces déformations ; mais rarement parvient-on à effacer celles qui sont déjà consommées. D'où vient cette différence ? Serait-ce que la maladie , bornée d'abord dans un seul point , y dégrade rapidement les formes des corps des vertèbres ; ou bien , de petites courbes multipliées ont-elles plus de peine que de plus grandes à être redressées par une tension parallèle à l'arc ; ou bien , l'extension obtient-elle plus facilement alors l'alongement de l'épine que le redressement de ses courbes ? Quoi qu'il en soit , il est certain que la tension parallèle à l'axe du corps est à peu près inutile ; que les pressions latérales devraient être faites sur tant de points isolés et sur chacun d'eux avec tant d'exactitude , qu'il est vraiment impos-

sible de ne pas en craindre plus d'inconvéniens qu'on ne pourrait s'en promettre d'avantage. La gymnastique dissipe bien l'infiltration
et redresse ainsi considérablement l'épine;
mais, passé un certain temps, il n'y a plus
rien à espérer. Néanmoins, les sujets soumis
au traitement, tel que nous l'employons, en
éprouvent toute l'influence. Leurs forces en
sont réparées, le volume des muscles augmenté. C'est ainsi, sans doute, que la marche de la maladie est enrayée, qu'elle est
même effacée en partie; mais, l'on promet-
trait plus que l'on ne peut tenir, si l'on es-
pérait effacer complétement même des difformités médiocres. C'est cette espèce sans
doute, et sa marche ordinaire qui ont fait
tant d'incrédules dans le monde. Nous pourrions citer ici un grand nombre d'exemples
en preuve de ce que nous venons d'avancer :
la chose serait superflue. La démonstration est
dans les mains de tout le monde. Que les
praticiens examinent avec attention la nature
des faits qui leur résistent; ils vérifieront aisément qu'ils présentent, au moins la plupart, des inflexions nombreuses et peu étendues; que les efforts de l'art ne sont pas nuls
dans les cas de cette espèce, que l'on par-

vient bien à fortifier la constitution, à raffer-
-mir la santé, à borner même les progrès des
difformités ; mais qu'il est bien rare que l'on
parvienne à les effacer complétement ; que
quelquefois même on n'y peut rien changer.

§ III. *Traitement des incurvations de l'épine
et des déformations des membres causées par le
rhumatisme.*

TANT que le rhumatisme persiste, on ne
peut presque rien opposer aux déformations
qu'il opère. Les douleurs et la phlogose qui
les accompagne, exigent impérieusement que
l'on abandonne les parties aux inflexions que
l'état de souffrance détermine. Tout effort
contraire ne peut manquer d'aggraver l'état
actuel. Le traitement du rhumatisme lui-
même est la seule chose dont on puisse s'occuper alors. La maladie terminée, on peut
prendre en considération les déformations
qu'elle a entraînées.

Une condition fort importante pour entreprendre ces restaurations avec espérance de
succès, est de changer le malade de climat :
ce besoin découle naturellement de celui de
voir cesser la maladie pour pouvoir combat-

tre ses effets. Aussi , la plupart des exemples
de succès qui ont été publiés , concernent-
ils des rhumatiques qui avaient subi de
grands déplacemens. Le docteur *Ward*, par
exemple , a publié des faits remarquables de
succès obtenu sur des officiers anglais qui
servaient dans l'Inde , et qui sont venus chercher leur guérison en Europe.

On peut employer , sans doute , au traitement des difformités qui résultent du rhumatisme les moyens ordinaires de résolution ,
comme les divers linimens émolliens , ou sé-
datifs , ou résolutifs ; l'action des cantharides ,
celle de l'ammoniaque ; les topiques alca-
lins , savonneux ; les vapeurs de toute sorte ;
l'action du calorique seul ; les eaux hydro-
sulfurées chaudes , les eaux salines ; intérieu-
rement , les médications empiriques, comme
les purgatifs drastiques , les diurétiques ac-
tifs , etc. , etc. Mais , rien ne peut déployer
une puissance égale à celle des procédés mécaniques, soit par des agens extérieurs , soit
par l'action des muscles.

Les suites des affections rhumatiques sont
toutes des contractures musculaires ou liga-
menteuses. La phlegmasie mal terminée a
laissé partout de l'engorgement avec rappro-

chement excessif et fixe des extrémités des organes intéressés. Le mouvement est assurément ce qui peut être le plus opposé à la tendance au repos qui résulte de l'état des choses. Que la circulation recouvre son activité, que le travail de l'échange continu des molécules se rétablisse, et le libre jeu des organes va renaître. On sait depuis long-temps, que l'un des meilleurs moyens de rétablir la liberté des articulations roidies par l'inflammation, même de cause extérieure, les suites d'une luxation, d'une entorse, est d'imprimer au membre, de vive force, mais par degrés, les mouvemens qui étaient devenus impossibles. Cet alongement forcé des ligamens et des muscles qui ont partagé les conséquences de l'inflammation, semble changer leur existence et rétablir incessamment le mode de celle qui leur est propre : la liberté et le mouvement. On sait aussi que les malades qui ont le courage de se livrer à des mouvemens qui paraissaient interdits à leurs membres, à la suite des fractures, par exemple, sont ceux qui font les plus rapides progrès dans le retour de ces mêmes mouvemens.

Les *motions extérieures* et les *contractions musculaires* peuvent donc être consi-

dérées comme deux puissans agens de résolution , notamment des engorgemens et de la
contracture qui succèdent au rhumatisme.

Nous avons dit que , dans son action sur
l'épine, le rhumatisme peut produire trois
effets distincts : 1.° la courbure prolongée et
antérieure de toute la colonne vertébrale ; 2.°
l'inclinaison de l'épine sur un côté ; 3.° la rotation et l'inclinaison latérales combinées. Ces
deux derniers effets ne sont guère praticables
qu'aux régions lombaire et cervicale ; ils sont
même bien plus communs dans cette dernière. Mais il est rare que l'épine , dans son
ensemble ou dans la plus grande partie de
sa longueur , soit contracturée par le rhumatisme, sans que le même principe ait agi en
même temps sur les articulations des membres et sur leurs muscles : aussi , la plupart
des exemples connus de la contracture rhumatique de l'épine ont-ils présenté en même
temps la contracture des grandes articulations; c'est donc , en général., à cet ensemble
d'affections que l'on a affaire. Les malades
sont ordinairement contraints de garder la
position assis , comme celle dans laquelle la
totalité des articulations et les muscles ont
obtenu le plus facilement la flexion et le re-

lâchement. L'attitude debout et celle couché sont impossibles.

Partir de ce point pour rétablir tous les mouvemens, c'est se proposer le plus diffi-cile de tous les problèmes : cependant, avec de la patience, et ordinairement les malades n'en manquent pas, on peut trouver une so-lution heureuse. Les mains d'un aide peu-vent imprimer tour à tour aux divers mem-bres les mouvemens qui sont encore possi-bles et en agrandir incessamment le cercle ; mais le succès, en pareil cas, dépend essen-tiellement de la durée des mouvemens : s'ils pouvaient être continus, ils seraient infini-ment plus efficaces ; les seules bornes sont dans la douleur qui les accompagne, et l'ex-périence démontre que la douleur elle-même se dissipe sous le charme du mouvement. Les intermittences de repos nuisent plus qu'elles ne sont favorables à l'extinction des douleurs qui proviennent des mouvemens, à moins que ceux-ci ne provoquent une vé-ritable phlegmasie. Il est indubitable pour nous, d'après les essais que nous en avons faits, que des *motions continues* confiées à une force mécanique extérieure, peuvent avancer singulièrement le travail du relâchement des parties privées de leur liberté par le rhumatisme ou par toute autre cause de phlogose. Une mécanique douce, graduée, lente dans son action, mais continue, peut donner aux membres et même au tronc des impulsions tendant à rétablir la liberté des mouvemens.

OBSERVATION LXVIII.

Une jeune enfant éprouva les symptômes d'une tumeur blanche au genou, et eut le bonheur d'en guérir. Cependant, une ankylose n'en résulta point, comme il arrive d'ordinaire ; mais, les mouvemens étaient singulièrement gênés par la contracture des ligamens et des muscles. Un temps infiniment trop long fut perdu à demander des conseils que l'on n'exécuta point ou que très-imparfaitement ; après quoi, elle nous fut confiée. Un appareil fut construit ; le membre inférieur y fut placé et assujetti ; les parties de l'appareil étaient mobiles, de manière à pouvoir varier la position de la jambe et de la cuisse, ainsi que le degré de leur flexion et de leur extension : une mécanique fut adaptée à cet appareil, dans l'intention de faire varier par un rotateur à marche lente cette

même attitude , même pendant le sommeil.
Nous fûmes arrêtés dans l'exécution de ce plan
par une résistance invincible , qui provenait
de productions osseuses nées sous le périoste
aux limites des mouvemens dont nous avions
pu rétablir la liberté. Dès-lors , il fallut se
renfermer dans le cercle de la gymnastique ,
laquelle , pratiquée avec une habileté et une
grâce peu communes , a rendu très-libres les
mouvemens rétablis et donné une grande solidité à la santé de cette jeune personne.

— Il ne faut pas un grand effort de génie
pour faire sortir des conséquences de ce fait,
les applications dont les contractures et les
incurvations de l'épine par le rhumatisme
seraient susceptibles : un fauteuil emboîtant
le corps et les membres peut être formé de
parties mobiles dans divers sens ; une machine mise en mouvement par un agent quelconque peut mouvoir en sens alternatifs et
que l'on pourrait facilement varier , les diverses parties d'un semblable siége , et sup-
pléant ainsi l'action des mains, donner aux
mouvemens communiqués une continuité que
l'on ne peut obtenir de toute autre manière,
et qui serait d'une grande utilité.

L'expérience que nous avons de l'indispensable besoin des mouvemens communiqués aux parties roidies, contracturées, avant de pouvoir en obtenir de spontanés par l'action de leurs propres muscles, nous fait placer très-haut les secours de la mécanique appliquée à cet usage. Nous savons que des mécaniciens recommandables ont appliqué cette idée au traitement de la contracture d'une seule articulation, en faisant dépendre le succès du zèle du malade lui-même. Mais, d'abord, il faudrait aussi le plus souvent du courage, et tous les hommes, les enfans surtout, n'en sont pas capables ; en second lieu, le problême le plus difficile n'est pas celui-là : c'est la contracture de tout le corps, particulièrement de l'épine entière, qu'il est difficile de vaincre et important de pouvoir attaquer d'abord par des efforts indépendans de la volonté et surtout de la force des malades. Nous avons aussi la connaissance expérimentale de la facilité avec laquelle on supporte ces mouvemens communiqués même à des parties douloureuses, lorsque les mouvemens continuent d'une manière égale et douce ; passé les premiers momens, nous avons vu des malades dans ces cas , qui donnaient d'abord des signes d'une grande sensibilité , finir par s'endormir sous les mêmes mouvemens , peut-être par l'effet même de leur longue répétition. On peut facilement calculer quels effets étendus , rapides et solides on pourrait obtenir dans ces mêmes sens , en substituant le jeu régulier d'une machine à l'action inégale , pénible et bornée de la main.

Nous avons été contraints de faire ressource de la gymnastique dans les cas de cette espèce. Nous l'avons trouvée toute puissante ; mais , pour commencer , nous avons eu à nous féliciter de pouvoir disposer des mains et des bras : le poids du corps et la nécessité de veiller à sa propre sûreté , lorsqu'une fois le fardeau tout entier est détaché du sol , amènent bien forcément les contractions musculaires nécessaires. Dans les cas où nous n'avons pu commencer ainsi , nous nous sommes servis d'un fauteuil destiné à cet usage , dans lequel le malade est fixé assis et tiré supérieurement par la tête et par les aisselles , au moyen de treuils et de règles mouvantes. Plus tard et lorsque le malade peut être placé dans un lit , l'extension s'y fait comme dans les cas ordinaires. Le docteur *Ward* a eu le bonheur de trouver aussi, dans des cas de cette espèce, des malades courageux, persévérans, qui se sont prêtés avec toute la suite nécessaire aux jeux, aux exercices qu'il leur a proposés et qu'ils ont accomplis avec succès. Mais, enfin, pour commencer, il a bien fallu pouvoir disposer des mains, des bras, des pieds, des jambes; et tout cela peut n'être pas libre, et tout cela est, en effet, souvent pris et nullement disponible. C'est dans cet embarras qui voue à l'incurabilité ceux qui s'y trouvent et ce qui leur fait attendre, pendant des années, des secours qui ne sont praticables que lorsque la maladie est déjà fort amendée, et qui souvent ont perdu alors une partie de leur puissance, que nous avons senti vivement le besoin des agens mécaniques, comme quelques-uns de ceux que l'on a appliqués à des travaux qui n'exigeaient pas moins de prévision et de ménagement. La chose est très-praticable, et nous demeurons convaincus qu'elle prendra son rang nécessairement dans la thérapeutique.

La gymnastique de suspension par les mains, les bras, les aisselles, et par la combinaison des quatre membres, a souvent produit d'heureux effets en pareil cas. Lors , par exemple , que le corps est suspendu par les *bobines appliquées aux aisselles ou aux quatre membres* , le poids de la masse , tirant par l'extrémité pelvienne de l'épine ou par la partie moyenne quand les deux extrémités sont suspendues , ne peut manquer d'exercer des efforts de redressement , surtout d'appliquer dans ce même sens aux vertèbres des mouvemens qui se passent dans leurs articulations et qui tendent puissamment à les dégager. Lorsque l'on est parvenu à relever notablement la tête et la partie correspondante de l'épine , les manœuvres des cordes tendues horizontalement , appelées *dévidage, aunage* , peuvent avoir une grande puissance , parce qu'elles tendent à imprimer aux vertèbres entre elles un mouvement d'inclinaison latérale , un mouvement de glissement horizontal en sens opposés et alternatifs , résultant de ce que les efforts qui portent le poids du corps dans ces manœuvres , passent alternativement par les deux diagonales du tronc.

Un autre exercice d'un grand prix dans ces cas où il faut rompre de toutes les manières les résistances de l'épine roidie dans toutes les articulations , est celui du *char ro-*

tateur (1). Cet instrument a d'abord l'avantage d'une voiture qui déplace le corps au grand air ; mais, en outre, la partie moyenne du tronc étant assujettie aux colonnes du palanquin et les plateaux du siége et de la tête étant mis en mouvement à la fois, les extrémités de l'épine sont mues l'une et l'autre en *biele* avec les secousses procurées par les inégalités du terrain qui ont bien aussi leur avantage.

Le chariot à manivelles offre aussi des ressources applicables à ces cas : l'engrenage qui meut les roues de ce fauteuil exige une assez grande application des forces, nonseulement du bras, mais encore de l'épine, et l'on peut vaincre ainsi quelques résistances, surtout lorsque le malade n'a pas encore la libre disposition des membres pelviens. Dans le cas contraire, on pourrait tirer un grand parti du chariot à deux roues appelé *dresienne* : le corps établi sur le chevalet, les impulsions à communiquer à l'équipage par les membres inférieurs, ne peuvent manquer de retentir dans le bassin et la ré-

______

(1) Voyez les planches de l'*Orthomorphie*.

gion lombaire de l'épine et y déterminer plus
de mobilité.

Enfin, lorsque les mouvemens sont rétablis, et qu'il ne s'agit plus que de préserver
solidement l'épine de nouvelles invasions,
des exercices capables de produire mieux
que tout autre, une grande corroboration
des muscles et des ligamens, sont ceux appelés *passes de trapèze;* évolutions qui se pratiquent dans un espace triangulaire ou carré
long, formé par un pilon horizontal suspendu à deux cordes verticales, et qui mettent en jeu, de la manière la plus variée et
la plus énergique, la mobilité des vertèbres
entre elles et la contractilité des muscles des
gouttières vertébrales.

§. IV. *Traitement des déformations de l'épine et
des membres causées par les contractures symptomatiques de la myélite et autres.*

Ces cas, par leurs derniers résultats, ressemblent, jusqu'à un certain point, à ceux
de l'espèce précédente; mais ils méritent
d'en être distingués pour des considérations
thérapeutiques importantes. C'est toujours un
état inflammatoire de la moelle et de ses en-

veloppes qui laisse pour dernière conséquence
cette espèce de contracture : c'est donc là la
maladie fondamentale et qu'il importe de
combattre en temps utile, pour trouver dans
la suite quelques ressources propres à remet-
tre en jeu la contractilité des muscles contracturés. Ce vice vient d'un défaut d'incurvation : si on laisse aller l'altération du centre
nerveux intéressé, au point de rendre impossible toute influence médicatrice consécutive ; le mal demeurera irréparable, comme
l'on voit les résolutions et les contractures
symptomatiques de l'hémorragie apoplectique se conserver à jamais par les effets irré-
médiables de grandes solutions de continuité
dans la substance du cerveau.

OBSERVATION LXIX.

BAMPFIELD (1) raconte l'histoire d'une fille,
âgée de 19 ans, qui, ayant supprimé par des
injections d'alun une gonorrhée récente,
éprouva les symptômes de la myélite la plus
aiguë, avec déformation symptomatique de
l'épine et du thorax. Un traitement antiphlo-
gistique des plus énergiques sauva cette mal-

(1) *Ouv. cit. ;* pag. 367.

heureuse fille, et la préserva tout à la fois des infirmités qui auraient été son partage, si elle eût conservé les déformations qui résultèrent d'abord de son accident (1). On trouve dans le même auteur des cas d'une issue moins heureuse, qui démontrent combien il importe d'agir d'abord avec une grande énergie.

— Quant aux suites éloignées des accidens de cette espèce, elles appartiennent au genre des contractures et doivent être traitées de la même manière ; c'est-à-dire, par les topiques stimulans ou toniques, par les mouvemens communiqués et par la gymnastique ; mais la source du vice est différente. Ce sont les nerfs et non pas les vaisseaux capillaires seulement : il s'agit d'impuissance, de relations affaiblies avec les centres nerveux, et

(1) Personne ne sera tenté de chercher dans ce fait, rien de relatif à la spécificité de la phlegmasie qui fut l'origine de ce grave accident : dans l'état actuel de la science, on ne peut voir là que l'extension sympathique d'une inflammation accompagnée d'un flux humoral et brusquement supprimée. Rien ne porte à croire jusqu'ici que la syphilis influe d'une manière quelconque sur les déformations de l'epine.

non pas seulement de torpeur dans les fonctions, d'imperfection dans la nutrition des
organes. Aussi le succès est-il toujours très-
imparfait et quelquefois entièrement nul. Ce
résultat ordinaire n'est pas le seul inconvénient des méthodes de traitement que l'on
puisse employer ; les efforts infructueux que
l'on exerce sur les nerfs et les muscles aboutissent souvent, en pareil cas, à l'accroissement de l'impuissance des organes intéressés.
Cette observation importante est de nature à
inspirer une certaine réserve dans les efforts
que l'on peut tenter en pareil cas, pour rétablir l'utilité des membres ou les formes
naturelles du corps. Nous croyons qu'il faut
prendre en grande considération alors l'état
de l'intelligence et la température des membres malades ; que si les facultés intellectuelles ne sont pas entièrement libres et si
les membres roides sont en même temps
notablement froids, il faut s'abstenir de toute
tentative, ou du moins n'y pas insister : car
alors il est probable que la lésion cérébro-
spinale est grave ; et qu'on risquerait de l'accroître par des médications intempestives
inutiles et qui ne sont pas assez exemptes de
violence.

26

Nous n'aurions pas complété cet article, si nous n'y joignions quelques mots touchant les contractures articulaires qui succèdent aux lésions organiques. Si ces dernières sont guéries, elles peuvent avoir déterminé un tel raccourcissement des ligamens que les mouvemens en soient impossibles ou très-obscurs, ou bien des adhérences intérieures entre ses surfaces articulaires qui aboutissent au même résultat. On a trop inspiré de respect pour ces adhérences appelées fausses-ankyloses, et que l'on a regardées presque comme l'unique voie de guérison. Des observations authentiques démontrent suffisamment aujourd'hui, que l'on peut, avec de la prudence, travailler à rétablir la liberté de ces articulations et y réussir. Il va sans dire que le mouvement des impulsions extérieures et la gymnastique peuvent seuls en venir à bout. Il est bien entendu aussi, que des douleurs qui subsisteraient après la séance des mouvemens communiqués ou de gymnastique, devraient faire abandonner l'entreprise ; car, il faut bien se garder de risquer de renouveler l'inflammation et avec elle la lésion organique déjà terminée : et ce symptôme est un indice assez sûr et que l'on peut prendre pour règle.

§. V. *Traitement des difformités de l'épine et des membres produites par le rachitisme.*

Nous avons déjà démontré, en traitant du rachitisme comme cause de difformités et de son mode d'influence sur les os et sur tous les systèmes, qu'il n'est guère possible d'employer des moyens mécaniques à la restitution des formes normales.

Pendant la durée de la maladie, le repos et le *decubitus* constant peuvent sauver quelques-unes des déformations, surtout de l'épine, du thorax et du bassin. Cet avantage en vaudrait bien la peine, s'il devait être entier ; mais, d'un côté, il s'en faut de beaucoup que l'on puisse espérer d'éviter, en effet, la totalité des déformations. Il n'est que trop vrai que le bassin et les côtes sont ordinairement les points les plus altérés par le seul poids des membres inférieurs et supérieurs. D'un autre côté, la débilitation souvent irrémédiable qui en résulte, doit faire réduire à l'indispensable nécessité la durée de la cessation totale des mouvemens.

La maladie étant entièrement terminée, peut-on espérer de réparer quelques-unes des déformations qui en sont résultées ?

Celles qui ont lieu dans les membres dé-pendent toujours d'une incurvation dans les os , et l'impossibilité d'agir sur eux est, nous croyons , une vérité bien établie. On ne peut pas se méprendre à cet égard , par exemple , à propos de la déviation externe des jambes : ce phénomène dépend le plus souvent du re-lâchement de l'articulation du genou , et alors le succès est facile et sûr. Mais , si les os eux-mêmes ont subi une incurvation , les efforts de l'art sont inutiles : si ces os sont encore mous , l'on ne peut manquer de renou-veler ou d'aggraver la maladie essentielle et ses conséquences ; enfin , si les os ont recou-vré leur solidité , alors tous les efforts sont vains.

L'épine est rarement atteinte gravement par le rachitisme ; mais , lorsqu'elle l'est., il est presque impossible que la forme des os eux-mêmes ne soit pas altérée. Pour cette même raison , la puissance de l'art est bornée et ne peut guère être appliquée au traitement de ces difformités.

La gymnastique peut être appliquée avec quelque avantage au rétablissement de la ca-pacité naturelle du thorax. Cette cavité peut être réduite de deux manières bien différentes.

Indépendamment des inflexions de la colonne vertébrale , les côtes peuvent être déprimées par une véritable inflexion rentrante, opérée par la pression des bras sur leur convexité latérale. Leurs articulations peuvent être singulièrement relâchées et les os déprimés par une rotation qui les maintient abaissés. Dans les cas de la dernière espèce , l'action des muscles pectoraux , grand dentelé et grand dorsal , peut , en soutenant le poids du corps suspendu par les bras , ramener les côtes à leur situation naturelle et raffermir les articulations en même temps que les os sont replacés. Dans les cas de la première espèce , on peut moins espérer sans doute : cependant , les côtes ont peu de volume , et l'application constante ou fréquente d'efforts musculaires capables de les rappeler fortement en haut et en dehors, peut enfin changer quelque chose à leurs formes viciées.

Dans tous les cas et quelles que soient les conséquences du rachitisme , il laisse au moins , dans sa convalescence , une débilité profonde de tous les organes, plus sensible dans les muscles à cause de la nature de leurs fonctions, et qu'il est important de réparer. Nous ne nous serions pas arrêtés à cette

circonstance , qui peut , en effet , paraître
étrangère à notre sujet ; si nous n'avions pas
constaté que la gymnastique est un des plus
puissans moyens de rétablir les forces et d'activer la nutrition. L'usage des substances alimentaires ou médicamenteuses azotées , est
bien indiqué sans doute ; mais , pour pros-
pérer , leurs principes ont besoin d'être assi-
milés : et si le concours des organes et de
leurs forces n'est pas assuré , l'assimilation
n'a point lieu , et les agens le plus judicieuse-
ment choisis deviennent des corps étrangers.
La gymnastique ne procède ainsi , qu'en
provoquant l'action des muscles , et par des
artifices qui ne permettent à aucun de demeurer oisif : elle établit d'abord la nécessité
de combinaisons chimiques , celles qui pré-
sident à la contraction , lesquelles ne peuvent
manquer d'en entraîner d'autres qui en sont
la conséquence nécessaire. C'est ainsi que
l'on peut comprendre comment , du moment
que la possibilité de certains mouvemens ,
de certains efforts est établie , l'appétit s'accroît et avec lui le besoin impérieux de prendre des alimens succulens et la possibilité de
les digérer.

Les contractures des muscles , phénomène

douloureux qui accompagne si fidèlement la déformation des os par le rachitisme, qui accomplit cette même déformation et qui la rend si cruelle, est heureusement un symptôme sympathique qui ne survit pas à la maladie de l'organe médullaire qui amène le ramollissement. La nutrition des os étant rétablie, la contracture convulsive des muscles disparaît, il n'en reste pas de trace, et l'art n'a point à la combattre.

§. VI. *Traitement des difformités du tronc causées par des cicatrices de l'intérieur de la poitrine, ou par la brièveté d'un membre inférieur.*

AUTANT il est démontré aujourd'hui que toute cicatrice amène un raccourcissement du tissu qui la forme, autant il est prouvé aussi que ce même tissu est inextensible. Il s'ensuit que lorsqu'un foyer d'inflammation grave s'est établi entre les deux feuillets d'une plèvre, dans le tissu pulmonaire, de manière à donner lieu définitivement à l'organisation spéciale qui constitue les cicatrices, il doit y avoir nécessairement et définitivement déformation extérieure, soit aux côtes, soit au sternum, soit à l'épine. Ces déformations ne sont pas du domaine de l'art, comme nous l'avons établi ci-dessus ; mais, le déversement qu'elles imposent à l'épine, lorsque celle-ci y est intéressée, en entraîne d'autres seulement pour les besoins de l'équilibre : or, ce sont ces conséquences qu'il importe de surveiller et de borner. Il s'ensuit nécessairement un relâchement des articulations, entre les vertèbres qui ont cédé et formé par là les incurvations subsidiaires : c'est une occasion très-favorable pour l'accomplissement de l'affection essentielle des fibro-cartilages inter-vertébraux ; et l'on peut voir ainsi des inflexions d'abord légères et proportionnées au besoin, dépasser plus ou moins cette proportion et constituer à leur tour des déformations essentielles. Les ressources de la médecine peuvent, sans doute, être invoquées dans la vue d'arrêter les déformations essentielles, et de corriger les conditions vicieuses de la constitution qui exposent à un semblable danger. Mais, un moyen mécanique fort simple peut apporter un secours important, et mérite de n'être pas négligé.

Nous avons déjà dit que l'un des membres inférieurs peut être trop court ; ce défaut, en opérant un déversement de l'épine, en né-

cessite d'autres et peut transformer ces derniers en vices essentiels ; et que l'unique
moyen par lequel on puisse prévenir un semblable accident est l'interposition d'une lame
de liége d'une hauteur convenable entre le
talon et la chaussure. Ce même moyen peut
être employé dans le cas d'empyème guéri de
caverne pulmonaire oblitérée avec déformation sensible de l'épine. Si on alonge artificiellement la longueur d'un membre pelvien , si
l'on exhausse par cela même la portée de l'un
des côtés du bassin , celui du sinus que l'épine
a formé par l'accident , on peut arriver jusqu'au point de rendre inutile la courbure de
balancement. On peut donc éviter ainsi l'alongement forcé des ligamens des articulations
vertébrales au-dessus et au-dessous de l'inflexion primitive , et l'occasion la plus favorable de toutes de l'accomplissement des déformations secondaires.

§. VII. *Traitement des déformations anguleuses de l'épine.*

LES secours mécaniques sont indispensables au traitement d'une maladie de l'épine
qui en a détruit la continuité ; mais , dans les

cas de cette espèce , c'est le repos le plus complet qu'il faut s'efforcer de procurer aux fragmens osseux que la maladie a séparés ; circonstance malheureuse , et qui fait qu'il ne peut y avoir de guérison que pour ceux qui sont assez fortement constitués pour résister à une épreuve aussi destructive des forces dans tous les appareils d'organes. C'est assez faire pressentir combien sont graves les conséquences d'une maladie pareille.

Des difficultés immenses d'exécution ajoutent encore à celles qui découlent de la maladie elle-même. Car , quels moyens peuvent promettre assez de solidité pour fixer les deux moitiés du corps au milieu de toutes les occasions inévitables du mouvement , lorsque l'expérience démontre l'impossibilité absolue du repos entre les fragmens des fractures du fémur ? Eh ! cependant , après l'accomplissement d'une véritable section dans l'épine par la formation et la déliquescence des masses tuberculeuses , le moindre mouvement doit amener des frottemens destructifs entre les surfaces osseuses.

Que l'on se fasse l'idée du fardeau porté par une épine divisée en deux parties dans un point de la longueur des lombes ou seulement du dos, des balancemens inévitables du corps en mouvement ; des efforts infiniment fréquens que la tête et les bras exercent nécessairement sur la portion supérieure, et l'on concevra combien il est aisé que la destruction la plus étendue s'y consomme même assez rapidement. Si quelque chose doit paraître étrange dans un semblable état, c'est qu'il n'arrive pas plus souvent des désordres graves, des compressions, des déchirures soudaines de la moelle-épinière et de ses nerfs. La chose peut se concevoir par le grand nombre et la solidité des faisceaux fibreux qui enveloppent les surfaces libres du corps des vertèbres, et dont l'épaisseur est accrue par le travail morbide qui s'accomplit au milieu d'eux. Si l'inflammation qui ne manque jamais de surgir dans le cours de la lésion organique était aiguë, ou bien si elle s'étendait à la fois sur tout le pourtour de la maladie ; cette enceinte ligamenteuse y perdrait sa densité partout à la fois, et il y aurait un moment, dans ces maladies, où le moindre mouvement menacerait de tout rompre ; un grand nombre de malades périraient soudainement à cette époque. Or, la chose n'est pas sans exemple. Nous en avons cité un dans le cours de ce travail ; mais elle est remarquablement rare. Cette observation est fondée sur ce que la déliquescence des tubercules est progressive ; qu'elle n'atteint que successivement tous les points de la véritable enceinte fibreuse dans laquelle ce travail s'accomplit ; et que chaque point atteint a le temps de recouvrer sa solidité, d'en acquérir même une plus grande, avant que d'autres soient entamés. Les ostéides qui servent à raffermir une épine en cet état, lorsque la maladie guérit, naissent, on le sait bien, en l'état de lame cartilagineuse sous les couches fibreuses dont il s'agit.

Ce dernier travail et la solidité qu'il acquiert lorsque de grandes perturbations n'en entravent pas la marche, est ce qui rend explicable la guérison d'une maladie aussi grave, non-seulement pendant l'action de soins toujours fort imparfaits ; mais même au milieu de l'incurie la plus complète. Des enfans que l'on porte sur les bras, dans une attitude tordue, gênante, qu'on remue brusquement sans la moindre précaution, que l'on soulève par les aisselles ou que l'on tire par les bras ; des hommes adultes qui marchent, qui portent des fardeaux, des postillons qui fournissent leur course ; des malheureux déjà frappés de paraplégie qui se traînent sur des béquilles , subsistent , se livrent à de grands efforts , ne meurent pas soudainement , jouissent même d'une santé passable , étonnante ; tandis que la saillie de deux ou trois apophyses épineuses , leur mobilité , la crépitation qui accompagne la plupart des mouvemens , attestent évidemment que les corps de deux ou trois vertèbres sont détruits , que les restes frottent à nu réciproquement et s'usent incessamment ! Beaucoup de sujets guérissent même dans des conditions aussi défavorables. Il y aurait de quoi confondre , si l'observation anatomique n'avait constaté ce travail réparateur.

Cependant , compter sur son secours au point de négliger les ressources conseillées par la sagesse et l'expérience , serait bien imprudent. Si ce travail a pu rendre d'aussi grands services , même dans l'attitude debout et sans cesser de vaquer à tous les besoins de la vie , il a souvent été interrompu , détruit par les efforts du corps debout , etc. Il n'est pas douteux que les grands abcès froids qui se forment au sein de ces lésions et qui les rendent le plus souvent mortelles , ne soient fréquemment déterminées par les violences attachées à la liberté des mouvemens , tandis que l'épine est véritablement rompue. Il est arrivé souvent, en effet, que des soins méthodiques ont arrêté la maladie au point de la saillie d'une ou deux apophyses épineuses, et qu'il n'y a pas eu d'abcès froid , que les restes des vertèbres se sont raffermis , enfin que la guérison a été complète , sans aucune élimination sensible des produits.

On peut donc se promettre de grands résultats de l'application empressée et assidue des moyens propres à ménager les conditions les plus convenables. Le repos est la plus urgente de toutes, mais elle est la plus difficile à obtenir. Même dans l'attitude couché , on ne peut nullement espérer de tenir immobiles les pièces osseuses que l'on a un si grand intérêt à conserver. Mais , deux considérations doivent soutenir le zèle : la première est que si la guérison a pu être obtenue , le malade étant debout et totalement en liberté, *à fortiori* peut-on espérer d'influer sur le sort de la maladie , le malade étant dans le repos ; la seconde est que si le malade est tenu couché constamment sur un plan horizontal et dur , cette attitude place un intervalle nécessaire entre les deux côtés de la destruction ; celle-ci fait donc que les surfaces osseuses libres ne peuvent s'entre-toucher , s'user et aggraver ainsi la maladie. L'enceinte fibreuse qui fournit les matériaux d'une gaîne osseuse réparatrice , est souvent troublée dans son travail ; mais , de belles pièces d'anatomie morbide prouvent que tou-tes ces interruptions n'empêchent pas tou-jours le travail de s'accomplir , en changeant seulement les formes , sans lui faire rien per-dre de son utilité. *Wantzel* a cité des études fort importantes sur ce point ; le professeur *Delpech* en a publié d'autres bien encoura-geantes. En nous fondant sur ces données , nous avons pu entreprendre avec confiance des traitemens dont l'issue a été heureuse.

OBSERVATION LXX.

Un jeune garçon de 10 ans , d'une taille élevée , d'une constitution délicate , éprou-vant souvent de la toux et de l'oppression , surtout depuis la rougeole , qu'il avait essuyée deux ans auparavant, se plaignait de douleurs à la région lombaire et de faiblesse aux mem-bres pelviens. Le plus simple coup-d'œil fit reconnaître dans cette région une saillie re-

marquable de l'apophyse épineuse des deux
premières vertèbres lombaires , avec mobilité
et douleur à la pression. Des cautères faits par
la potasse furent établis autour de la saillie
vertébrale et entretenus avec soin. En même
temps , le jeune malade fut établi et fixé sur
un lit horizontal et dur. Cette attitude fut
gardée avec soin , pendant dix-huit mois. Le
malade était roulé sur un côté pour panser
les exutoires ; les besoins de la défécation
étaient la seule occasion dans laquelle il fût
dans une autre position que couché. L'appétit diminua , pendant que l'enfant garda cette
attitude ; il maigrit et pâlit. Cependant , les
forces furent maintenues par un bon régime
et des médications toniques ménagées , et ,
au bout de ce temps de repos absolu , autant
qu'on puisse se le promettre en laissant les
membres libres et n'assujettissant le corps
que par les épaules et le bassin, la saillie
spinale se trouva beaucoup moindre et l'épine
raffermie. Cet enfant a recouvré une santé
parfaite.

— Nous avons cité dans les observations
XXI.ᵉ et XXII.ᵉ , deux exemples de maladie
semblable dans de très-jeunes enfans. L'un

d'eux fut assujetti sur une planche rembour-
rée, sur laquelle sa nourrice l'allaitait et le
portait. Des cautères furent aussi établis autour de la saillie spinale et furent bien sup-
portés, malgré l'extrême jeunesse du malade.
L'enfant avait souvent la fièvre, avant d'être
assujetti solidement sur son coucher. Cette
complication disparut aussitôt que les deux
moitiés du corps purent être assujetties. Il
n'y a pas eu d'abcès froid. Le jeune malade
a guéri complétement; il a été rendu à la
liberté au bout de deux ans.

Le second, moins jeune que son compa-
gnon d'infortune, présentait deux foyers distincts et déjà avancés; l'un au milieu de la
région dorsale, l'autre au milieu de la région
cervicale. Nous fîmes construire un appareil
consistant dans une ceinture serrée par des
boucles autour du bassin, un berceau en
ressorts de pendule embrassant exactement
le thorax, un tuteur qui soutient ce berceau
au-dessus de la ceinture et qui l'élève jusqu'au niveau de la nuque, pour être fixé autour de la tête par une courroie à boucle. Cet
appareil soutint toute l'épine, mieux que nous
n'avions pu le faire alors par d'autres moyens.
Nous avons revu cet enfant, un an après. Il a

recouvré une santé parfaite ; les saillies spinales ont beaucoup diminué sans s'effacer ;
il n'y a pas eu d'abcès froid.

— Nous ne citerons pas ici avec détail plusieurs faits de la même espèce , qui ont eu
pour objet des sujets adultes , où nous avons
traité la même maladie par le repos dans l'attitude horizontale seulement. Qu'il nous suffise de dire que , dans plusieurs occasions de
cette espèce, nous avons pu attendre sans inconvénient , pendant deux ans , trois ans ,
qu'un travail analogue à celui du cal d'une
fracture vînt réunir les deux moitiés d'une
colonne vertébrale totalement rompue.

§. VIII. *Traitement des difformités des os du bassin.*

A. *Déformations rachitiques.*

L'ART ne peut rien contre les déformations
du bassin que le rachitisme opère ; il est
aussi impuissant contre ces déformations ac-
complies , que contre l'acte même de leur
formation.

B. *Relâchement des articulations sacro-coxales.*

Ces cas, dont on connaît de si beaux exemples , sont assimilables en tout aux cas d'affection propre des fibro-cartilages inter-vertébraux : comme dans ces derniers, on a observé l'état de relâchement extrême et passif , qui permet des mouvemens sensibles et indolens ; celui de relâchement pâteux qui permet le déplacement lent , mais fort étendu , ne s'accomplissant que sous l'action d'une force progressive et continue ; celui d'un engorgement consistant , ayant déplacé lentement les os et les maintenant dans leur situation insolite ; enfin , ces deux dernières nuances accompagnées ou non de douleurs.

Dans le cas où le traumatisme a été l'origine de la maladie , comme dans quelques-uns de ceux où elle est spontanée, il peut y avoir un état inflammatoire : la douleur permanente augmentant par le mouvement ou par la pression, doit être prise comme un témoignage d'autant plus fidèle de cet état, que les organes affectés ne sont doués que d'une sensibilité obscure dans l'ordre naturel ; et, en effet, l'expérience démontre que , dans les cas où l'on n'a point fait de la douleur le cas qu'elle méritait , les conséquences ont été souvent des suppurations des os articulaires et un épuisement mortel. Il est donc d'une grande importance de combattre par des moyens antiphlogistiques décidés et par un repos complet, l'état douloureux et l'inflammation qu'il signale. Or , le repos , qui ne saurait manquer d'être d'une grande importance en pareil cas , est surtout nécessaire dans les articulations malades ; et le *decubitus* du corps sur un plan horizontal , bien que réclamé impérieusement , ne saurait suffire à ce que l'indication a de positif et de pressant. Ce sont les os du bassin qu'il faut fixer , et d'une manière assez solide pour les empêcher de suivre les impulsions des membres inférieurs. Pour remplir cette indication importante , rien ne peut suffire que la compression exercée circulairement autour du bassin par le moyen d'une ceinture de cuir et d'une boucle solide. Alors seulement , les os sont immobiles , les ligamens cessent d'être distendus , d'être affectés douloureusement , et l'inflammation dont ils souffrent peut être combattue avantageusement , parce que tout ce qui pouvait l'accroître a été écarté.

Ce même moyen est d'une égale importance dans les cas où le relâchement indolent
permet des mouvemens plus ou moins sensibles : il s'agit d'engorgemens à résoudre, de
forces à réparer ; il est impossible que des
distensions qui maintiendraient l'alongement
ne s'opposent à la guérison. Ainsi, tandis
que l'on emploie d'ailleurs tout ce qui peut
accroître l'activité de la nutrition, on ne saurait négliger la compression circulaire exercée
de la manière la plus solide, c'est-à-dire, par
le mode que nous venons d'indiquer. On a
employé, dans les cas de cette espèce, des
appareils plus compliqués, dans la vue de
rapprocher circulairement les os du bassin et
de relever l'os coxal, en prenant un point
d'appui sur l'épaule correspondante. Nous ferons remarquer que si, dans les cas dont il
s'agit, le membre et l'os coxal se laissent déplacer en bas dans certaines attitudes, ils
sont emportés vers le haut dans des attitudes
contraires ; d'un autre côté, que si un point
d'appui solide était nécessaire pour soutenir
le poids du membre, ce n'est pas sur la clavicule qu'il pourrait être pris. L'expérience
démontre que si le malade est tenu dans le
decubitus horizontal, cette attitude suffit

pour empêcher toute impulsion ascendante
et descendante ; surtout si la compression
circulaire est exercée avec la force et le soin
nécessaires. Il n'y a que cela de praticable
avec utilité, et si l'on ne néglige pas les moyens
propres à donner à la nutrition l'activité nécessaire , la compression peut suffire parmi
ces derniers accessoires. L'exercice a fait
preuve d'une grande utilité ; mais , pour le
permettre , il faut avoir déjà fait de grands
progrès dans le sens de la résolution et que la
compression circulaire soit assez solidement
établie pour suppléer provisoirement à la solidité des articulations.

C. *Déformations natives de l'articulation coxo-fémorale.*

Il est difficile qu'aucun mécanisme puisse
rien changer ni suppléer dans une articulation où les pièces osseuses manquent d'un
point d'appui mutuel , qui sont pourtant destinées à porter le poids de tout le corps. Heureusement que le travail insolite auquel les
ligamens et les muscles sont tenus pour pratiquer une station et une déambulation difficiles , donne à ces organes un développement

et des forces extraordinaires et proportionnées au besoin. Divers appareils fort ingé-
nieux ont été proposés et employés dans la
vue de suppléer à la solidité de l'articulation.
Si l'expérience les rend utiles, ce sera une
conquête méritoire.

Il faut réduire précisément aux mêmes termes tout ce que l'art peut posséder de secours pour les cas de luxation non réduite
du fémur : on sait bien que lorsqu'un déplacement est amené par les lésions organiqués
de l'articulation et que la maladie se borne
là , de nouveaux rapports s'établissent et deviennent quelquefois suffisans pour permettre
le rétablissement des fonctions.

§. IX. *Traitement des difformités des membres,
provenant des fractures non réduites.*

C'est principalement aux fractures de
l'avant-bras que doit être appliqué ce qui est
le mieux connu touchant les ressources de
l'art , par rapport aux fractures non réduites
et aux difformités qui en résultent.

OBSERVATION LXXI.

UNE jeune personne, âgée de 12 ans, se fit une fracture à l'avant-bras par une chute de sa hauteur, dans laquelle la paume de la main droite porta tout le poids du corps. Il y eut, au même instant, inflexion de l'avant-bras sur sa face dorsale, et saillie des quatre fragmens de la face palmaire : effort qui devait avoir rompu le périoste de cette dernière région dans les deux os. Un appareil méthodique fut mis en usage : la réduction en fut bien opérée dans le moment ; mais le praticien chargé de la malade s'étant trouvé distrait par d'autres objets, cet appareil ne fut renouvelé que fort tard. Alors, la fracture était réunie ; mais le déplacement des fragmens s'était reproduit dans le sens que pouvait permettre la déchirure des périostes. En conséquence, les quatre fragmens formaient une grande saillie dans le milieu de la face palmaire; les muscles fléchisseurs des doigts en étaient soulevés et tendus ; la main était fixée dans la flexion du corps ; les premières phalanges de tous les doigts étaient guindées dans le sens de l'extension et les suivantes dans celui de la flexion. Le tout était fixé et immo-

bile dans ses attitudes, et l'utilité de la main
eût été perdue pour jamais, si les choses eussent dû rester en cet état. Nous fîmes construire un appareil (1) composé de deux attelles de bois destinées à être placées sur les
faces dorsale et palmaire de l'avant-bras et de
la main ; l'une et l'autre étaient brisées, et
celle de la face dorsale était articulée par des
charnières dans toutes les sections : celles-
ci correspondaient à la fracture de l'avant-
bras, à l'articulation du corps, à celle des
premières phalanges des doigts. Des crampons
de cuivre servaient à régler la place des courroies à boucle, qui assujettissaient les diverses parties de l'appareil. L'attelle dorsale portait à chaque charnière un appareil composé
de deux potences articulées chacune avec un
sabot taraudé : les deux sabots recevaient chacun une extrémité d'un fuseau dont les deux
bouts étaient taraudés chacun en sens inverse;
la partie moyenne du fuseau taillée carrément
était menée à droite ou à gauche par un dé
à fourche, et ce mouvement donnait pour
résultat l'alongement ou le raccourcissement
du fuseau ; par conséquent ; la flexion ou

____

(1) Voyez les planches.

l'extension de l'appareil tout entier. Cet appareil fut placé d'abord sur le membre , en le conformant à la position vicieuse de celui-ci ; mais, en faisant jouer ensuite les fuseaux, il fut aisé de donner aux parties du membre difforme des impulsions contraires et tendantes au rétablissement des formes normales. De grands ménagemens furent employés d'abord ; mais ensuite il se trouva tant de facilité à vaincre toutes les résistances , que l'on ramena tout , et en assez peu de temps , aux formes convenables. Une remarque qui nous inspira le plus vif intérêt , est que les fragmens de la fracture se laissèrent parfaitement redresser, et que l'adhérence que les muscles fléchisseurs des doigts avaient contractée avec eux fut vaincue; en sorte que les mouvemens naturels de la main et des doigts furent complétement rétablis.

— La perfection de ce résultat est si grande, que l'on ne peut se refuser d'admettre que , pendant la durée du déplacement des fragmens , ces pièces osseuses passaient à travers une rupture des périostes correspondans au côté saillant de la fracture , que les surfaces libres des os avaient été plongées au sein des muscles fléchisseurs , que la réduction progressive des fragmens les avaient retirés de cette situation et les avaient remis en contact avec eux-mêmes en les dégageant des muscles qu'ils avaient blessés , et qui en furent remis en liberté. De là , le rétablissement des mouvemens avec une perfection que nous n'eussions pas osé espérer. Des faits où les mêmes phénomènes se sont passés tout-à-fait de la même manière , confirment l'explication que nous venons de donner du premier.

OBSERVATION LXXII.

Un garçon de 14 ans , fit une chute dans un escalier , de laquelle il résulta une fracture des deux os de l'avant-bras , avec déplacement très-étendu des fragmens du côté de la face palmaire. Un appareil ordinaire parut avoir réduit les fragmens et les maintenir dans des rapports naturels ; cependant , à chaque renouvellement de l'appareil , le déplacement était retrouvé. On accusait l'indocilité du malade ; on redoublait de soins , mais inutilement : chaque fois les fragmens étaient retrouvés déplacés dans le même sens et de la même quantité. Enfin , le terme du traitement de la fracture étant arrivé , la difformité ne put être dissimulée. On la crut définitive et sans remède ; mais, nous en jugeâmes autrement : un appareil semblable au précédent fut appliqué et obtint les mêmes avantages. La fracture fut complétement réduite; les muscles contracturés furent rendus flexibles, et les doigts et la main guindés et sans mouvement recouvrèrent toute leur mobilité.

Le cal était formé ; quarante-trois jours y avaient dû suffire, surtout sur un enfant : mais il était encore ductile, et les fragmens de la fracture pouvaient, à la faveur de cette propriété, être ramenés dans des rapports plus convenables.

OBSERVATION LXXIII.

Un enfant de 11 ans, fit une chute sur la paume de ses mains, en descendant rapidement sur un chemin incliné : il s'ensuivit une fracture des deux os de l'avant-bras avec les mêmes circonstances que dans les deux cas précédens. Le traitement eut lieu par les moyens ordinaires; et comme le jeune malade habitait la campagne, à une assez grande distance de son médecin, celui-ci le vit rarement et s'en rapporta à la jeunesse du fracturé pour la rapidité de la guérison. L'appareil ne fut pas refait pendant les trente jours qui suivirent son application. Lorsque le membre fut dépouillé, il fut trouvé dans l'état que nous avons déjà dépeint. On fit alors de grands efforts pour corriger ces défectuosités ; mais, on y employait des attelles et des bandes-de toile qui ne pouvaient réussir. Il nous fut présenté enfin, mais seulement deux mois et demi après l'accident. Nous doutions du succès ; cependant ceux que nous avions obtenus nous paraissaient très-encourageans. Nous essayâmes. Un appareil tout-à-fait semblable fut construit et appliqué : il y eut de la résistance, non pas quant à la fracture dont les fragmens se laissèrent parfaitement ramener dans leurs rapports naturels ; mais, par rapport à la contracture des muscles, qui ne céda qu'avec beaucoup plus de difficulté. Il fallut employer la gymnastique de concert avec la puissance de l'appareil, et le traitement dura un an. Cependant, le succès fut presque entièrement complet.

— Les difficultés que ce cas a présentées, ont tenu uniquement au temps qui s'était déjà écoulé depuis que la fracture et sa réunion existaient. L'expression des faits précédens, celle de ceux qui vont suivre, le démontrent fort clairement.

OBSERVATION LXXIV.

Un villageois, occupé à transporter des fardeaux sur une charrette, de son village à la ville voisine, jeune homme fort et actif, et âgé de 25 ans, fit une chute à bas de sa voiture et se fractura les deux os de l'avant-bras, avec le déplacement des fragmens que nous avons déjà signalé. Un appareil ordinaire fut appliqué, et son médecin lui ayant permis imprudemment de continuer de conduire sa voiture, il ne se présenta plus qu'après quarante jours. Le déplacement des fragmens avait persisté, et le malade ne put faire aucun usage de sa main, guindée dans la situation bizarre que nous avons déjà dépeinte. Du temps fut encore perdu en efforts inutiles, et bien plus encore par la construction de l'appareil que nous indiquâmes, mais qui n'était pas prêt. Nous arrivâmes ainsi au soixantième jour avant d'avoir rien entrepris de sérieux. Enfin, l'appareil fut appliqué ; il demeura cinquante jours en place. Il redressa parfaitement les fragmens, étendit la main et les doigts, et rétablit entièrement la liberté des mouvemens.

OBSERVATION LXXV.

En ce moment même, nous donnons des soins de la même espèce à un enfant de la campagne, âgé de 9 ans. Il porte l'appareil depuis sept semaines, et le résultat est déjà complet. Il sera rendu incessamment à la liberté et entièrement guéri.

Nous aurions dû raconter un plus grand nombre d'observations que nous ne l'avons fait dans le cours de ce travail, pour chacun des points dont il se compose, parce que ce dont il s'agit ici, est neuf et mérite d'être bien démontré par un nombre suffisant de faits. Nous aurions pu en augmenter encore le nombre ; mais ceux que nous venons d'exposer, nous paraissent capables d'entraîner la conviction.

Nous avons dit précédemment que, dans les fractures de la partie inférieure de la jambe, les fragmens inférieurs sont presque constamment entraînés en dehors et en arrière. La disposition des muscles explique ce

phénomène , et il a lieu d'autant plus sûrement que la même cause entraîne presque
constamment une direction oblique déterminée dans la solution de continuité. Le sens
de la coupe est tel, qu'il n'y a que ce déplacement de possible. Cependant une coupe oblique et des muscles longs et isolés, non-seulement tirent les fragmens inférieurs en dehors
et en arrière ; mais encore les font légèrement
chevaucher. On sent aisément que cette dernière espèce de déplacement rend impossible
le rétablissement des rapports naturels par la
seule inclinaison réciproque des fragmens ,
comme on peut le faire à l'avant-bras. Si l'on
incline les fragmens inférieurs en dedans pour
reporter le pied au-dessous de l'axe de la
jambe , on dévie dans un autre sens l'axe de
la partie inférieure de la jambe et celui du
pied lui-même (1). Cependant, il ne peut y
avoir d'autre restauration possible, au moins
dans l'état actuel des choses : de là vient que
nous étions autorisés à dire , comme nous
l'avons fait ci-dessus, que l'on ne peut corriger cette espèce de difformité, qu'en introduisant une difformité d'une espèce différente.

(1) Voyez les planches.

§. X. *Traitement des déviations de la jambe.*

Nous avons dit précédemment qu'il n'est guère possible de [compter sur le retour des ligamens fortement alongés. La chose n'est pas impossible; beaucoup d'exemples en sont connus, et nous en avons cité nous-mêmes; mais, lorsqu'il est possible d'invoquer un autre secours, il n'y faut pas manquer, sans négliger les moyens directs de restauration des organes affectés. On peut, en effet, lorsque la jambe, mal assujettie dans le genou, se laisse dévier en dehors ou en dedans, tenir ce membre constamment incliné du côté opposé à celui de l'inflexion. Ce n'est pas raccourcir directement le ligament latéral qui se trouve trop long; mais, en donnant indirectement aux condyles l'occasion de s'accroître inégalement, on rétablit aussi par des proportions relatives accidentelles, les conditions des proportions normales. Cette restauration est aisée et rapide, lorsqu'on l'entreprend sur des enfans en bas âge; tous les praticiens sont d'accord là-dessus, et ce que nous avons vu est parfaitement conforme au témoignage général. L'instrument que nous y avons em-

ployé est une attelle brisée, tenant à des berceaux élastiques destinés à embrasser la jambe
et la cuisse. Vis-à-vis l'articulation du genou
est une charnière latérale, dans laquelle une
vis courte imprime aux deux parties de l'attelle des mouvemens opposés : ainsi, en plaçant l'appareil du côté de la concavité du
membre, quel que soit le sens de la déviation, on a toujours un tirage appliqué au genou et une pression appliquée à la jambe et
à la cuisse (1). Les enfans peuvent garder cet
appareil, jour et nuit, sans le moindre inconvénient ; il n'y en a pas non plus à ce qu'ils
soient privés, pendant la durée du traitement, des mouvemens du genou : cette condition est nécessaire pour que l'action de l'appareil s'applique avec exactitude sur les points
où elle est utile. Les malades peuvent marcher, quoiqu'ils soient privés de la liberté de
cette articulation ; et, quand on la leur rend,
ils en usent tout aussitôt, comme s'ils en
avaient toujours joui.

Ordinairement une année de ce traitement
est suffisante pour rétablir les formes naturelles, au moins depuis l'âge de 5 ans jusqu'à

(1) Voyez les planches.

celui de 10 ; nous en avons des exemples assez nombreux dans cette période , et la guérison a été assez rapide et solide (1). Nous ne pouvons dire ce qu'il en serait , passé cet âge. Nous n'avons pas eu d'occasion de l'observer ; il nous paraît probable que les choses iraient au moins plus lentement.

§. XI. *Traitement des pieds-bots.*

A. *Dans les douze premiers mois de l'enfance.*

Dans la plus tendre jeunesse , le pied-bot peut être traité et guéri facilement. Les muscles auxquels il s'agit de résister, ont peu de développement et de contractilité : des forces très-légères suffisent pour lutter contre eux , les tenir dans un état constant d'alongement, et rétablir l'harmonie la plus étendue. A cette époque , une bande de flanelle , disposée autour du bas de la jambe et du coude-pied , de manière à ramener le pied dans l'axe de

______
(1) Nous nous abstenons à dessein d'en citer les détails : ces faits sont assez communs pour que chacun en connaisse des exemples.

la jambe, peut suffire pour corriger le vice natif, si ce petit appareil est entretenu avec soin, et pourvu que l'on ait, en même temps, celui de préserver la peau de toute violence, de toute inflammation, et du contact prolongé des urines et des matières excrémentitielles.

Plusieurs écrivains avaient énoncé cette opinion, et parmi eux on peut citer avec confiance l'illustre *Scarpa*. Nous pouvons attester aussi avoir souvent tiré parti de ce même moyen, et un grand nombre de praticiens pourraient citer aussi des faits démonstratifs. Au reste, il s'agit de l'observation tirée d'enfans traités de la sorte en bas âge, et revus sans difformités aux pieds, passé l'âge de 12 ans ; sans ces conditions, l'observation ne serait ni complète, ni démonstrative. Or, nous pourrions citer, si nous voulions grossir sans nécessité ce travail, un grand nombre d'enfans que nous avons fait établir autour de nous pour pouvoir les suivre des yeux, de l'âge de deux mois à celui de quinze, auxquels nous avons appliqué nous-même le plus souvent, ou fait appliquer sous nos yeux par un aide intelligent, un appareil fait d'une bande de flanelle maintenant le pied incliné en dedans ou en dehors (1). Ce traitement a été continué pendant six mois, un an au plus ; et son succès a été complet, toutes les fois qu'il pouvait l'être.

En finissant, il est important de prendre deux précautions. La première consiste à adopter le brodequin pour chaussure ; le point d'appui qu'il prend à la jambe, maintient le pied dans l'axe du membre, même après la suppression de l'appareil. La seconde consiste à tenir pendant long-temps la semelle de la chaussure un peu plus épaisse sur le côté du pied que la difformité tendrait à abaisser.

Pour sentir l'importance de ce soin, comme de tout celui qu'il faut mettre au bandage roulé de flanelle, il faut ne pas perdre de vue la démonstration acquise que les pieds-bots sont déterminés par un développement de certains muscles de la jambe ; que le principe fondamental du traitement de ces difformités, est d'appliquer aux muscles courts

(1) Il est important de graisser la peau, avant l'application du bandage, avec de l'huile douce ou légèrement aromatisée, et de finir par envelopper l'appareil et le membre de taffetas gommé, pour les défendre de toute souillure.

une extension permanente ; que cette condition peut donner à l'acte nutritif l'activité
nécessaire pour qu'il serve à réparer le vice
natif des organes défectueux. C'est un surplus
qu'il s'agit d'obtenir d'abord ; et il paraît que
la distension habituelle, mais modérée, est le
stimulant qui réussit le mieux à produire cet
effet : au moins est-il certain que l'usage des
appareils propres à rétablir la situation naturelle du pied, fait apparaître en même
temps, s'ils ont du succès, les reliefs des
muscles défectueux, qui étaient tout à la fois
courts et atrophiés, tandis que des topiques
stimulans et toniques n'ont jamais obtenu un
pareil résultat.

Que l'on ne pense pas que les mouvemens
permis par le moyen des appareils soient ce
qui ramène la nutrition et le développement
des muscles : si cette explication est vraie et
utile à la pratique pour les cas où la déambulation peut avoir lieu, c'est-à-dire, chez
des enfans plus avancés en âge, elle n'est pas
admissible envers les enfans à la mamelle ;
et cependant chez ceux-là aussi l'on observe
le développement du volume des muscles,
en même temps que celui de leurs forces
contractiles et du retour du membre à sa po-

sition normale, lorsque l'appareil en a la puissance et qu'il agit d'une manière continue et suffisante. Il peut donc passer pour démontré par les faits, que l'extension continue des muscles trop courts et atrophiés peut seule accélérer leur développement réel en longueur et en épaisseur. Or, il importe qu'elle ne cesse jamais de s'exercer, tant que dure le travail de leur accroissement normal : la moindre différence en plus apportée dans ce même travail, peut rétablir l'harmonie ; mais aussi le vice en moins résultant des conditions natives, doit faire craindre que, si l'influence artificielle vient à cesser tant que le travail d'accroissement a lieu, sa marche primitive ne se rétablisse et le vice natif des proportions ne reparaisse.

Il ne suit pas de là la nécessité rigoureuse de continuer l'extension sur les muscles courts, telle que pouvait l'exercer un appareil spécial, autant de temps que durent le développement et l'accroissement du corps : l'expérience démontre qu'il est très-possible que l'impulsion étant donnée, dès l'âge le plus tendre, par une extension suffisante et assidue, l'organisme la conserve, et que le développement, la nutrition des muscles courts gardent l'accélération qu'ils en ont reçue. Alors, on voit le volume des deux membres se maintenir égal malgré la suspension, la cessation totale du traitement qui a produit d'abord cette influence. C'est ainsi que, au témoignage de tous les écrivains, on a pu, comme nous l'avons pu nous-mêmes, abandonner toute espèce de soins, passé les premiers mois ou les premières années, et voir se maintenir cependant les bons effets qu'un traitement borné avait produits. Mais, les choses peuvent bien ne pas se passer ainsi. Il est fort possible que l'harmonie des fonctions ne se conserve pas, que l'accroissement de l'acte nutritif décline ; et alors, après avoir obtenu un succès complet, on peut voir, à l'occasion d'un accroissement notable et rapide du sujet, reparaître une difformité que l'on avait vue guérie et que l'on avait dû croire solidement effacée. Ainsi, des praticiens de bonne foi ont proclamé la reproduction tardive de la difformité. Nous pouvons assurer que des faits assez nombreux ont établi incontestablement à nos yeux, que la rechute du pied-bot est très-possible, pour peu que l'on néglige l'usage des moyens propres à assurer le guérison. Dire *à priori* dans quel cas la chose

arrivera , est impossible. Or , si par des précautions simples et sûres on peut se tenir en
garde contre ces accidens , il serait bien imprudent de les négliger.

Ainsi, au moins à titre de surveillance continue , une chaussure qui incline légèrement
le pied en sens inverse de la difformité , a le
double avantage de maintenir le membre
dans la position normale , même dans une
légère exagération qui continue l'extension
prédominante des muscles dont la longueur
était un défaut , et celui de donner un moyen
facile d'apprécier la résistance nouvelle et
démesurée de ces mêmes muscles , et d'avertir
du besoin de leur appliquer de nouveau une
force extensive réelle , avant que la difformité
soit reproduite. En effet , une chaussure dont
la semelle n'a pas une épaisseur égale , porte le
pied sur un plan incliné dans le sens transversal , c'est-à-dire , opposé à celui de la difformité : s'il n'y a pas de résistance de la part
des muscles qui étaient primitivement courts,
la semelle doit être usée également dans tous
les points de son étendue ; dans le cas contraire , le côté le plus épais doit être usé plus
rapidement. Ce témoignage assuré de le pression plus grande du bord du pied qui tend à

s'abaisser dans la mesure de l'accroissement de cette tendance , avertit du besoin de recourir de nouveau à l'usage d'un appareil.

B. Dans la seconde année.

Passé les douze premiers mois de l'enfance , il est rare que le bandage de flanelle suffise : il y a même des cas dans cette première période , où l'on ne peut pas s'en contenter. Nous avons vu particulièrement la déviation en dehors portée au point de mettre en contact le dos du pied avec la face externe antérieure de la jambe ; et , parvenue à ce point extrême dès la naissance , elle nécessite alors des moyens bien plus puissans. Il est rare que la déviation en dedans , ni l'inclinaison en bas soit aussi avancée à cette époque ; mais la chose n'est pas sans exemple.

Ces distinctions n'ont pas été introduites par les auteurs. Nous ne pouvons donc nous étayer des faits observés par les autres ; et , malgré notre répugnance , nous sommes contraints de n'invoquer que notre propre autorité. Nous devons donc dire que nous avons trouvé , en général , une grande différence entre les difformités de cette espèce dans la première année de la vie et dans la seconde ,

ou plus généralement au-delà de cette première période. Les muscles courts opposent
une bien plus grande résistance sans doute,
parce qu'ils sont d'une structure plus parfaite. La force d'un ressort est nécessaire
pour balancer suffisamment ou surmonter
leur action et tout à la fois leur force de co-
hésion sans danger et sans inconvéniens. Voici
de quelle manière nous l'avons mise en usage
avec succès.

Un berceau composé de bandes de ressort
de pendule engagées entre deux peaux de
veau , sert à embrasser exactement la jambe
dans les deux tiers inférieurs de sa longueur
et se fixe par des boucles. Dans l'épaisseur
de cette enveloppe est engagée une lame
élastique, verticale, plus forte et plus étroite
inférieurement que supérieurement, terminée
en bas et en dehors par un bouton saillant.
Cet appareil se place du côté vers lequel le
pied doit être ramené , et plus ou moins en
devant ou en arrière, suivant le degré d'obliquité contraire à donner à l'effort de rectification , lequel doit toujours être en opposition complète. Une courroie matelassée, qui
se place par-dessus un bas et qui est con-
duite autour du coude-pied et du bas de la

jambe , est fixée par ses deux extrémités au bouton de la lame verticale , en faisant faire à celle-ci une déviation proportionnée à l'intensité de l'effort nécessaire pour ramener le pied à sa situation normale. L'emplacement des contours de la courroie peut être varié , en sorte que l'on peut éviter aisément de fatiguer un même point de la peau , et de tomber dans le grave inconvénient des ulcérations.

Cet appareil ne peut permettre la déambulation ; mais , il est fort applicable aux enfans les plus jeunes : on peut varier sa force d'action par celle de la lame verticale qui l'exerce et par la déviation qu'on lui donne. Sur ce dernier point il est important de savoir que le moyen d'aller vite n'est pas de déployer de grandes forces , dès le début ; mais bien plutôt de les ménager et de ne les accroître , qu'autant que de premiers progrès permettent d'en rechercher d'autres. L'expérience nous a appris que la meilleure manière d'en juger est le calme de l'enfant. La succession régulière du sommeil et de la veille est la mesure la plus fidèle de la santé et de l'impassibilité à cet âge. C'est elle qu'il faut consulter avec soin pour juger sans erreur , si les forces employées pour surmonter la résistance des muscles courts, ne sont pas portées au point d'irriter et d'enflammer ces mêmes organes. Tant qu'un enfant dort paisiblement aux époques ordinaires de la journée ou de la nuit, et le nombre d'heures accoutumé, on peut être rassuré sur le danger qui pourrait accompagner les manœuvres pratiquées sur un membre difforme ; mais aussi, pour peu qu'il témoigne de l'inquiétude et de la douleur, il est important de tout vérifier attentivement : ou les forces employées sont démesurées, ou bien l'un des points sur lesquels on agit est en souffrance. Le moindre défaut dans l'appareil ou dans le vêtement qui le double, le plus simple pli, etc., sont capables de causer de grandes douleurs à cet âge où la sensibilité est si exquise, et les plus graves accidens peuvent en résulter, parce que la douleur, à cet âge, trouve partout du retentissement : ce n'est pas seulement des ulcérations et l'embarras local qu'elles causeront dont il faut se défier, quoique ces inconvéniens soient bien graves ; mais bien plutôt des phlogoses viscérales sympathiques que la douleur amène facilement à cet âge.

On voit que notre dessein n'est nullement
de dissimuler aucun des inconvéniens attachés au traitement des pieds-bots chez les
plus jeunes enfans ; il nous paraît bien plus
utile de les signaler aux praticiens, afin que
l'on mette le soin nécessaire à les éviter. Cette
vue pratique serait bien moins importante,
s'il n'était d'un si grand intérêt de chercher
à corriger de bonne heure la déviation des
pieds. Ce que nous avons dit jusqu'ici des
causes de ces déformations et des conditions
de succès de tous les efforts tendant à les
effacer, doit suffire pour faire sentir qu'il
doit être infiniment plus avantageux d'agir
sur des muscles encore fort extensibles et en
voie d'accroissement : peu de forces, des
épreuves de peu de durée, peuvent suffire
alors, et plus tard on sera engagé dans toutes
les vicissitudes d'un traitement long, difficile, et qui n'est pas autant exempt d'obstacles et de danger qu'on a voulu le faire croire.
On a conseillé d'attendre l'époque où les enfans sont capables de marcher, afin de faire
servir la déambulation elle-même : ce conseil est irréfléchi ; l'exercice ne peut servir à
la restauration, qu'autant que celle-ci est déjà
assez avancée pour diriger la plante du pied

vers le sol : sans cette condition , la marche ne servirait qu'à confirmer la difformité , vicier l'action des appareils , ou exagérer intempestivement leur force. Il n'y a donc aucun avantage , il y a de grands inconvéniens à laisser subsister les difformités jusqu'à un âge où il sera plus difficile de les combattre , et à laisser échapper une période de la vie , où le vice natif des organes est moins prononcé et tient à des causes moins difficiles à combattre.

C. *Après les deux premières années de l'enfance.*

Non-seulement les progrès de la nutrition ont donné alors aux tissus musculaire et tendineux une bien plus grande perfection , une bien plus grande densité ; mais ces mêmes changemens se sont opérés alors aussi sur tous les organes fibreux qui constituent les appareils articulaires et tous leurs supplémens. Or, dans la déviation en dedans , le ligament articulaire interne du pied , si puissant dans l'ordre naturel , est court et s'oppose de toute la densité de son tissu à l'inclinaison du pied en dehors ; l'aponévrose plantaire , son bord interne surtout , parcourt un espace moins étendu entre l'extrémité postérieure du calcaneum et l'extrémité antérieure des os mé-

tatarsiens , que ses languettes terminales em-
brassent ; le ligament plantaire appelé *filamenteux* , éprouve la même anomalie dans
son côté tibial. De même , dans la déviation
extérieure , des vices opposés se font remarquer , pour les mêmes raisons qui font que
les organes les plus durs , les os eux-mêmes ,
se laissent déformer par une action constante
et inévitable , ou par l'isolement continu. Les
organes que nous venons d'énumérer , tenus
dans un rapprochement constant de leurs
extrémités , ont manqué de la direction spéciale qui marque l'étendue du développement. Ainsi , un vice natif de l'acte nutritif
engendre un vice semblable dans les produits
de cet acte lui-même ; ainsi , en laissant vieillir
une difformité première , bornée d'abord à
quelques muscles , on lui laisse la liberté de
s'étendre à d'autres organes et de multiplier
par là les obstacles et les difficultés.

Ceux qui ont proposé de n'employer que
des appareils élastiques pour vaincre ces difficultés , d'y faire servir surtout la déambulation elle-même , n'en ont pas connu toute
l'étendue. Des difformités légères peuvent
être corrigées de la sorte sans doute. L'as-
sertion de personnes dignes du plus grand

respect l'atteste ; mais l'expérience prouve aussi qu'il est des cas bien plus difficiles , et pour lesquels ce n'est pas trop de toutes les ressources de la mécanique morte la plus puissante. Nous avons eu affaire non-seulement aux difformités les plus avancées ; mais encore il nous a fallu lutter souvent contre les embarras créés par des efforts mal calculés par d'autres praticiens, et des cicatrices qui en résultaient, placées précisément sur les points où devait être pris le point d'appui des instrumens à mettre en usage. Nous pouvons attester que ces deux causes réunies nous ont fait sentir tout ce qu'il y a de difficile et de mal compris jusqu'à présent dans cette partie de la thérapeutique.

Il est très-avantageux , sans doute, de pouvoir faire agir de concert les efforts de la mécanique et les effets de la déambulation, pour ramener un pied à la direction normale. Mais, pour cela , il faut que la réduction puisse être immédiatement complète. Sans cette condition , il se fait des pressions obliques du sol sur le bord externe ou interne du pied; pressions qui dénaturent totalement le produit et le sens de celles qu'un appareil exerce. Non-seulement l'expérience nous a démontré que l'on ne peut , que l'on ne doit permettre la marche , que lorsque , sous l'action de l'appareil , la région plantaire peut fouler le sol ; mais encore nous avons acquis la conviction que les empiriques, qui font mystère de leurs procédés, interdisent la marche pendant la première partie du traitement ; car , leurs sujets , pendant cette période , ne présentent aucune accumulation de l'épiderme à la plante du pied : la peau y est douce et nue comme à la paume de la main d'un oisif.

Tant que dure cette partie du traitement , que nous appellerons première période , l'usage du membre déformé doit être interdit; mais , on ne doit pas tenir le malade dans le repos : un jeune enfant surtout aurait beaucoup à souffrir de la privation de l'exercice et de l'air extérieur. Si un seul pied est vicié , l'usage des béquilles peut lui permettre le mouvement qui lui est nécessaire , même pour le succès du traitement appliqué à la difformité. C'est un vice de constitution que l'on s'attache à corriger ; il importe que la fonction s'exerce dans toute sa plénitude pour en retirer un résultat. Si les deux pieds sont viciés , le même moyen d'exercice ne peut plus suffire.

Dans ces cas-là nous avons employé avec un grand avantage le fauteuil à engrenage, bien connu et employé dans toutes les infirmeries pour les convalescens de fractures ou d'amputations, et décrit dans les *Mémoires de l'Académie des Sciences de Paris*. Nous en avons seulement tenu les roues plus hautes, afin que, avec moins de travail, le malade puisse faire plus de chemin. Pour manœuvrer ce siége, et surtout pour le guider dans les allées d'un parc ou tout autre lieu de promenade, il faut des efforts auxquels doivent participer toutes les parties du corps, à l'exception des membres inférieurs. Ainsi, on consacre à l'exercice tout ce qui peut y être assujetti, et l'on peut compter pour tout le reste sur les effets de la sympathie.

Pour agir sur le pied dévié en dedans ou en dehors, il faut adopter un appareil qui fixe la jambe et fournisse des points d'appui solides pour agir sur le pied en masse, ou sur chacune de ses parties, et, au besoin, dans toutes les directions.

Une gouttière de bois matelassée (1) remplit les conditions les plus souhaitables pour

(1) Voyez les planches.

les indications diverses que l'on peut avoir à remplir. Pour bien concevoir l'utilité que l'on peut trouver dans cet instrument, il faut se ressouvenir que le vice fondamental, dans la plupart des pieds-bots, surtout de l'interne, est dans la briéveté des muscles du mollet ; que la première déviation du membre a été une extension forcée ; que la déviation latérale est secondaire, produite par l'alongement consécutif de l'un des ligamens latéraux des muscles péroniens, et qu'elle a été exagérée ensuite par la marche. Ainsi, pour procéder le plus avantageusement possible dans la réduction d'un pied-bot de cette espèce, de ceux où la déformation est la plus étendue, pour ne pas affronter toutes les difficultés à la fois, pour les vaincre en détail, et, par conséquent, plus facilement, il faut commencer par ramener le pied dans l'axe de la jambe, avant d'en élever la pointe ; il faut effacer les vices de position, en suivant l'ordre même de leur accomplissement. On cherchera donc à surmonter d'abord l'espèce de contracture du ligament latéral interne, du bord antérieur de l'aponévrose plantaire, et du côté correspondant du ligament plantaire commun. Toute résistance de ce côté étant vaincue , il s'agit de ramener la pointe du pied en devant , c'est-à-dire , la totalité du pied dans la flexion, et par conséquent, d'appliquer l'extension permanente aux muscles du mollet et à leur tendon commun.

La première partie de cette manœuvre est facile ordinairement , si l'on en excepte une condition que nous n'avons encore vu remplie par aucun des procédés connus ou employés mystérieusement. Nous voulons parler de la cambrure excessive que contracte la voûte du tarse, et qui résiste ordinairement à toutes sortes d'efforts ; aussi , après les guérisons les plus parfaites possibles , nous avons toujours vu la voûte plantaire ou tarso-métatarsienne conserver son exagération. Heureusement que cette partie de la déformation n'influe que peu sur le libre exercice des fonctions du pied , et que , à l'exception d'une légère tendance de la pointe du pied en dedans, la marche n'a pas d'autre défectuosité.

La jambe étant fixée dans la gouttière par des courroies matelassées , des presses propres à embrasser le bord interne ou le bord externe du pied , le repoussent dans l'une ou l'autre direction , en se conformant à toute la tendance du pied entier vers l'extension. Cette

partie du traitement n'est ni pénible , ni douloureuse ; elle ne s'exerce que sur le ligament
latéral de l'articulation du pied , correspondant au côté de l'inclinaison morbide. Jamais
ce ligament , l'interne même , ne présente
assez de densité pour qu'une partie de l'effort
dont il est alors le principal objet, puisse
s'étendre à l'aponévrose plantaire ou au ligament filamenteux , lesquels maintiennent la
voussure de la région plantaire , pendant que
le pied en masse se laisse ramener en dehors
sans résistance.

Il serait bien avantageux de pouvoir pousser alors la restauration plus loin , sous le
rapport de la déformation latérale. C'est même
le moment de le tenter , malgré la rareté du
succès. Deux genres d'efforts différens peuvent
y être employés tour à tour ou de concert.

1.° Deux points d'appui étant pris , l'un
au côté interne du talon , de manière à résister à un effort ultérieur de rotation en dehors de la pointe du pied , l'autre dans l'échan-
crure figurée par le retrait de l'os cuboïde
entre la base du cinquième métatarsin et le
calcanéum , on peut poursuivre la pression
exercée sur le bord interne du pied , pourvu
qu'elle agisse immédiatement derrière l'arti-

culation digitale du premier os métatarsien, et que le coussin de la presse embrasse le bord interne et les deux faces du pied. Il s'ensuit un effort transversal qui tend à faire marcher, de dedans en dehors, l'ensemble des extrémités digitales des os métatarsiens, et à les incliner en dehors sur leur base. Les lumières anatomiques feront sentir aisément que la difficulté consiste dans la nécessité d'agir ainsi indirectement, mais ensemble, sur toutes les parties de la plante du pied, dont il serait nécessaire d'obtenir l'alongement. Leur résistance se fait en masse ; et, malgré le soin de reprendre sur plusieurs points la somme totale des efforts que l'on exerce, la peau s'en fatigue, la pression produit aisément des ecchymoses, et l'on est contraint de suspendre bientôt et souvent ; ce qui fait perdre rapidement les avantages que l'on a pu obtenir. Une variation de ce procédé que nous avons été contraints d'adopter, soit pour délasser les points de la peau fatigués par la compression, soit pour éviter des cicatrices placées précisément au dos et au bord externe du pied, consiste à fixer particulièrement la jambe contre le bord interne de la gouttière par une ou plusieurs

courroies , tandis que l'on continue la pression sur le bord interne du pied , près la base
du gros orteil : c'est alors la malléole externe
qui sert de contre-appui ; mais , le pied élude
une partie de l'effort par la rotation qu'il demeure libre d'exécuter , à moins que l'on ne
puisse appliquer une autre presse au côté
interne du talon.

2.º Une semelle plate étant appliquée à la
plante du pied , une pièce légèrement cambrée embrasse le dos , et deux presses faisant
marcher ces deux pièces l'une contre l'autre ,
l'effort qui en résulte , tend à *défoncer* la
plante du pied et à alonger les parties molles
qui en occupent la concavité. Ceci est un effort indirect , il ne s'exerce pas sur toutes les
résistances ; cependant il peut en affaiblir
plusieurs et préparer ainsi le succès du précédent. Mais , pour peu que la difformité soit
ancienne et le sujet âgé , ce vice est ineffa-
çable , et le plus souvent on est contraint
d'y renoncer. Heureusement que la restauration peut être étendue et utile dans cette condition.

Après avoir reporté la masse du pied dans
l'axe de la jambe et avoir tenté plus ou moins
heureusement d'effacer la voussure de la ré-

gion plantaire , il faut ramener la pointe du pied en avant et en haut , c'est-à-dire , la masse entière dans le sens de la flexion. Une articulation en charnière horizontale , ménagée dans le bas de la gouttière au niveau de l'articulation tibio-tarsienne , permet de ramener le tout dans le sens convenable par le moyen d'une vis de rappel. Cette partie du traitement est ordinairement douloureuse , parce qu'elle porte une extension réelle et quelquefois assez grande sur l'ensemble des muscles du mollet. On est obligé souvent de suspendre ; mais bientôt on peut employer la marche , et la pression du sol exerce sur les mêmes muscles un alongement alternatif et inévitable , le plus souvent bien plus étendu que celui que les appareils peuvent exercer. A ce point, la marche peut rendre de grands services , et elle doit être fortement recommandée ; mais elle ne peut être pratiquée sans un appareil propre à maintenir les réductions déjà obtenues. Ici commence la *deuxième période* , laquelle n'exige pas moins de soins que la première (1).

(1) Les apparitions de difformes presque guéris , devant les Académies où ils sont produits avec une

Tous les appareils qui ont été employés à cet usage , sont une variation plus ou moins ingénieuse du sabot de *Venel* , armé d'un berceau qui se raccorde au côté externe de la jambe. L'esprit de cet appareil consiste dans un emboîtement du pied , de la plante au dos , avec un levier qui maintient son inclinaison au dehors et qui prend un point d'appui à la jambe. Il est extrêmement aisé de sentir que ce moyen ne peut opérer que l'inclinaison du pied en dehors, sans agir sur la voussure plantaire et sans permettre les mouvemens de flexion et d'extension dans l'articulation tibio-tarsienne, ni dans celles du pied. On ne va pas loin dans cette carrière , sans éprouver la nécessité de quelque invention , parce que les cas ne se ressemblent guères , lorsqu'il faut proportionner les moyens au besoin.

L'instrument dont nous avons fait le plus grand usage et qui nous a été le plus utile , parce qu'il répond à la plus grande variété

chaussure simple , sont autant de déceptions, comme le prouve le mystère dont on entoure les moyens employés. Ceux qui ont pratiqué ouvertement cette partie de l'art , savent bien que ce n'est pas avec ces chaussures que l'on guérit les pieds-bots.

possible d'indications, est représenté dans les dessins qui accompagnent cet ouvrage (1). Il est composé d'une demi-gouttière qui emboîte la région du mollet jusqu'au jarret, d'une semelle qui s'articule à charnière transversale, avec un berceau qui termine la gouttière. Cette dernière fixe la jambe au moyen de courroies transversales ; une courroie oblique passe sur le cou-de-pied et fixe le talon contre son emboîtement propre. La semelle est brisée horizontalement et les deux parties marchent au moyen d'une vis : cette dernière pièce, lorsque le pied est assujetti par trois courroies qui se balancent alternativement, sert à dérouler le pied et à maintenir ouverte, autant qu'il se peut, la voussure tarsienne. Au-dessus de la charnière de la semelle est une articulation à douille verticale, propre à permettre des mouvemens de rotation, et qui se fixe au point désiré par une vis de pression. Enfin, au niveau de l'articulation tibiotarsienne est un axe horizontal avec un registre propre à permettre une déviation en masse du pied en dehors ou en dedans.

Cet appareil permet la déambulation, et

______

(1) Voyez les planches.

peut satisfaire à tous les besoins possibles résultant de la difformité la plus compliquée.
C'est par l'expérience progressive et la nécessité de satisfaire une à une à toutes les indications que les cas de cette espèce peuvent
présenter, que nous avons fini par construire
un instrument propre à donner tous les résultats nécessaires.

Une remarque curieuse et que l'on n'avait
certainement pas présentée, c'est que la trop
grande légèreté des appareils de cette espèce
avec lesquels les difformes doivent marcher,
est un vice nuisible auquel nous avons été
contraints de remédier. Une des conséquences du pied-bot en dedans est la nécessité de
tourner la jambe en dedans par une rotation
forcée, afin d'aider l'ébranlement complet
du pied et d'accélérer le moment où la déambulation se fera pleinement sur le dos du pied
pour éviter la douleur de la pression du bord
externe ; il s'ensuit quelquefois , surtout
quand la maladie est native et que le sujet
a vieilli avec elle, une viciation consécutive
des articulations du genou et de la cuisse qui
confirme cette attitude , ou tout au moins
une habitude vicieuse du port du membre ,
que les muscles ramènent dans la même situa-

tion , malgré la rectification du pied qui la rend inutile. Des appareils bien plus compliqués , agissant sur les articulations tibio-fémorale et coxo-fémorale , sont nécessaires lorsque les surfaces osseuses de ces articulations ont souffert , et que le sujet est assez jeune pour espérer le succès des soins que l'on peut se donner dans cette vue particulière. Nous avons éprouvé que ces appareils ne sont pas indispensables , lorsqu'il n'y a que habitude vicieuse ; mais cette habitude ne peut être vaincue que par la pesanteur de l'appareil employé pour agir sur le pied. Nous avons été contraints de changer à dessein des appareils trop légers , qui , en cet état , laissaient subsister le vice , tandis qu'un plus grand poids le corrigerait totalement. La force nécessitée pour soulever une chaussure lourde , déconcerte la combinaison d'action musculaire qui s'employait à la rotation du membre. Il ne faudrait pas croire cependant qu'il s'agisse d'employer à cet usage de véritables fardeaux: quelques onces de plus ou de moins dans le poids de la chaussure , peuvent faire une grande différence dans les résultats , et on peut les obtenir par l'addition d'une lame de plomb dans l'épaisseur de la semelle , après que tout est terminé. Il est utile , en effet , de réserver pour la dernière chose , l'appréciation de ce besoin , et d'attendre que le malade ait fait usage de l'appareil ; l'expérience fait mieux juger de ses effets : et si , malgré la perfection éprouvée de toutes les parties de l'appareil , et sans qu'il y ait aucun vice mécanique dans les articulations du genou ou de la hanche , dans les muscles de la cuisse , la pointe du pied se porte notablement en dedans par la rotation vicieuse de tout le membre , il faut essayer une lame de plomb engagée dans l'épaisseur de la semelle , faire plusieurs tentatives, et varier le poids de la lame essayée. Ordinairement on constate bientôt une différence, et l'on se fixe à l'usage du poids que ces tâtonnemens ont démontré nécessaire.

Lorsque la marche est libre , il reste longtemps encore une résistance marquée aux muscles du mollet, qui s'opposent à la flexion complète du pied. L'exercice , le poids du corps sont les véritables forces employées à lutter contre ce vice ; mais , pendant le sommeil de la nuit , ces forces n'agissent pas , et l'on peut compter cet intervalle comme très-propre à faire perdre une partie de ce que l'on a pu gagner dans le jour. Il est donc bien

important que la nuit se passe sous l'action
des appareils que l'on emploie pendant que
l'on maintient le malade dans le repos : l'effort propre à ramener le pied dans la flexion
y est attaché, et, sous ce rapport, la nuit
n'est pas un temps perdu. Ce soin est d'une
grande importance ; les praticiens éprouve-
ront qu'on ne le néglige pas impunément.

On peut aussi, dans le jour, user d'un exercice spécial, qui porte jusqu'à sa dernière limite la flexion entière du pied ; sa tendance à
l'extension, qui est le vice fondamental le plus
ancien de tous, est aussi celui qui résiste encore après tous les autres, et qui cède le dernier. Le moyen dont nous voulons parler, est
un plan incliné en bois sous un angle de 40
degrés, que nous faisons gravir à la course par
les pieds-bots. Tout le temps que dure l'ascension par l'effet de la projection rapide en devant (1), le dernier forme un angle à sinus
antérieur avec la surface du plan incliné, et
les pieds ne peuvent échapper à un grand effort de flexion qui alonge de vive force les
muscles du mollet et leur tendon commun.
Cet exercice du *plan incliné* est d'une grande

____

(1) Voyez les planches.

puissance, comme propre à provoquer l'action de ces muscles de la jambe, notamment de ceux du mollet, et à favoriser la plénitude de leur nutrition.

Lorsque les choses ont été portées au point de nécessiter des moyens aussi puissans, il ne faut pas espérer que les efforts passagers obtiennent des résultats solides. Tant que durera le travail de l'accroissement du corps, il restera une tendance marquée au retour de la difformité ; il faut que le travail de la nutrition soit devenu stationnaire, que les dimensions ne puissent plus être changées par lui, pour que les effets du traitement se conservent entiers. Il est donc d'une grande importance de ne renoncer entièrement à l'usage des appareils, que lorsque le développement du corps est complet, et que, depuis plusieurs années, il ne se fait plus d'accroissement d'aucune espèce. Ce soin ne suffit même (et ceci est une remarque bien importante), qu'autant que le pied-bot est natif. S'il est accidentel, s'il dépend de la paralysie de quelques muscles par la section d'un nerf, du poplité externe (1), comme il y en a des

____

(1) Voyez un fait très-curieux de cette espèce, dans le *Traité de l'Orthomorphie*, tom. Ier, p. 52.

exemples , ou bien de la contracture de certains muscles , par l'effet de quelque lésion du cerveau ou de la moelle-épinière , il est impossible de renoncer jamais à l'usage des appareils , lorsqu'on en a trouvé qui rachètent le vice résultant de la paralysie ou de la contracture.

On sent aisément que le pied-bot appelé *pes equinus*, doit être combattu par les moyens applicables à la *seconde période* du *valgus* ou du *varus*. Cette difformité n'est qu'un premier degré des autres , lesquelles ne se complètent même pas toujours. Dans quelques cas rares, où sans doute le développement des muscles de la couche profonde de la région postérieure de la jambe a été enrayé , comme celui des muscles superficiels, le métatarse et les orteils ont été entraînés en bas et même en arrière , au point de former un enroulement dans la longueur. Ces cas ont été extrêmement rares : on ne peut citer d'étude pratique à leur égard ; l'art y est encore à créer. Ceux où l'inclinaison inférieure du pied est demeurée la seule , ne sont pas aussi rares , parce qu'ils ont fait conserver la dénomination de *pes equinus* ; et l'expérience a constaté que lorsque l'on néglige cette espèce de déformation en bas âge , elle est très-difficile à effacer dans la suite. Le barreau du sabot de *Venel* , et les instrumens construits sur le même principe , nous paraissent bien insuffisans. Si le barreau est invariablement fixé à la chaussure sous un angle droit , il ne peut être ramené dans l'axe de la jambe , et par conséquent il ne peut y être fixé solidement ; s'il est uni à la chaussure sous tout autre angle , il n'agit pas ; si son articulation se fait par des ressorts , l'action est insuffisante , à moins que la difformité ne soit fort peu de chose. Mais , dans les cas difficiles où il faut une action puissante et croissante , ce que nous avons pu employer de plus efficace est la chaussure indiquée par le professeur *Delpech* (1) , et qui est garnie d'un barreau appuyé sur la rampe d'une fusée , et repoussé en arrière par les révolutions de cette dernière. Cet instrument est composé d'un barreau à boucles , fixant autour de la jambe deux barreaux articulés par un nœud circulaire avec l'étrier d'un brodequin. Un levier représentant le barreau de

(1) Voyez l'Atlas de *l'Orthomorphie* , pl. LXXVI, fig. I. Voyez aussi les planches de ce *Mémoire.*

Venel, prend son point d'appui dans l'axe de l'articulation , s'attache par son bras inférieur , qui est le plus court , à l'étrier lui-même , et entraîne ce dernier en devant , à mesure que le bras supérieur est poussé en arrière par la fusée. Cet appareil très-simple est d'une grande puissance ; il a , en outre , l'avantage de pouvoir s'adapter à tous les degrés de la difformité dont il s'agit. Il est d'ailleurs léger ; il ne s'oppose pas à la marche , exercice qui favorise singulièrement son action , surtout à la faveur du guindage du pied que l'instrument maintient invariablement dans l'axe de la jambe. Dans les cas les moins difficiles , on peut faire usage de chaussures dans lesquelles un levier semblable agit par la médiation d'un ressort à pince avec ou sans chaîne. Nous nous en sommes servis avec succès ; mais nous pouvons dire aussi que nous avons trouvé de si grands avantages au *levier à fusée* , que nous n'hésitons pas à le préférer dans tous les cas où nous avons la liberté d'en faire usage. Il est très-probable que ce même instrument , avec une semelle brisée dont on ferait mouvoir séparément les diverses parties , serait ce que l'on pourrait opposer de mieux au *pes equinus* , porté au degré de l'enroulement en dessous ou en arrière.

D. *Résistance invincible des tendons et des muscles courts.*

On est trop persuadé , en général , de la possibilité d'alonger à tout âge les muscles et les tendons courts par défaut de développement primitif. Il est certain que l'on y réussit dans bien des cas ; mais , il est incontestable aussi qu'il y en a où les efforts de l'art sont impuissans. Pour nier l'une ou l'autre proposition , il faut manquer d'expérience ou de bonne foi. Il n'y a pas de fracture compliquée de la cuisse ou de la jambe, dans le traitement de laquelle on n'observe , surtout lorsque les abcès ont été nombreux , une contracture qui incline et enroule le pied en dedans , et produit ainsi un véritable pied-bot accidentel. Puisque la déviation a pu s'accomplir quel que soit l'âge du malade, elle peut aussi être forcée ; et , en effet , l'expérience démontre la réalité de l'un et de l'autre. Mais, aussi, la direction d'un pied-bot adulte démontre non-seulement l'impossibilité d'obtenir par l'extension des muscles l'alongement dont ils avaient besoin ; mais encore des altérations dans toutes les articulations du pied , qui avaient rendu cet alongement inutile. Avant ces dernières altérations , il est un point où la résistance des muscles est tout , et où elle est au-dessus des efforts de l'art. On peut dire passé quel âge l'alongement des muscles est impossible. Il y a , à cet égard , des exceptions toute personnelles et qui ne permettent nullement de juger *à priori* ; on ne peut décider dans quel cas on peut conserver l'expérance de réussir par les moyens ordinaires, et dans quel autre il faut y renoncer , qu'après une mûre appréciation de l'état des choses, et, le plus souvent , après des tentatives rationnelles et totalement infructueuses.

Mais , ces cas sont-ils sans ressource ? Nous ne le croyons pas. L'exemple a été donné parmi nous de la section du tendon d'Achille: et, malgré les critiques peut-être trop sévères dont cette opération a été l'objet , nous sommes demeurés convaincus par des faits d'une difficulté vraiment insurmontable , qu'il y en aura où elle sera l'unique ressource. L'observation ayant démontré qu'elle est exempte de danger, pourquoi ne serait-elle pas pratiquée de nouveau dans l'occasion ? Nous n'hésiterions pas, pour notre part, si elle était démontrée inévitable. La difformité qu'elle peut effacer, frappe de nullité tout un membre ; en recouvrer le libre usage est un point bien important. Qu'est-ce, auprès d'un si grand avantage, que les douleurs attachées à une opération qui n'intéresse que la peau et un tendon ? Cette opération s'est placée dans la pratique avec toutes les garanties désirables ; elle a été pratiquée dans une ville importante, au sein d'une École ; le malade était connu ; il n'a pas été perdu de vue par la population à laquelle il appartenait. Il est bien avéré qu'il n'y a pas eu d'accidens et que le succès a été complet. S'il était nécessaire d'y recourir encore, nous croyons qu'il conviendrait d'adopter le procédé qu'a suivi le professeur *Delpech* (1), et dont l'objet particulier est de ne pas dénuder le tendon que l'on veut diviser.

Avant tout, il faut être muni d'un appareil propre à maintenir le pied dans la position vicieuse que l'on veut corriger et à fixer le genou dans la flexion : le tendon une fois divisé, les bouts tendront à s'écarter ; mais,

____

(1) Voyez *Chirurgie clinique ;* tom. Ier

comme il s'agit d'obtenir immédiatement un travail de réunion , il est utile de rapprocher les insertions des muscles.

Ces préparatifs étant faits, il faut pratiquer une incision d'un pouce seulement aux ligamens de la face interne de la jambe , deux pouces au-dessus de la malléole interne , à une égale distance du bord interne du tibia et du tendon d'Achille. Le feuillet superficiel de l'aponévrose tibiale doit être divisé ensuite; après quoi , introduisant au fond de cette incision la lame d'un scalpel très-convexe et très-court, on s'en sert pour diviser le tendon sous la peau qui le recouvre dans l'intérieur. La tension naturelle de cette corde , exagérée par la difformité, rend la section facile , même avec réserve. Aussitôt que la section est accomplie, le pied est libre et peut être ramené sans résistance dans le sens de la flexion ; épreuve immédiate qui garantit le succès de l'opération. Dès-lors, il s'agit de fixer le membre dans la position la plus favorable au contact immédiat des deux bouts du tendon divisé. Dans cette condition , le travail de réunion va commencer. Puisque ce travail n'a jamais pu s'accomplir que par la production d'une masse accidentelle , les premiers mo-

mens doivent en fournir les matériaux , destinés sans doute à acquérir une densité égale à
celle du tendon , puisqu'elle en remplit l'office ; mais cette matière doit être ductile dans
le premier moment , car de grands soins sont
nécessaires quand on travaille à la réunion
du tendon d'Achille rompu , pour éviter
qu'elle ne soit détruite par une autre rupture. On peut donc , entre le moment où
cette matière était déliquescente et celui où elle
devient fibreuse , saisir une époque où l'on
peut , par une extension graduelle et ménagée , alonger le moyen d'union et lui donner
l'étendue de ce qui manque au tendon. Plus
tard , en maintenant long-temps l'immobilité
des parties , on donne le loisir à la nouvelle
substance étendue d'acquérir la densité qui
lui est destinée. Telle est la série des vues
qui a servi de guide à l'auteur de cette opération , et l'expérience les a parfaitement jus-
tifiées. Si l'on veut répéter cette opération
dans un cas convenable , nous croyons que ,
en attendant un plus grand nombre de faits ,
on ne pourra mieux faire que de se confor-
mer à ce qui a été fait dans cette première
occasion.

E. *Complications des défectuosités de la cuisse et du genou.*

Nous avons signalé dans son lieu tous les vices de développement du fémur dans son extrémité inférieure, du tibia dans sa partie supérieure, de la rotule et des muscles de la cuisse, particulièrement ceux de la région antérieure.

Les vices natifs dans les os, qui ne leur ont pas permis de prendre les formes nécessaires à l'exercice de leurs fonctions, sont ineffaçables. Qu'est-ce qui pourrait suppléer la courbe composée que le profil de chaque condyle du fémur doit représenter ? Il en est de ces vices, comme de ceux de l'articulation coxo-fémorale.

Les défauts de la rotule sont moins fâcheux; cet os est l'équivalent d'une poulie : pourvu qu'il puisse courir selon la verticale, entre la partie antérieure des condyles, quelque peu saillante qu'elle soit, l'inflexion qu'il fait subir au tendon commun des muscles droit, antérieur et crural, est toujours suffisante pour assurer l'extension de la jambe.

Mais les muscles extérieurs, les fléchisseurs, n'ont pas toujours l'étendue nécessaire pour les libres mouvemens de la jambe. Aussi, voit-on quelquefois, particulièrement dans les pieds-bots, la jambe fixée plus ou moins dans l'extension ou dans la flexion. La simultanéité de ces difformités, bien propre d'ailleurs à déceler la communauté des causes, nuit beaucoup au succès du traitement des pieds-bots, et en frapperait de stérilité les résultats les plus heureux, si la complication ne pouvait être attaquée avec avantage.

Tout ce qui est su maintenant touchant la briéveté native de certains muscles, démontre que l'on doit pouvoir alonger les muscles de la cuisse frappés d'une pareille défectuosité ; et en effet, dans l'occasion, nous avons pu réussir complétement, en faisant exercer, plusieurs heures tous les jours, par les mains d'un aide intelligent, des mouvemens de flexion et d'extension à la jambe, et en faisant livrer les malades eux-mêmes à des exercices gymnastiques ayant le même but. Il n'est pas douteux que l'usage d'une machine qui travaillerait bien plus long-temps et plus régulièrement, ne fût bien préférable ; mais, nous n'avons pas eu l'occasion ou le besoin de l'employer, les mains seules nous ayant jusqu'ici paru suffisantes. Cependant, il est tel cas où le secours d'un moyen de cette espèce peut être nécessaire, et dans l'occasion nous n'hésiterons pas. Le travail prolongé d'une machine n'aurait pas de l'avantage seulement par l'alongement qu'elle exercerait bien plus souvent sur les muscles ; mais encore par l'action qu'ils en ressentiraient et qui activerait en eux sa nutrition. L'accroissement de ces organes tient essentiellement à cette condition : on ne saurait trop en multiplier les occasions.

§. XII. *Traitement des difformités qui dépendent, comme les pieds-bots, de la briéveté native des muscles.*

Il a été recueilli des faits curieux par leur analogie avec les pieds-bots de naissance. Nous avons cité dans l'observation XVII.ᵉ, l'exemple d'un vice de cette espèce dans l'un des muscles sterno-mastoïdiens. L'enfant, alors très-jeune, fut guéri par un appareil assez compliqué, mais d'une action très-sûre. Il était tenu couché la nuit et une partie du jour sur un lit dur et horizontal, sur lequel il était fixé par la tête et par le bassin, comme si

l'on eût voulu pratiquer l'extension sur l'é-
pine, mais sans l'alonger le moins du monde.
Un cordon fixé à la partie antérieure du ban-
deau, passait sur la tempe du côté malade
derrière la tête, pour courir du côté opposé
et sortir de la boiserie du lit par une ouverture qui le conduisait à un barillet. La rotation de celui-ci, dont on pouvait augmenter
la force en bandant plus ou moins les ressorts, tirait horizontalement sur la tête et lui
imprimait un mouvement de rotation contraire à celui qu'opérait le muscle court, et
qui tendait à l'alonger. Dans la veille ou dans
les mouvemens involontaires pendant le sommeil, l'enfant pouvait replacer sa tête dans la
position vicieuse : alors, il fallait y employer
des forces plus grandes pour surmonter la résistance du ressort ; mais, le ressort l'empor-
tait aussi à son tour. Dès que les muscles
étaient relâchés, et par conséquent pendant
le sommeil, la continuité de cette action a eu
un plein succès. Nous croyons cet exemple
bon à imiter dans l'occasion. S'il s'agissait
d'un sujet adulte, il faudrait inventer un appareil plus puissant : il pourrait être portatif
pour obtenir une action constante. Il est douteux aussi, d'après l'exemple des pied-bots,

que l'on pût y employer des ressorts ; mais, pour un enfant en bas âge , nous avons lieu de croire que cette condition y serait essentielle.

Dans un autre fait , on a constaté la briéveté native des muscles psoas et iliaque. La maladie a été fort amendée par l'usage de l'exercice et par celui d'un lit, dont le coucher étant fait en deux parties pouvait former un angle rentrant , répondant au milieu de sa longueur. La jeune malade fut accoutumée à dormir en pronation : elle était assujettie sur son lit , et, pendant son sommeil, le jeu d'un levier et de deux excentriques élevait également les deux extrémités de la couche , de manière à porter aussi loin que possible l'extension des deux cuisses , par conséquent l'alongement des muscles courts.

F I N.

TABLE

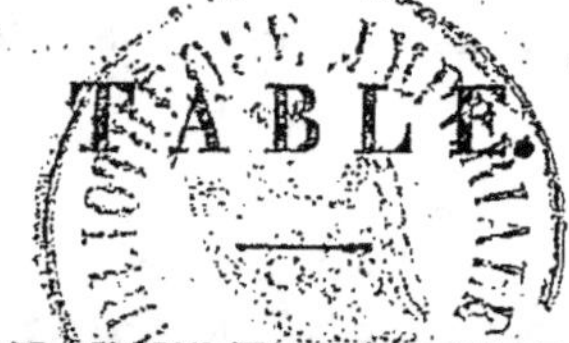

CHAPITRE PREMIER.

(485)

Fin de la Table.